Michael Lim
Wesley Hsu
Daniele Rigamonti
Lawrence R. Kleinberg

中枢神经系统疾病放射外科治疗手册

HANDBOOK OF RADIOSURGERY IN CNS DISEASE

主　编　〔美〕　迈克尔·林
韦斯利·许
丹尼尔·里加蒙蒂
劳伦斯·R.克林伯格

主　译　赵国光　徐建堃

U0339604

天 津 出 版 传 媒 集 团
天津科技翻译出版有限公司

著作权合同登记号:图字:02-2018-327

图书在版编目(CIP)数据

中枢神经系统疾病放射外科治疗手册 / (美) 迈克尔·
林 (Michael Lim) 等主编;赵国光,徐建堃主译. —
天津 : 天津科技翻译出版有限公司, 2019.8
书名原文: Handbook of Radiosurgery in CNS
Disease
ISBN 978-7-5433-3930-9

Ⅰ. ①中… Ⅱ. ①迈… ②赵… ③徐… Ⅲ. ①中枢神
经系统疾病–放射疗法–手册 Ⅳ. ①R741.05-62

中国版本图书馆 CIP 数据核字(2019)第 093723 号

授权单位:Springer Publishing Company, LLC.
出　　版:天津科技翻译出版有限公司
出 版 人:刘子媛
地　　址:天津市南开区白堤路 244 号
邮政编码:300192
电　　话:(022)87894896
传　　真:(022)87895650
网　　址:www.tsttpc.com
印　　刷:天津市银博印刷集团有限公司
发　　行:全国新华书店
版本记录:787mm×1092mm 16 开本　14.5 印张　240 千字
　　　　　2019 年 8 月第 1 版　2019 年 8 月第 1 次印刷
　　　　　定价:88.00 元

(如发现印装问题,可与出版社调换)

译者名单

主　译

  赵国光　首都医科大学宣武医院

  徐建堃　首都医科大学宣武医院放射治疗科

主　审

  刘阿力　北京天坛医院伽马刀治疗中心

译　者(按姓氏汉语拼音排序)

  党雅芳　首都医科大学宣武医院放射治疗科

  樊晓彤　首都医科大学宣武医院神经外科

  侯东梅　首都医科大学宣武医院放射治疗科

  隆榴花　首都医科大学宣武医院放射治疗科

  向思诗　首都医科大学宣武医院神经外科

  徐芬芬　首都医科大学宣武医院放射治疗科

  张秋杭　首都医科大学宣武医院放射治疗科

  赵永瑞　首都医科大学宣武医院放射治疗科

编者名单

Anubhav G. Amin, MD

Department of Neurosurgery, Johns Hopkins Hospital, Baltimore, Maryland

Fabrice Bartolomei, MD, PhD

Service de Neurophysiologie Clinique, Universite de la Mediterranee, Marseille, France

Sachin Batra, MD, MPH

Department of Neurological Surgery, Johns Hopkins University School of Medicine, Baltimore, Maryland

Timothy Bui, BA

Department of Neurosurgery, Stanford University School of Medicine, Stanford, California

Ali Bydon, MD

Department of Neurosurgery, Johns Hopkins University School of Medicine Baltimore, Maryland

Mohamad Bydon, MD

Department of Neurosurgery, Johns Hopkins Hospital, Baltimore, Maryland

Romain Carom MD

Department of Stereotactic and Functional Neurosurgery, Timone University Hospital, A. PM., Marseille, France

Steven D. Chang, MD

Department of Neurosurgery, Stanford University School of Medicine, Stanford, California

Patrick Chauvel, MD

Department of Stereotactic and Functional Neurosurgery, Timone University Hospital, A.PM., Marseille, France

Omar Choudhri, MD

Stanford University School of Medicine, Stanford, California

Winward Choy, BA

Department of Neurological Surgery, University of California, Los Angeles,Cali-fornia

Antonio A. F. De Salles, MD, PhD

Departments of Neurosurgery and Radiation Oncology, Head of Stereotactic Surgery Section, University of California at Los Angeles, Los Angeles, California

Peter C. Gerszten, MD, MPH, FACS

Neurological Surgery and Radiation Oncology, University of Pittsburgh Medical Center, Pittsburgh, Pennsylvania

Peter A. Gooderham, MD

Division of Neurosurgery, Department of Surgery, University of British Columbia, Vancou-ver, British Columbia, Canada

Alessandra Gorgulho, MD, MSc

Stereotactic Section, University of California at Los Angeles,Los Angeles, Cali-fornia

Mari Groves, MD

Department of Neurosurgery, Johns Hopkins Hospital, Baltimore, Maryland

Zachary D. Guss, BA

Johns Hopkins University School of Medicine, Baltimore, Maryland

Raphael Guzman, MD

Division of Pediatric Neurosurgery, Lucile Packard Children's Hospital,Stanford University School of Medicine, Stanford, California

Wendy Hara, MD

Department of Radiation Oncology, Stanford University Medical Center,Stanford, California

Wesley Hsu, MD

Department of Neurosurgery, Wake Forest Baptist Medical Center, Winston-Salem, North Carolina

George Jallo, MD

Division of Pediatric Neurosurgery, The Johns Hopkins Hospital, Baltimore, Maryland

Bowen Jiang, BS

Department of Neurosurgery, Stanford School of Medicine, Stanford, California

Maziyar A. Kalani, MD

Department of Neurosurgery, Stanford Hospital and Clinics, Stanford, California

Lawrence R. Kleinberg, MD

Department of Radiation Oncology, Johns Hopkins University School of Medicine, Baltimore, Maryland

Gordon Li, MD

Department of Neurosurgery, Stanford University School of Medicine, Stanford California

Michael Lim, MD

Department of Neurosurgery, Johns Hopkins University School of Medicine, Baltimore, Maryland

Joseph A. Lin, BA

Department of Neuroscience, Spinal Outcomes Laboratory, The Johns Hopkins Hospital, Baltimore, Maryland

Mohamed Macki, BA

Department of Neurosurgery, Johns Hopkins University School of Medicine, Baltimore, Maryland

Neil R. Miller, MD, FACS

Department of Ophthalmology, Johns Hopkins Hospital, Baltimore, Maryland

Edward A. Monaco III, MD, PhD

Department of Neurological Surgery, University of Pittsburgh Medical Center, Pittsburgh, Pennsylvania

Mario Moreno, BA

Department of Neurosurgery, Stanford University School of Medicine, Stanford, California

Jean Régis, MD

Department of Stereotactic and Functional Neurosurgery, Timone University Hospital, A.P.M., Marseille

Daniele Rigamonti, MD

Department of Neurosurgery, Johns Hopkins University School of Medicine, Baltimore, Maryland

Jacob Ruzevick, BS

Department of Neurological Surgery, Johns Hopkins University School of Medicine, Baltimore, Maryland

Samuel Ryu, MD

Department of Radiation Oncology and Neurosurgery, Henry Ford Health Sys-tem, Detroit, Michigan

Stephen Ryu, MD

Department of Neurosurgery, Palo Alto Medical Foundation, Palo Alto, and De-partment of Electrical Engineering, Stanford University, Stanford, California

David Schlesinger, PhD

Department of Neurological Surgery, University of Virginia, Charlottesville, Vir-ginia

Daniel Sciubba, MD

Department of Neurosurgery, Johns Hopkins Hospital, Baltimore, Maryland

Jason Sheehan, MD, PhD

Department of Neurological Surgery, University of Virginia, Charlottesville Vir-ginia

Marko Spasic, BA

Department of Neurosurgery, David Geffen School of Medicine at UCLA, Uni-versity of California at Los Angeles, Los Angeles, California

Gary K. Steinberg, MD, PhD

Department of Neurosurgery, Stanford University School of Medicine, Stanford, California

Andy Trang, BS

University of California at Los Angeles, Department of Neurosurgery, Los Ange-les, California

Anand Veeravagu, MD

Department of Neurosurgery, Stanford University School of Medicine, Stanford, California

Isaac Yang, MD

Department of Neurosurgery, David Geffen School of Medicine at UCLA, UCLA Jonsson Comprehensive Cancer Center, University of California at Los Angeles, Los Angeles, California

Chun Po Yen, MD

Department of Neurological Surgery, University of Virginia, Charlottesville, Vir-ginia

Patricia Zadnik, BA

Department of Neurosurgery, Johns Hopkins University School of Medicine, Baltimore, Maryland

中文版前言

立体定向放射外科(stereotactic radiosurgery,SRS)始于1951年,由瑞典 Lars Leksell 教授首次尝试利用立体定向框架将伽马射线聚焦并辐射在颅内功能性疾病靶点上,最终创造出专门用于放射外科治疗的设备——伽马刀。半个多世纪以来,随着医学影像技术发展和放射治疗设备的更新,除伽马刀之外,基于立体定向技术的医用直线加速器也广泛用于放射外科治疗,其适应证也从最早的功能性疾病逐步扩展到各种良恶性病变。无创框架固定和图像引导技术更是将放射外科治疗的范围从颅内扩展到脊柱,针对一些体积较大或位于重要脑功能区的病变也可采用分次立体定向放射治疗。

《中枢神经系统疾病放射外科治疗手册》一书,由本领域国外开展放射外科治疗的多个中心的知名专家、学者共同编写完成,是迄今为止国内外少有的一本全面介绍中枢神经系统疾病放射外科治疗的专业书籍。本书分6篇共计16章,阐述了应用放射外科技术治疗中枢神经系统疾病的基础理论和临床治疗方法,并重点介绍了放射外科技术的发展和最新研究成果。第1篇为放射外科的生物学基础,阐明了与常规放射治疗放射生物学效应的区别。第2篇分别介绍了在颅脑和脊柱两个领域放射外科的技术和技巧,脊柱放射外科是颅脑放射外科的延伸,在技术上有很多不同之处。第3~6篇则通过大量的数据、图表和临床研究结果详细地阐述了放射外科技术治疗颅脑良恶性肿瘤、血管病变、功能性疾病和脊柱病变的临床证据、治疗方法和治疗副反应的预防与处理等内容,特别强调了如何在获得最大治疗效果的同时尽可能避免副损伤,以充分发挥放射外科的优势。

我们组织相关领域的同事翻译此书,在自身系统学习放射外科理论基础和治疗原则的同时,旨在将《中枢神经系统疾病放射外科治疗手册》更广泛地推广给国内同道,希望有助于推动放射外科技术的规范化应用。衷心感谢参与此项工作的各位同事,他们在繁忙的临床和科研工作之余认真完成了翻译工作。由于译者水平有限,加之时间仓促,难免存在疏漏、错误与不足,恳请广大同行和读者不吝赐教。

首都医科大学宣武医院

2019 年 4 月

前 言

放射外科治疗各种中枢神经系统疾病可以改善预后并降低风险，其治疗价值近年来日益受到重视。这归因于影像技术和治疗技术的极大提高。目前，对微小病变常规使用高分辨率精准成像、无创固定技术的可信度得到了验证，而且图像引导技术还可以用于脊柱疾病的精准治疗。此外，除了少数领先的放射外科专业中心之外，这些技术也得到了迅速普及和推广，使得支持数据的积累成为可能。

当 Lars Leksell 首次开发伽马刀立体定向治疗系统时，巧妙地利用有创固定解决了影像与治疗靶区之间的精确配准问题。框架系统创建的参考点，在影像上可视化，并且能很好地在治疗机上定位，明确影像病变和治疗靶区之间的相关性。最初，由于三维成像不能获取，主要是血管病变，例如通过血管造影显像的 AVM，因此其适应证受到限制。后来，CT 和 MRI 扫描可以在框架内执行，其适应证扩展到许多其他疾病，如脑膜瘤和脑转移瘤。

基于框架的伽马刀系统提供了高精度的治疗，但也具有局限性，即所有影像和治疗必须使用相同的框架装置。目前开发了基于框架系统改进的标准放射治疗医用直线加速器，可提高目标的精度和稳定性。这些系统同样有适应证的局限性，即在单个框架装置内能够获得全部所需的影像信息、治疗计划、实施放射治疗。但这不适合发病超过一天或脑部以外疾病的治疗。

虽然基于框架的系统仍然非常有用，但使用无创定制固定头罩的系统能更舒适和更容易地使用分割模式进行立体定向精确治疗。分次治疗可以提高正常组织的安全性。这种方法使得该技术可用于比通常认为可安全使用单次剂量治疗的病变大的病变（即大于 3cm），或邻近重要危及结构（包括视神经和脑干）的病变。临床研究继续使用分割模式优化剂量选择，但仍然不清楚这是否适合于某些良性或血管病变，例如动静脉畸形。

对有创框架固定的需求使这种治疗方法局限于颅内病变。而现在通过无创体部固定和图像引导治疗,可以治疗脊髓和脊柱病变。这些图像引导技术包括使用医用直线加速器的内置 CT 扫描仪来验证定位,使用医用直线加速器上的 X 射线成像设备检测基准点的位置,或使用具有潜在优势的能对任何运动重复成像的机器人进行图像引导治疗。在某些情况下,治疗可以使用呼吸屏气或呼吸门控技术。脊柱适应证包括原发性髓内病变(如 AVM 或转移瘤)、硬膜外病变、脊膜瘤和椎体转移瘤。这种方法通常用于强化治疗,正在进行的临床试验将为进一步指导患者选择提供信息,并提供治疗参数。

本书回顾了当前与中枢神经系统放射外科扩展应用相关的数据。近期的主要发展是:①摒弃全脑放射治疗,使用放射外科来改善多发性脑转移患者的预后并降低毒性;②更多的数据证明,放射外科是良性病变的合理选择,如前庭神经鞘瘤和脑膜瘤,能平衡手术风险与放射外科治疗的局限性;③有或没有硬膜外病变的脊柱转移放射外科;④大病灶特别是动静脉畸形的治疗方法;⑤进一步认识放射外科治疗后在 MRI 图像上假性进展的影像变化。此外,随着更多相关数据的积累和技术的改进,针对其他适应证的治疗技术也在不断发展。

Michael Lim

Wesley Hsu

Daniele Rigamonti

Lawrence R. Kleinberg

目　录

第1篇
放射生物学

本篇主编

Lawrence R. Kleinberg

第1章
放射外科的生物学基础

Chun Po Yen, David Schlesinger, Jason Sheehan

放射外科最初是指通过使用单次高剂量聚焦电离束穿过完整颅骨损毁颅内靶区或在靶区组织中诱导产生期望的生物效应。然而放射外科的概念现在已经扩展到包括1~5次的分次治疗，同时也包括脊柱靶。放射外科的放射生物学效应与分次放射治疗有显著不同，传统放射生物学未能充分解释放射外科的临床效果。本章涵盖立体定向放射外科的医学物理学和放射生物学的基本概念。

电离辐射的类型

电离辐射是指携带足以使电子脱离原子或破坏原子、分子之间结合的能量的辐射。有两种辐射源均可用于放射治疗——通过机器设备人为产生的辐射和放射性核素自发产生的辐射。上述来源产生的两种基本形式的辐射分别为电磁辐射和粒子辐射。

电磁辐射

电磁辐射是通过振荡的电磁场携带能量的。电磁波谱涵盖范围从红外波到可见光谱直至高能量 X 射线和伽马射线。高能量 X 射线和伽马射线常用于放射治疗和放射外科。这种高能量光波具有二象性，它们既可以描述为光波，也可以描述为小的能量粒子，即光子。

X 射线的产生有两种方式，一种是高速电子和原子核之间的相互作用产生的（轫致辐射 X 射线），另一种是电离原子的外壳中的电子为补充因电子射出而产生空位从高能级跃迁到低能级而产生的（特征 X 射线）。X 射线可以是放射性衰变的产物，也可以是人为干预造成的。例如，直线加速器通过加速电子并引导它们撞击包含具有高原子序数的物质的靶来产生 X 射线[1]。伽马射线是放射性原子核从激发态衰减到更稳定状态时产生的光子。钴-60（^{60}Co）就是一个例子，它是立体定向放射外科中常用的伽马射线源。

高能光子是间接电离的。当与组织相互作用时,光子引起带电粒子(电子)的释放,继而引起更多的电离并因此产生生物效应。高能量光子在进入组织时表现出称为"建成区"的特性。发生这种情况的原因是皮肤表面附近的电子主要向前散射,并将能量更深地沉积在组织中。这种特性使光子具有"皮肤保护"效应的优点(图 1.1)。

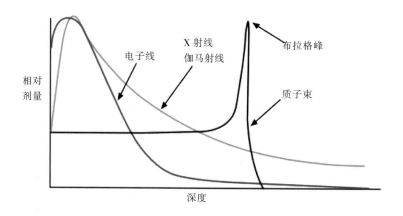

图 1.1　光子束、电子束和质子束的辐射沉积的对比。值得注意的是,光子束有一个"建成区",可以在患者体表提供皮肤保护。电子束表现出更少的皮肤保护和更急剧的剂量衰减。质子束的大部分剂量在其末端沉积,这种现象称为"布拉格峰"。光子在组织中也具有最大的剂量范围。

粒子放射治疗

粒子辐射不同于光子辐射在于其辐射传播的能量为粒子自身的动能。高能带电粒子如电子和质子是直接电离辐射。当与组织相互作用时,它们具有足够的动能使原子电离。与高能光子不同的是,高能光子很少与物质相互作用,并且在被吸收之前可以行进很长的距离。与高能光子相比,高能粒子往往具有可预测的组织渗透范围。最常用于治疗的粒子有电子和质子。有少数几个治疗中心采用重离子治疗,并尝试使用中子治疗。

在直线加速器中,高能电子通过冲击目标靶产生 X 射线。电子开始在组织表面附近沉积一定的剂量,可预测沉积的大部分能量的范围,并表现出快速的剂量衰减。这使电子线在治疗皮肤或皮下病变方面具有特别的优势。

质子在粒子加速器中产生,如回旋加速器。与电子相比,质子要重得多。因此,在一定的速度下,质子具有更大的动能,并且不易发生散射。因此,质子对周围组织造成的损害比较小。另外,质子的大部分能量吸收出现在运动轨道的末端。质子经过轨道末端发生强烈电离的精确区域被称为布拉格峰(图 1.1)。质子沉积在组织中有一个确定的范围,几乎没有透射剂量。可以通过调节射束进而改变传播布拉格峰来满足治疗靶区的厚度和深度的需求。利用布拉格峰值效应以及多个质子束的交叉组合,可以产生局部体积的高辐射输出,并且本方法已经应用于放射外科治疗[2,3]。

放射化学

亚细胞水平的辐射损伤以两种方式发生:①直接作用,由 DNA 链的电离破坏产生;②间接作用,DNA 损伤是由自由基产生的,自由基是辐射作用于其他分子尤其是水分子而产生的。

自由基

当细胞受到电离辐射照射时,光子与水分子相互作用,氢原子电离出一个电子,从而产生快速电子和离子化水分子。产生的快速电子通过附加的电离事件进一步与水分子相互作用。带正电荷的水分子在分解成 H^+ 离子和 OH^- 羟自由基之前有较短的半衰期。羟自由基具有活性,并具有足够的能量来破坏附近分子间的化学键。通常认为,通过自由基介导产生的间接辐射效应是造成辐射损伤的主要原因。化学反应由于氧气的存在而增强。组织负氧[部分氧分压低于 30 mmHg(1 mmHg=0.133 kPa)]将减少自由基的产生,从而降低辐射的破坏作用。

DNA 辐射损伤

有证据表明,DNA 是电离辐射造成细胞损伤的最重要靶点。活性水衍生物可能与 DNA 相互作用造成永久细胞损伤或死亡。辐射也可以直接作用于 DNA。

对 DNA 的损伤可以是单链断裂的形式,即螺旋的双链中的单链断裂或者双链均断裂。单链断裂(较常见的损伤形式)可以以未断裂的链为模板通过 DNA 修复酶修复。如果可以修复,双链断裂更为困难,会造成最严重的生物损伤。双链断裂可能是单个粒子的结果,也可能是由于在接近的时间和空间距离处发生的单独粒子引起的两个单链断裂的相互作用。关于同步分裂的细胞培养物的研究已经证明,处于细胞周期的 G2 和 M 期中的细胞双链更容易发生 DNA 断裂,且最为敏感。

放射生物学

传统放射治疗的放射生物学

辐射损伤肿瘤细胞的 DNA 方式与损伤正常细胞 DNA 的方式相同。然而正常组织细胞通常比肿瘤细胞有更强的 DNA 修复能力。这种现象部分归因于肿瘤中的异常细胞周期控制机制。与正常细胞相比，异常代谢模式也可能使肿瘤更易于发生更多的氧化损伤。

细胞修复 DNA 损伤需要一定时间，并且正常细胞受辐射后会延迟细胞周期。细胞在分裂期的 M 和 G2 / M 阶段受电离辐射的影响最为敏感，在晚期 S 期最不敏感，在 G1 期和早期 S 期显示出中度敏感性。因此，细胞修复在放射生物学上的差异对于常规放疗是非常重要的。随着分次数量的减少，修复功能所起的关键作用也随之减小。

单剂量辐射后的细胞存活是吸收剂量的概率函数，以戈瑞（Gy）为计量单位。哺乳动物细胞在单剂量照射后经过培养，其生存曲线呈现出特定的形状，包括低剂量的肩部区域，随后是陡峭倾斜的较高剂量部分[4,5]。肩部区域被认为是在低剂量下亚致死性损伤及两个或多个此类亚致死事件的相互作用而导致的致死率的积累。如前所述，DNA 中的单链断裂可以被修复，因此表明是对细胞的亚致死损伤。然而双链断裂可能导致严重的细胞变化和细胞死亡。这种模型可以用以下概率方程来描述，其中概率（治愈或并发症）$=\exp[-\kappa\times\exp(-\alpha D-\beta D^2)]$（"exp"代表指数，$\kappa$ 代表克隆原的数目，"α"和"β"分别是通过单次辐射细胞杀伤和在亚致死辐射的相互作用下细胞杀伤相关的常数，D 代表剂量）。α/β 比值是等同于两种方式杀死全部细胞（$\alpha D=\beta D^2$ 或 $D=\alpha/\beta$）的单一剂量[6]。线性二次方程对于单次剂量放射外科是否正确一直受到质疑[7]。尽管如此，它仍然是将放射外科与分次放射治疗的方案相关联的一种有意义的方法。

α/β 比率根据肿瘤和正常组织类型而变化（图 1.2）。晚反应组织如脑组织或良性脑肿瘤的 α/β 比值约为 2，而许多恶性肿瘤的 α/β 比值接近 10。皮肤或黏膜的 α/β 比值在 5~8 之间。单次剂量低的治疗，具有低 α/β 比值的组织（例如，小 α 或组成辐射动力中的单次射击）比具有高 α/β 比值的组织的治疗效果差。

传统的放射治疗依赖于放射生物学的四 R 理论，即非致死性损伤的再修复、乏氧肿瘤细胞的再氧化、肿瘤细胞的再增殖以及肿瘤细胞向细胞周期的更敏感阶段的再分配。根据临床情况，其中一项可以优先于其他项。

放射治疗的常规方式是在剂量输送模拟后进行每日治疗，根据光束路径确保患者

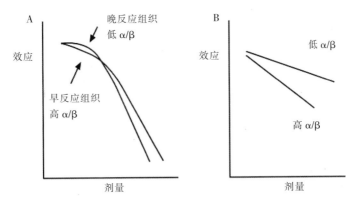

图 1.2　低 α/β 比值和高 α/β 比值组织的单次剂量效应曲线（**A**）和分次剂量效应曲线（**B**）的比较。低剂量区域中的低 α/β 比值组织小的获益通过剂量分次得以放大。

准确重复摆位。最常用的处方剂量是每次在 1.8~2 Gy 之间，这个剂量在身体的大部分区域被证明具有良好的耐受性，并且可以重复特定的次数，这取决于所涉及的区域和治疗靶区。实际上，全脑的耐受剂量在 45~50 Gy 之间，分 20~25 次，但已经认识到该剂量可能产生显著的副作用，表现为 MRI 显示的脑白质病和在临床上伴随时间而加重的痴呆和记忆丧失[8,9]。

放射外科的生物学

通过在肿瘤中沉积比周围正常组织高很多的照射剂量来实现治疗获益。放射外科是通过使用立体定向固定系统和多个射束交叉来实现的。

单次低剂量射束直接进入患者体内靶区。多个射束交叉使靶区剂量逐渐增加。与建成区相比，周围的正常神经组织避免了高剂量的照射。照射剂量的快速下降是放射外科中规避正常组织的基本原则。这种方法与传统放射治疗中肿瘤靶区的边缘扩大（即肿瘤靶区扩大至更大的计划靶区）截然不同。立体定向放射外科的概念在 1951 年首先由 Lars Leksell 提出。他相信射线可以代替手术刀或用于功能神经外科手术的电极。在这样做的过程中，差异修复的生物学效应被抛弃了，主要的生物学优势是通过物理手段损毁确定区域并规避正常的脑组织。

Leksell 最初的放射外科概念旨在用于治疗功能性神经系统疾病[10]，但它已扩展成为良性和恶性中枢神经系统疾病的标准治疗选择。在放射外科中，外科医生不必考虑在治疗时规避其他组织，而是在靶区体积内实现灭活或破坏。肿瘤供血的动脉闭塞和血管内皮损伤在放射外科中的作用比常规放射治疗更显著。这通过切除肿瘤组织进行病理学研究及放射外科治疗后放射敏感和放射抗拒性肿瘤获得近似的肿瘤控制率得以说明[11-13]。

结论

虽然放射外科在某些方面类似于分次放射治疗,但其原则及其潜在机制是有本质区别的。线性二次模型不能完全解释放射外科的临床效应。通过我们对放射外科的放射生物学和医学物理学进展的深入了解,放射外科在中枢神经系统疾病的应用范围不断扩展,安全性也得到了提高。

参考文献

1. Khan FM. *The Physics of Radiation Therapy*. Baltimore, MD: Lippincott, Williams and Wilkins; 2003.
2. Kjellberg RN, Koehler AM, Preston WM, Sweet WH. Stereotaxic instrument for use with the Bragg peak of a proton beam. *Confin Neurol*. 1962;22:183–189.
3. Kjellberg RN, Sweet WH, Preston WM, Koehler AM. The Bragg peak of a proton beam in intracranial therapy of tumors. *Trans Am Neurol Assoc*. 1962;87:216–218.
4. Dale RG. The application of the linear-quadratic dose-effect equation to fractionated and protracted radiotherapy. *Br J Radiol*. 1985;58(690):515–528.
5. Fowler JF. The linear-quadratic formula and progress in fractionated radiotherapy. *Br J Radiol*. 1989;62(740):679–694.
6. Hall EJ, Giaccia A. *Radiobiology for the Radiologist*. Baltimore, MD: Lippincott Williams & Wilkins; 2006.
7. Hall EJ, Brenner DJ. The radiobiology of radiosurgery: rationale for different treatment regimes for AVMs and malignancies. *Int J Radiat Oncol Biol Phys*. 1993;25(2):381–385.
8. Chang EL, Wefel JS, Maor MH, et al. A pilot study of neurocognitive function in patients with one to three new brain metastases initially treated with stereotactic radiosurgery alone. *Neurosurgery*. 2007;60(2):277–83; discussion 283.
9. Lawrence YR, Li XA, el Naqa I, et al. Radiation dose-volume effects in the brain. *Int J Radiat Oncol Biol Phys*. 2010;76(3 suppl):S20–S27.
10. Leksell L. The stereotaxic method and radiosurgery of the brain. *Acta Chir Scand*. 1951;102(4):316–319.
11. Mathieu D, Kondziolka D, Cooper PB, et al. Gamma knife radiosurgery in the management of malignant melanoma brain metastases. *Neurosurgery*. 2007;60(3):471–81; discussion 481.
12. Sheehan JP, Sun MH, Kondziolka D, Flickinger J, Lunsford LD. Radiosurgery in patients with renal cell carcinoma metastasis to the brain: long-term outcomes and prognostic factors influencing survival and local tumor control. *J Neurosurg*. 2003;98(2):342–349.
13. Szeifert GT, Kondziolka D, Atteberry DS, et al. Radiosurgical pathology of brain tumors: metastases, schwannomas, meningiomas, astrocytomas, hemangioblastomas. *Prog Neurol Surg*. 2007;20:91–105.

第2篇
放射外科治疗的技术和技巧

本篇主编

Lawrence R. Kleinberg

第2章
颅脑疾病的放射外科治疗技术和技巧

Jacob Ruzevick，Michael Lim

分次放射治疗(RT)和立体定向放射外科(SRS)治疗是原发性、复发性和转移性脑肿瘤的主要治疗方法，并且在脑血管畸形和脑功能性疾病的患者中的使用频率越来越高，特别是对于不能实施手术的患者。分次放射治疗(也称为分次立体定向放射外科治疗)对正常脑组织和肿瘤给予相同的照射剂量。相对而言，立体定向放射外科治疗给予多个射束，在保护正常脑组织的同时，将高剂量适形照射聚焦在颅内病灶上(图2.1)。SRS有三种基本形式:粒子束(质子)、钴-60(光子)和直线加速器(LINAC 光子)。尽管放射治疗和立体定向放射外科治疗之间存在许多差异，但两种模式的总体策略类似，总结见表2.1。在本章中，我们将回顾用于颅内病变治疗的放射治疗技术并讨论在固定、靶区、处方剂量、并发症及预防并发症方面的指导策略。

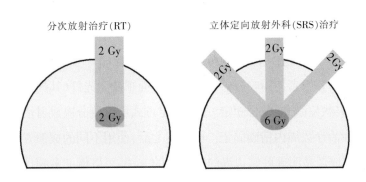

图2.1 分次放射治疗和立体定向放射外科治疗示意图。在常规放疗中,正常的脑组织与颅内病灶接受相同剂量的照射。特别需要注意的是,分次放射治疗可以多角度照射。在立体定向放射外科治疗中,多束射线共同作用在颅内病灶上。不同于常规放射治疗,立体定向放射外科治疗时的病灶能接受到比正常脑组织高的照射剂量。在本示意图中,同一病灶使用常规放射治疗能接受到 2 Gy 照射,而在 SRS 治疗中在任何范围内正常组织接受 2 Gy 照射的同时病灶能接受到 6 Gy 的照射。(见彩插)

表 2.1 颅内病变放射外科治疗的一般原则

建立标准
立体定位成像和计划
剂量
治疗

分次放射治疗

放射治疗是原发性、复发性和转移性脑肿瘤的常用辅助治疗方式。在分次放射治疗中肿瘤受照射时正常的脑组织或重要结构亦会受累。治疗的效果取决于以下几个方面：①与肿瘤细胞 DNA 修复机能相关联的正常组织 DNA 修复能力；②乏氧、放射抵抗的肿瘤细胞的再氧化；③细胞周期处于 S 期的肿瘤细胞是最耐受辐射的。数天或数周的低剂量照射治疗能优化对肿瘤细胞的治疗效果，同时使正常的脑组织完成自我修复。

决定实施放射治疗取决于多种因素，包括病理学性质、体积、临近的主要结构（如脑神经）和功能区。对于大于 4 cm 的病变，推荐使用分次放射治疗，因为立体定向放射外科治疗剂量不可避免地使周围的正常组织也受到较高剂量的照射，不能体现立体定向放射外科治疗的优势。同样的原理适用于脑神经附近的病变，特别是在视神经或前庭蜗神经附近的病变，或者位于功能区的病变。如果照射剂量超过 10 Gy[1,2]，病变位置是最终决定分次模式的关键因素，如病变位于丘脑、基底节、中脑、脑桥的病变，使用 SRS 治疗动静脉畸形会产生明显的毒副作用[3]。分次 RT 使用直线加速器生成的高能光子，用10 个以上射束来实现肿瘤的适形治疗。

治疗时通常需要患者使用咬合器或定制热塑面罩和激光灯（其提供在等中心相交的轴向、冠状和矢状位激光）配合固定。这种固定方式可以使分次放射治疗的精确度在 5 mm 以内[4,5]，在治疗数周内精确固定。在固定之后，使用不同的成像方式和方案来确定靶区位置。CT 成像是明确肿瘤边界的最基本的方法。可以借助多种计算机模拟程序将 T1 和 T2 MRI 与 CT 图像融合[6]。正电子发射计算机断层扫描（PET）和单光子发射计算机断层扫描（SPECT）的代谢成像也可以与 CT 图像融合，以明确肿瘤的边界和功能区[7]。通过单一或多种影像检查手段确定肿瘤靶区再外扩 1~5 mm（形成计划靶区），这是由于使用直线加速器来进行多次治疗间的摆位误差和在可见肿瘤边缘外的肿瘤细胞的外侵。

计划和剂量方案基于在保护正常组织的同时给予肿瘤靶区最大限度的照射剂

量,这可以通过使用三维适形放射治疗(3DCRT)技术或调强放射治疗(IMRT)技术来实现。3DCRT 通过手动进行优化射线束排列,并使用多个交叉射线束实现与肿瘤适形,然后使用剂量体积直方图来优化肿瘤的照射剂量和适形度。图 2.2 显示了一个常规放射治疗系统。

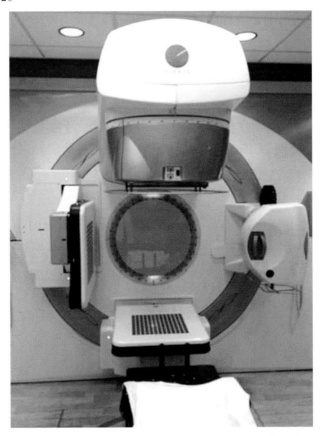

图 2.2　Elekta XRT 图示及用于确认患者体位的一体 CT 图像系统。(见彩插)

调强放射治疗

调强放射治疗是一种给予治疗靶区非均匀照射剂量的分次放射治疗方案。调强放射治疗的目标是为患者的病灶提供适合的放射治疗,在保护正常脑组织的同时给予病灶最大的照射剂量。调强放射治疗的三维重建和逆向计划的功能,特别适用于凹形的和位于大脑功能区的病灶[8,9]。

调强适形放射治疗可以依据指定剂量和放射剂量的分布,逆向计算相应的射野传输参数。它可以对病灶的不同点给予不同的放射剂量,实现对病变的同步加量。然而高度适形会导致增加传递到病灶的放射剂量的不均匀。这种不均匀产生了冷点和热点,会影响治疗效果,"冷点"的出现会使肿瘤控制不完全,"热点"出现时会破坏重要结构。

IMRT 及每个射束强度的调节都可以使用各种常规放射治疗技术来完成。包括基于 IMRT 的补偿、机器人 LINAC IMRT(射波刀)和使用多叶准直器。值得注意的是,IMRT 是针对多分次放射治疗计划而设计的,其边缘通常为厘米级,立体定向治疗边缘则是毫米级。

SRS 治疗

SRS 治疗通常用于治疗颅内较小(小于 3.5 cm)的病变。与常规 RT 不同的是,SRS 治疗可以单次大剂量照射,同时靶区周边剂量梯度跌落更陡峭。SRS 治疗通常是单次照射,有时也可以分 5 次完成。有多种方法/设备可以完成 SRS 治疗,表 2.2 对各种设备和方法进行了简要比较。

表 2.2　SRS 治疗的剂量特征比较

	伽马刀	质子束	直线加速器
剂量跌落	90%~20% 区域 7~8 mm[10]	80%~20% 区域 7~8 mm[11]	90%~20% 区域 7~8 mm[12]
剂量分布	呈球面分布 各个维度跌落一致	—	非球面分布 各个维度跌落不一致
正常组织受到 80% 以上处方剂量的百分比	小靶区:+ 大靶区:++++	小靶区:+ 大靶区:++	小靶区:+ 大靶区:++++

Leksell 伽马治疗系统(伽马刀)

Leksell 伽马治疗系统使用的是一个由 201 个 ^{60}Co 源组成的矩阵,它们被牢固地安置在一个半球壳上,每一个 ^{60}Co 产成的射束(20 mm 长,1 mm 宽)对准一个等中心(图 2.3)。并且每个射束由初级准直器以及治疗时患者连接的次级准直器共同校准。多个准直器在 4、8、14 或 18 mm 直径的中心形成均匀的球形分布。在治疗时,患者摆位时要使治疗等中心覆盖病灶。对于大的或不规则形状的病灶,可以使用多中心多次照射。

接受伽马刀手术的患者的治疗计划从 MRI、CT 或血管造影开始,在局部麻醉下使用立体定向头架固定在颅骨上。一旦病变被确认,治疗计算机可以确定最佳的等中心和照射特性以优化治疗。不规则的病灶可以通过设置多个等中心不同尺寸准直器及权重来治疗[13]。

由 201 个射束经准直后聚焦形成球形剂量分布，为治疗提供了适形的照射剂量。为保护正常组织，治疗计划剂量梯度下降陡峭。由于在治疗过程中伽马刀装置和患者都被严格地固定了，在短时间内使用多个等中心治疗是可行的。此外，可以插入多达 100 个准直器孔，来量身定制个体化的射束排列方案。当固定好的患者改变治疗等中心时，通过机械化自动调整立体定向头架，来减少手动改变等中心位置所需的时间。

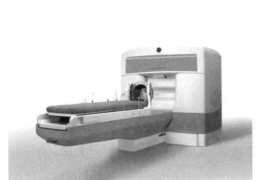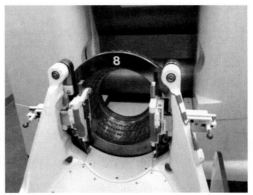

图 2.3　4C 型 Leksell 伽马刀(左图，由 Elekta 提供)立体定向头架(右图)。(见彩插)

质子束

质子束在组织中的分布特性使得质子束治疗系统成为颅内病变更引人注目的放射治疗方法，尤其适用于那些大的和接近功能区的病变。与电子相比，质子以相对直线的方式运动，当它们慢下来时，会向组织传递更多的能量。这些特性产生了一个仅有几毫米厚的布拉格峰。因此，为了覆盖整个病灶必须改变质子束以产生拉长的布拉格峰。此外，在靶区后 1 cm 深处放射剂量几乎跌落至 0，剂量从 80% 跌落至 20% 所需距离据报道为 8 mm[11]。

质子束可以通过机架或水平系统来传递。使用机架时，患者与框架保持固定位置，射线束从机架的各个角度发出。在水平输送系统中，射束保持固定，患者围绕射束旋转以达到不同的射束角。比较这两种系统，机架系统能赢得更大范围的角度变化，患者的舒适度也更高。

按照计划，患者可以使用 Gill-Thomas-Cosman 牙托式基础环固定，即用螺栓将基础环固定在治疗床上。框架系统与基准系统匹配，基准系统将准直器插入以调整射束路径。治疗通常持续 30~40 min，并很少需要治疗后监控来评估急性副反应。

质子束治疗通常使用 4~5 个射束来覆盖整个颅内病灶，每个射束的照射剂量不会对正常脑组织造成不利影响。根据正确的计划设计,自定义准直器可使光束与肿瘤远端的形状一致,可以给予病灶整体均匀的照射剂量,同时尽可能减少该区域内的冷点。与伽马刀和直线加速系统不同,质子束的射束可以达到 10 cm,因而不需要多个治疗等中心。这一特性使质子束被推荐用于治疗大靶区和不规则靶区。

质子的物理特性使治疗更加精确。然而由于质子束的阻止本领是通过 CT 图像的密度来计算的,因此需要更注重治疗前 CT 图像的质量。如果由于 CT 图像不精确,计划和校准中出现错误,肿瘤的一部分将会接受低于治疗剂量的照射,可能导致肿瘤复发。另一个潜在的风险是校准计划治疗深度的问题,由于质子束进入角度的微小误差,可能导致部分肿瘤没有受到照射。

质子治疗与伽马刀或加速器治疗不同,由于需要定制准直器,计划和治疗要在数天至数周内完成。此外,不使用头部立体定向框架系统,对于治疗计划有多种创建坐标系统的方法。用 CT 增强图像确定靶区。如果这种成像方式在个体病灶中不能满足要求,MRI、PET 或血管造影图像可以与 CT 图像融合,从而为计划提供实时工具。和所有其他 SRS 模式一样,剂量是由一个团队来决定的,包括放射肿瘤学专家、神经外科医生和医学物理师,目标是最大限度地照射颅内的病灶,同时限制对正常组织的照射。

直线加速器

直线加速器系统是另一种用 X 射线束治疗颅内病变的方法。直线加速器治疗的一般原则是向球形等中心输送高度适形的照射剂量,这些球形等中心点由一定数目的弧形辐射聚焦形成。X 射线束是用三级准直器产生的,并通过辐射弧来实现,其目的是:①最大限度地利用弧之间的夹角,以减少对正常组织的照射剂量;②使靶区接受最大限度的照射剂量。许多射束传输方案已被使用,并在其他地方进行了总结[12,14-17]。

直线加速器射束产生的等中心是球形的(70%~90%等剂量),当靶区接近大脑重要的功能区时,能通过改变弧的长度和权重来改变治疗等中心。为了瞄准不规则病灶,通常需要多个治疗等中心(弧的角度可以分隔成 40°~60°或者动态,单个弧旋转治疗床和机架),这就导致了等中心的重叠。然而这样会导致非球形病变受到非均匀的剂量。为防止这一点,现在加速器都使用微型多叶准直器[18],其可以缩小对非球形病灶使用多个等中心而造成的靶区内剂量分布的不均匀。

与其他 SRS 模式相似,工作开始于治疗当天的立体定向 CT、MRI 或血管造影成像。在治疗当天的早晨,放置一个带有基准标记的头部立体定向框架,将患者头部固定在治疗床上,与直线加速器系统轴向对齐。对于某些病例,不需要头架固定,只用热塑膜和

CBCT 校正头位。一旦开始治疗,每个等中心需要大约 30 min 的照射。为了尽量减少非球形靶区中使用的等中心数量,各种准直器和弧分布方案可用于精确放射治疗病灶。

　　直线加速器治疗仍有几个挑战。直线加速器系统的首要问题是患者和机架的旋转运动。直线加速器系统在水平面上旋转患者,同时机架围绕等中心旋转。众多移动部分能导致微小的靶区误差,尽管报道的误差只有 1 mm[19]。使用直线加速器系统的第二个挑战是随着深度的增加,剂量的指数衰减。这种特性会导致与靶区相比正常组织受到的照射增加,特别是当仅使用少量射束时。这种特性可以通过增加射野的数量来克服,从而减少正常组织受到的辐射剂量。最后,通过优化等中心来实现正常脑组织的计划是很有挑战性的,特别是需要多个等中心时。然而随着微型多叶准直器的发展,逆向计划能在保护正常脑组织的同时达到很好的靶区适形度。

射波刀

　　射波刀系统是目前最常用于治疗中枢神经系统(CNS)疾病的直线加速器系统之一。它是无框架放射治疗平台,轻型直线加速器附带 1 个六维自由运动机械臂,由图像追踪软件实时控制和定位(图 2.4)。使用 6MV 电子束由 12 个配合准直器调节,可以

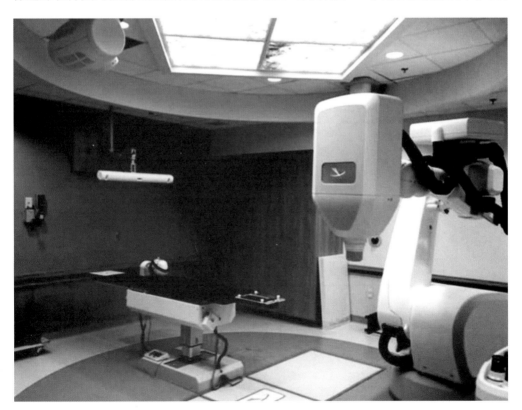

图 2.4　约翰·霍普金斯医院的射波刀治疗系统照片。(见彩插)

达到 4 Gy/min 的照射率。有 2 个 X 线诊断源,其中 1 个可以自由移动,配合患者的体位。X 线监测系统耦合到机器传送系统,使用 X 线图像校准,则无须立体定向框架,且不需要用于定位的靶区的体表参考点。最终,射波刀具有非常灵活的治疗方式,可以通过特定的 101 个空间点传送图像,每个有 12 个角度。射波刀系统的精度可达 1 mm 以内,可与头架固定系统相媲美。

放射治疗和 SRS 的并发症

颅内病变放射治疗的急性、亚急性(6 周至 6 个月)和慢性(大于 6 个月)的副作用总结见表 2.3。简而言之,全身症状会出现于急性期、亚急性期或晚期,这是因为正常脑组织的照射损伤引起的明显的神经系统副反应一般在 6 周后才会出现。放射治疗结果评判组公布了早期和晚期毒副反应的出现标准,见表 2.4。一般来说,早期副反应并不能预测晚期副反应的出现。

SRS 也可以用于全脑放射治疗(WBRT)后的局部加量。在之前做过 WBRT 治疗的病例中,6、12 和 24 个月的放射性坏死发生率分别是 5%、8%和 11%[20]。尽管提高了其生存率,SRS 的强化治疗的 3、4 级早期毒副作用发生率更高[21]。

最后,尽管少量报道称颅内病变放射治疗产生放射诱导肿瘤的发生率很低,但在长期随访中可能会得到更准确的发病率。

表 2.3　颅内病变放射治疗可能出现的副作用

急性	亚急性	慢性
脱发,放射性皮炎,疲劳,由水肿引起的短暂性神经功能障碍,恶心,呕吐,外耳炎	嗜睡,疲劳,神经功能恶化,短暂性脱髓鞘改变	放射性坏死,弥漫性脑白质病变,听力丧失,视网膜病变,白内障,视力改变,内分泌异常,血管病变,烟雾病综合征,学习能力下降,短期记忆丧失,解决问题能力下降

引自:Hansen E, Roach M. *Handbook of Evidence-Based Radiation Oncology.* 2nd ed. New York, NY: Springer Science+Business Media; 2006 (25).

危及器官的保护措施

为防止对功能区的损伤,可以采取预防措施,包括:①采用正交直角照射,可避免

表 2.4　肿瘤放射治疗协作组发布的急性和晚期副作用评分标准

分级	急性	晚期
I	功能完善,轻微神经系统症状,无须药物治疗	长期轻微头痛,嗜睡
II	有神经系统症状,需要家庭的照顾护理,需要药物治疗需要住院治疗的神经症状	中度头痛,更严重的嗜睡
III	有神经系统症状,需要住院治疗	严重头痛,严重的中枢神经系统功能障碍
IV	严重的神经功能障碍,包括昏迷或癫痫发作,尽管服用药物,但每周发作超过 3 次;	癫痫发作,瘫痪,昏迷
V	需要住院治疗任何毒副作用引发的死亡	任何毒副作用引发的死亡

引自:Hansen E, Roach M. *Handbook of Evidence-Based Radiation Oncology*. 2nd ed. New York, NY: Springer Science+ Business Media; 2006(25).

非靶区组织的重叠;②避免射线横穿功能区,必要时使射线做切线照射;③减少穿越功能区的射线剂量;④穿越均匀的脑组织,避免射线在不同密度的细胞中改变射线特性。表 2.5 给出了不同结构的耐受剂量。

表 2.5　脑内不同部位耐受剂量

照射方式	部位	剂量
常规放射治疗	全脑	50 Gy
1.8~2 Gy/次	部分脑组织	60 Gy
	脑干	54 Gy
	视交叉	50~54 Gy
	视网膜	45 Gy
	晶状体	10 Gy
	内耳	30 Gy
SRS	脑干	12 Gy
	视神经和视交叉	8 Gy
	视路	12 Gy

引自:Hansen E, Roach M. *Handbook of Evidence−Based Radiation Oncology*. 2nd ed.New York, NY: Springer Science+Business Media; 2006 (25).

结论

　　放射治疗和 SRS 已成为治疗颅内病变安全有效的技术,尽管伽马刀是 SRS 最常用的治疗方式,但质子束和直线加速器都能给予不规则形状靶区均匀的照射剂量。同样,患者固定技术的进步能使靶区更加精确,同时将正常脑组织所受剂量最小化。常规放射治疗需要多次才能达到靶区所应受的总剂量，SRS可以在一天内单次治疗达到有效剂量，并有更快速的剂量衰减。无论使用哪种模式，都需要一个由神经外科医生、放射肿瘤学家和医学物理师组成的团队来优化计划、剂量和长期结果。

参考文献

1. Ito K, Kurita H, Sugasawa K, Mizuno M, Sasaki T. Analyses of neuro-otological complications after radiosurgery for acoustic neurinomas. *Int J Radiat Oncol Biol Phys*. 1997;39(5):983–988.

2. Stafford SL, Pollock BE, Leavitt JA, et al. A study on the radiation tolerance of the optic nerves and chiasm after stereotactic radiosurgery. *Int J Radiat Oncol Biol Phys*. 2003;55(5):1177–1181.

3. Flickinger JC, Kondziolka D, Lunsford LD, et al. Development of a model to predict permanent symptomatic postradiosurgery injury for arteriovenous malformation patients. Arteriovenous Malformation Radiosurgery Study Group. *Int J Radiat Oncol Biol Phys*. 2000;46(5):1143–1148.

4. Verhey LJ. Immobilizing and positioning patients for radiotherapy. *Semin Radiat Oncol*. 1995;5(2):100–114.

5. Gilbeau L, Octave-Prignot M, Loncol T, Renard L, Scalliet P, Grégoire V. Comparison of setup accuracy of three different thermoplastic masks for the treatment of brain and head and neck tumors. *Radiother Oncol*. 2001;58(2):155–162.

6. Lattanzi JP, Fein DA, McNeeley SW, Shaer AH, Movsas B, Hanks GE. Computed tomography-magnetic resonance image fusion: a clinical evaluation of an innovative approach for improved tumor localization in primary central nervous system lesions. *Radiat Oncol Investig*. 1997;5(4):195–205.

7. Sweeney RA, Bale RJ, Moncayo R, et al. Multimodality cranial image fusion using external markers applied via a vacuum mouthpiece and a case report. *Strahlenther Onkol*. 2003;179(4):254–260.

8. Woo SY, Grant WH III, Bellezza D, et al. A comparison of intensity modulated conformal therapy with a conventional external beam stereotactic radiosurgery system for the treatment of single and multiple intracranial lesions. *Int J Radiat Oncol Biol Phys*. 1996;35(3):593–597.

9. Kramer BA, Wazer DE, Engler MJ, Tsai JS, Ling MN. Dosimetric comparison of stereotactic radiosurgery to intensity modulated radiotherapy. *Radiat Oncol Investig*. 1998;6(1):18–25.

10. Flickinger JC, Maitz A, Kalend A, Lunsford LD, Wu A. Treatment volume shaping with selective beam blocking using the Leksell gamma unit. *Int J Radiat Oncol Biol Phys*. 1990;19(3):783–789.

11. Urie MM, Sisterson JM, Koehler AM, Goitein M, Zoesman J. Proton beam penumbra: effects of separation between patient and beam modifying devices. *Med Phys*. 1986;13(5):734–741.

12. Lutz W, Winston KR, Maleki N. A system for stereotactic radiosurgery with a linear accelerator. *Int J Radiat Oncol Biol Phys*. 1988;14(2):373–381.

13. Flickinger JC, Lunsford LD, Wu A, Maitz AH, Kalend AM. Treatment planning for gamma knife radiosurgery with multiple isocenters. *Int J Radiat Oncol Biol Phys*. 1990;18(6):1495–1501.

14. Hartmann GH, Schlegel W, Sturm V, Kober B, Pastyr O, Lorenz WJ. Cerebral radiation surgery using moving field irradiation at a linear accelerator facility. *Int J Radiat Oncol Biol Phys*. 1985;11(6):1185–1192.

15. Schell MC, Smith V, Larson DA, Wu A, Flickinger JC. Evaluation of radiosurgery techniques with cumulative dose volume histograms in linac-based stereotactic external beam irradiation. *Int J Radiat Oncol Biol Phys*. 1991;20(6):1325–1330.

16. Houdek PV, Fayos JV, Van Buren JM, Ginsberg MS. Stereotaxic radiotherapy technique for small intracranial lesions. *Med Phys*. 1985;12(4):469–472.

17. Podgorsak EB, Olivier A, Pla M, Lefebvre PY, Hazel J. Dynamic stereotactic radiosurgery. *Int J Radiat Oncol Biol Phys*. 1988;14(1):115–126.

18. St John TJ, Wagner TH, Bova FJ, Friedman WA, Meeks SL. A geometrically based method of step and shoot stereotactic radiosurgery with a miniature multileaf collimator. *Phys Med Biol*. 2005;50(14):3263–3276.

19. Bova F, Spiegelmann R, Friedman WA. A device for experimental radiosurgery. *Stereotact Funct Neurosurg*. 1991;56(4):213–219.

20. Shaw E, Scott C, Souhami L, et al. Single dose radiosurgical treatment of recurrent previously irradiated primary brain tumors and brain metastases: final report of RTOG protocol 90–05. *Int J Radiat Oncol Biol Phys*. 2000;47(2):291–298.

21. Andrews DW, Scott CB, Sperduto PW, et al. Whole brain radiation therapy with or without stereotactic radiosurgery boost for patients with one to three brain metastases: phase III results of the RTOG 9508 randomised trial. *Lancet*. 2004;363(9422):1665–1672.

22. Balasubramaniam A, Shannon P, Hodaie M, Laperriere N, Michaels H, Guha A. Glioblastoma multiforme after stereotactic radiotherapy for acoustic neuroma: case report and review of the literature. *Neuro-oncology*. 2007;9(4):447–453.

23. Sheehan J, Yen CP, Steiner L. Gamma knife surgery-induced meningioma. Report of two cases and review of the literature. *J Neurosurg*. 2006;105(2):325–329.

24. Shin M, Ueki K, Kurita H, Kirino T. Malignant transformation of a vestibular schwannoma after gamma knife radiosurgery. *Lancet*. 2002;360(9329):309–310.

25. Hansen E, Roach M. *Handbook of Evidence-Based Radiation Oncology*. 2nd ed. New York, NY: Springer Science+Business Media; 2006.

第 3 章
脊柱肿瘤的放射外科治疗技术和技巧

Maziyar A. Kalani, Stephen Ryu

肿瘤累及脊柱非常常见,占癌症患者骨转移的 70%[1,2]。大多数脊柱肿瘤患者的标准治疗推荐联合手术、化疗和放射治疗[3]。尽管手术技术的进步使大多数肿瘤可以切除,但大多数脊柱转移瘤并没有出现明显的神经功能损伤。因此,放射治疗通常是治疗转移性脊柱疾病的主要方法[4,5]。

脊柱肿瘤放射治疗的首要目标是肿瘤的控制和周围正常组织的保护[6]。具体来说,我们的目标是通过无进展生存、维持神经功能、正常结构保存和减少疼痛来控制肿瘤。

先进的 CT 和 MRI 改进了放射治疗计划的设计。三维立体定向计划可以在考虑周围结构、影响剂量的因素和潜在的并发症的同时做到精确的靶区适形。立体定向放射外科(SRS)利用对已知固定装置精确定位病灶。因此,脊柱肿瘤治疗时可以避开脊髓将其作为危及器官。但与可以固定在一个框架内的颅骨不同,脊柱 SRS 现在依靠的是无须庞大固定框架的技术。

现代无框架脊柱肿瘤的 SRS 治疗,用于脊柱转移瘤的手术切除后行或不行常规放射治疗后的辅助治疗,允许在保护周围组织结构的情况下对治疗区域进行额外的精确高剂量照射[3]。自此,越来越多的经验使脊柱的 SRS 治疗成为脊柱肿瘤被广泛接受的一线和辅助治疗方法。

当前的固定技术

脊柱的 SRS 治疗的射线的来源[即固定源、固定直线加速器(LINAC)或便携式 LINAC]和固定方法有所不同。立体定向放射治疗的高剂量照射需要有非常精确的靶区勾画的能力。这需要精确地确定靶区位置,通常需要在剂量传输之前在已知参考位置准确地确定靶区位置。脊柱固定在早期尝试刚性技术,而现在除了应用伽马刀

Perfexion(Elekta, Stockholm, Sweden)以外其他已不再使用,伽马刀使用类似的框架固定颅骨并延伸到上段颈椎。

数字影像技术实现了靶区和周围组织位置的实时监测,从而准确地给予治疗剂量,而不需要刚性固定。过去曾使用植入的参考点,但随着分辨率和软件的改进,现在很少这样做了。目前基于 LINAC 的治疗系统能够治疗从枕骨到骶骨的整个脊柱,而不需要固定框架。相比于刚性固定,这些系统依赖于 BodyFix 真空体部固定装置(飞利浦医疗系统,Cleveland,Ohio)、阿尔法支架或半刚性模具来固定体位。这大致固定了患者与靶区的位置,同时通过图像引导将解剖学标志与原始计划图像进行比较后进行微调[7]。

固定直线加速器系统,如 Novalis TX(BrainLAB AG,Heimstetten,Germany),具有空间限制剂量输出装置。因此,这就要求患者必须与治疗射束精确校准。机架式直线加速器安装了多叶准直器,Exac Trac 校准系统包括在治疗中的体表标记红外线追踪,以及基于实时 X 线成像的骨结构的自动配准。这关系着出束、体位改变而需要调节治疗床位置并准确地治疗[7]。

便携式 LINAC,如射波刀(Accuray,Sunnyvale,CA),具有不受空间限制的剂量输出。因此,该系统要求将治疗束与患者精确校准。它的 Xsight 脊柱追踪系统由实时立体 X 线成像系统组成,可以识别患者的标记,并将其与治疗计划图像配准。一旦如此,系统可以实时识别患者体位的变化,并调整治疗束路径以适应患者的运动[7,8]。

其他不太常用的脊柱肿瘤的 SRS 治疗技术包括超声图像引导的放射外科治疗[9]、基于 CT 的调强放射治疗(IMRT;CereTom,Accuray,Sunnyvale,CA)和质子治疗。总的来说,大多数常用的脊柱肿瘤的 SRS 治疗系统提供了等效的靶区剂量覆盖,但每种系统在剂量输出上有一定的差异,其临床意义尚不明确。

确定靶区

一般来说,MRI 是脊柱肿瘤的首选成像方式,因为它能更好地明确疾病的侵犯范围,有助于区分恶性与良性疾病,而且无创 MRI 对脊柱恶性疾病诊断的特异性为 97%~98%,敏感性为 93%,阳性预测值(PPV)为 98%[10]。

采集三维图像并导入治疗计划系统后,根据 CT、MRI 和其他成像方式如 PET 来勾画靶区和危及器官。仅仅依靠一种图像模式是有局限性的,尤其是对于复杂的和以前治疗过的病例。根据所使用的系统和病理,最优的靶区规划通常需要结合 MRI、CT 和(或)其他图像的信息。

先进的软件能使我们融合不同模态图像来制订计划。特别是在有骨质破坏的情况下,CT 和 MRI 的图像融合有助于区分骨性脊柱和病变软组织。对于将 PET 显示的代谢活跃部分融入 CT 或 MRI 图像很有帮助。对于先前治疗过的病例,将原来的放射治疗计划和 SRS 治疗计划叠加设计也很有帮助。

处方剂量

脊柱肿瘤的 SRS 治疗被逐渐推广,而治疗尚未标准化,不同的治疗中心针对不同病变治疗方案迥异。虽然针对不同病变具体治疗方案将在后面的章节中讨论,但一些常规的治疗方案值得在此讨论。

脊柱肿瘤的 SRS 治疗剂量取决于病理类型、病变大小、先前是否接受过放射治疗和(或)手术切除以及脊髓和周围危及器官的邻近情况。

更具侵袭性或放射抵抗的病变通常需要更高的治疗剂量。小病灶相对于大病灶采用高剂量照射更安全。超过 3 cm 的病灶行 SRS 治疗可能很困难,但并不是不能治疗(例如整个椎体)。先前的照射降低了脊髓耐受程度,需要研究之前的计划来确定累计的总剂量。

邻近的危及器官限制了照射剂量,但更值得关注的是在脊髓和其他危及器官非常接近的肿瘤如何权衡。对病变治疗不足会降低对正常组织的损伤,而治疗过度会增强肿瘤的反应。这种取舍需要对剂量物理学(如剂量取舍)和治疗目标充分理解。

多次治疗形成的等剂量分布曲线被定义为剂量(例如,三次治疗 80% 等剂量线覆盖的剂量总量为 21 Gy)。通过从已知的信息或剂量-容积关系来评估最佳剂量。一般来说,最好减少剂量,了解并密切关注剂量下降曲线,以获得最高程度的治疗和最低程度的损伤。

从放射生物学角度讲,分次治疗可以用无框架技术完成。因此,治疗脊髓病变通常不选择 1~3 次分割模式,甚至 5~10 次也只用于选择性病例。至于到底需要多少次分割仍有许多争议[11-14]。

虽然有效剂量可以确定和应用,但一个主要的限制因素是脊髓和马尾的耐受性。脊髓实际照射的耐受性是未知的。从 XRT 文献来看,经 5 周治疗,脊髓实质的耐受量范围在 4 500~6 000 cGy 之间。治疗后 5 年内有 5% 的概率出现脊髓病(TD5/5)[14,15]。早期的脊柱肿瘤的 SRS 治疗研究限制剂量为 800 cGy,现在认为非常保守[16]。对此部分内容,在第 16 章会进行更详细的讨论。

脊髓的单次照射实际耐受量还未知,包括先前接受过照射的脊髓情况。颈段、胸段和腰段脊髓是否有不同的放射敏感性尚不清楚[17]。目前没有数据支持脊髓不同治疗长度的反应不同。

其他与脊柱肿瘤的 SRS 治疗有关的结构是马尾、神经根、食管和肠道。马尾的 TD5/5 被确定为 60 Gy[16]。虽然没有具体的数据,但一般认为神经末梢的耐受力大于脊髓。食管和肠道的照射剂量限制在 2 000 cGy 左右。

并发症及避免诀窍

定期的质量评估和模体测量是确保 SRS 系统准确性的关键。验证准直器的尺寸是很重要的。而通常某些系统不提供这种连锁,治疗组对计划的确认和核查是有用的。通常额外的屏蔽装置可以用来"微调"计划以减少对危及器官的损伤。使用这些装置和运行多个质控环节是设计良好的计划和避免发生并发症的关键。

虽然没有明确的阈值,但标准剂量和常规分次治疗,在 5 年内有 0.2%~5% 不等的导致发生脊髓病的风险[18]。分次治疗可以降低但不能完全消除这一风险。

放射治疗毒性表现为一些早期和晚期反应。不可逆的肿瘤坏死相关神经损伤在脊柱肿瘤的 SRS 治疗中最受关注。这些症状可以有 6~20 个月的潜伏期[19]。L'Hermitte 征是一种少见的早期表现,出现在治疗的最初几个月,很少呈进行性发展[20];第二种罕见毒性综合征的特征为急性麻痹,推测其继发于缺血[21]。针对下运动神经元病的表现也有过报道[22]。

针对脊髓的再照射问题少有研究,在动物模型研究中表明,在初次照射后会有明显恢复,因此,在足够的时间间隔后可以考虑再照射[23]。临床经验还表明,再照射可以给予脊髓会导致功能损伤的剂量[24]。作为知情同意书的一部分,提及所有风险,即使是很小的风险和迟发反应,也是至关重要的。

参考文献

1. Fornasier VL, Horne JG. Metastases to the vertebral column. *Cancer.* 1975;36:590–594.
2. Grant R, Papadopoulos SM, Greenberg HS. Metastatic epidural spinal cord compression. *Neurol Clin.* 1991;9:825–841.
3. Ryu SI, Chang SD, Kim DH, et al. Image-guided hypo-fractionated stereotactic radiosurgery to spinal lesions. *Neurosurgery.* 2001;49(4):838–846.
4. Hatrick NC, Lucas JD, Timothy AR, et al. The surgical treatment of metastatic disease of the spine. *Radiother Oncol.* 2000;56:335–339. 2000.
5. Schaberg J, Gainor BJ. A profile of metastatic carcinoma of the spine. *Spine.* 1985;10:19–20.
6. Ryken TC, Eichholz KM, Gerszten PC, et al. Evidence-based review of the surgical man-

agement of vertebral column metastatic disease. *Neurosurg Focus.* 2003;15:E11.

7. Murphy MJ, Jin J-Y. Patient immobilization and movement in spine radiosurgery. Page 38. In: Gerszten PC, Ryu S, eds. Thieme; 2008.

8. Dieterich S, Gibbs IC. The CyberKnife in clinical use: current roles, future expectations. *Front Radiat Ther Oncol.* 2011;43:181–194.

9. Ryken TC, Meeks SL, Traynelis V, et al. Ultrasonographic guidance for spinal extracranial radiosurgery: technique and application for metastatic spinal lesions. *Neurosurg Focus.* 2001;11(6):1–6. 2001.

10. Gerszten PC, Ryu S. Target delineation and dose prescription in spine radiosurgery. Page 43. In Gerszten PC, Ryu S, eds. Thieme; 2008.

11. Tong D, Gillick L, Hendrickson FR. The palliation of symptomatic osseous metastases. Final results of the study of the Radiation Therapy Oncology Group. *Cancer.* 1982;50:893–899.

12. Bone Pain Trial Working Party. 8 Gy single fraction radiotherapy for the treatment of metastatic skeletal pain: randomized comparison with a multifraction schedule over 12 months of patient follow-up. On behalf of the bone pain trial working party. *Radiother Oncol.* 1999;52:111–121.

13. Steenland ES, Leer JW, van Houwelingen H, et al. The effect of a single fraction to multiple fractions on painful bone metastases: a global analysis of the Dutch Bone Metastasis Study. *Radiother Oncol.* 1999;52:101–109.

14. Van Der Kogel AJ. Retreatment tolerance of the spinal cord. *Int J Radiat Oncol Biol Phys.* 1993;26:715.

15. Faul CM, Flickinger JC. The use of radiation in the management of spinal metastases. *J Neurooncol.* 1995;23:149–161, 1995.

16. Emami B, Lyman J, Brown A, et al. Tolerance of normal tissue to therapeutic irradiation. *Int J Radiat Oncol Biol Phys.* 1991;21(1):109–122.

17. Wara WM, Phillips TL, Sheline GE, Schwade JG. Radiation tolerance of the spinal cord. *Cancer.* 1975;35:1558–1562.

18. Schultheiss T. Spinal cord radiation "tolerance": doctrine versus data. Int J Radiat *Oncol Biol Phys*. 1990;19:219–221.

19. Lambert PW, Davis RL. Delayed effects of radiation on the human nervous system. *Neurology.* 1964;14:912–917.

20. Combes PF, Daly N. Late progressive radiation myelopathies. a study of 27 cases. *J Radiol Electrol Med Nucl*. 1975;57:815–825.

21. Leibel A, Sheline E. Tolerance of the brain and spinal cord to conventional irradiation. In Gutin P, Leibel S, Sheline G, eds. *Radiation Injury to the Nervous System.* New York, NY: Raven Press; 1991:239–256.

22. Lamy C, Mas JL. Post radiation lower motor neuron syndrome presenting as momomyelix amyotropgy. *J Neurol Neurosurg Psychiatry.* 1991;54:648–649.

23. Ang KK, Price RE, Stephens LC, et al. The tolerance of primate spinal cord to re-irradiation. *Int J Radiat Oncol Biol Phys.* 1993;25:459–464.

24. Ryu S, Gorty S, Kazee Am, et al. 'Full dose' reirradiation of the human cervical spinal cord. *Am J Clin Oncol.* 2002;23:29–31.

第 3 篇
脑肿瘤的放射外科治疗

本篇主编

Jacob Ruzevick, Michael Lim

第 4 章

脑实质内肿瘤

A. 原发性脑肿瘤的放射外科治疗

Andy Trang, Marko Spasic, Winward Choy, Isaac Yang

胶质母细胞瘤

多形性胶质母细胞瘤(GBM)是一种极具侵袭性的肿瘤,常迅速侵犯周围正常脑实质[1]。立体定向放射外科(SRS)治疗是 GBM 患者可选择的一种治疗方案,因为 SRS 可以精确、快速且非侵入性地达到高剂量照射[2,3]。但是 SRS 精确定位治疗可能使周围细胞未得到治疗[4]。

有几项研究显示,放射治疗前行 SRS 治疗作为一线治疗或瘤体补量治疗并没有明显改善总生存期(OS)[4-8]。其他研究显示,放射治疗后或进展时再进行 SRS 治疗可能改善 OS[5,7,9,10]。然而对于进展后的肿瘤 SRS 治疗是否会改善 OS 仍有争议,因为这些患者已经存活了足够长的时间以保证进一步的治疗,这可能只代表选择性偏倚而非治疗获益[11]。不过有文献显示,复发期间 SRS 治疗的患者有改善 OS 的倾向[4]。尽管 SRS 治疗有 OS 获益,将接受或不接受 SRS 治疗的患者复发率进行对比,显示 SRS 治疗作为一线治疗不是有效手段,但在复发或放射治疗后治疗可能比较重要[5]。对于 SRS 治疗的良好预后因素包括年龄小、肿瘤体积小于 10.1 cm³ 和 KPS(卡氏评分)高于 70 分[2]。

SRS 治疗作为一线治疗似乎并不能获益,然而在复发后,尤其是放射治疗后复发,进行 SRS 治疗显示可以延长 OS[5,6],特别是在 KPS 高[2]、肿瘤体积小的年轻患者中获益更明显[7,12]。

另一方面,SRS 治疗肿瘤周围邻近区域的价值尚存疑虑,因为这些区域只能接受到低剂量照射[2]。这是 SRS 治疗的主要弊端,而且在某些情况下与治疗中心射野外的失败相关[2]。

低级别星形细胞

因为低级别星形细胞瘤边界相对清楚，这些患者可能是 SRS 治疗的最佳人选[13]。最有可能从 SRS 治疗中获益的是那些肿瘤体积小的患者，不管是复发的还是不可切除的[14-16]。在 SRS 治疗的患者中，OS 获益的相关因素包括 KPS≥70 分、年龄在 18~40 岁之间、症状表现为癫痫、治疗前 CT 或 MRI 增强扫描不强化[13,17]。

一些研究报道，纤维性星形细胞瘤的肿瘤控制率为 68%~91.7%，WHO 分级 Ⅱ 级的星形细胞瘤的肿瘤控制率为 67%~87.2%[14,18-23]。虽然肿瘤控制较好，但报道显示 SRS 治疗 WHO 分级 Ⅱ 级星形细胞瘤出现放射治疗相关的副作用高达 41%[14,22]。

对于体积小、边界清晰的肿瘤患者，放射外科是可能替代标准放射治疗、化疗和观察的另一种选择，可以通过限制正常脑组织中高剂量区域的照射体积，来降低毒副作用的风险[14]。

室管膜瘤

原发性颅内室管膜瘤的标准治疗方案是手术和术后体外放射治疗（EBRT）[24]。SRS 治疗作为室管膜瘤术后或放射治疗后残存或复发的一种治疗手段，疗效预测因素包括肿瘤体积小和 MRI 增强扫描均匀强化[25]。一般情况下，年轻的患者疗效明显差于成人患者[26,27]，而且与后颅窝肿瘤相比，幕上室管膜瘤的生存率更高[25,28]。

放射治疗后进行 SRS 瘤床补量与放射治疗失败后进行 SRS 挽救治疗，前者生存率更高。Ⅱ级室管膜瘤靶区体积小（小于 5 cm³），同时 MRI 增强扫描均匀强化，其无进展生存（PFS）率更高[25]。

对于年龄小的患儿（小于 3 岁），推荐进行 SRS 一线治疗，可以延缓 E-BRT 的应用，避免神经毒性。尽管以前使用化疗也是为了同样的目的，但室管膜瘤化疗的疗效欠佳，且化疗期间仍有可能出现疾病进展[24]。对于这些病例，SRS 治疗提供了新的治疗选择。

当手术、放射治疗、化疗均失败时，SRS 治疗可能是潜在有效的挽救性治疗手段[24,25]。SRS 能获得一定的局部控制率，尤其采用 SRS 治疗局部补量治疗时。然而肿瘤进展仍是一个问题，尤其是复发病变[24]。对于不可切除或术后残留的室管膜瘤患者，SRS 治疗是一种安全可行的治疗手段[24]。

少突胶质细胞瘤

少突胶质细胞瘤是浸润性生长的肿瘤[29]，通常采用手术切除、术后放射治疗和（或）化疗，而 SRS 治疗作为少突胶质细胞瘤治疗失败后的挽救性治疗手段可能获益，尤其是当肿瘤体积小于 15 cm³ 时[29]。尽管如此，大多数患者仍需要术后辅助化疗，并可能需要常规分次放射治疗[29]。

Kano 等人[29]的研究显示，肿瘤体积大于 15 cm³ 的患者接受 SRS 治疗后，其 5 年 PFS 为 35.3%，肿瘤体积小于 15 cm³ 的 5 年 PFS 为 84.6%。Ⅱ级和Ⅲ级少突胶质细胞瘤的 5 年 PFS 分别为 38%~76% 和 20%~40%[29]。

SRS 治疗患者预后好的因素是年龄小和肿瘤体积小[29,30]。新诊断、体积小且不适合手术的Ⅱ级少突胶质细胞瘤患者可能从 SRS 治疗中获益[29]，靶体积小于 15cm³，WHO 分级为Ⅱ级的肿瘤与 PFS 改善有关[29]。总之，SRS 治疗与其他治疗相比，可能是一种有用的辅助治疗，而且作为一种挽救性治疗手段其治疗的相关死亡率低[30]。

神经细胞瘤

中枢神经细胞瘤（CN）是一种发生于年轻人侧脑室（靠近室间孔）的罕见肿瘤，预后较好。CN 边界清楚，血供丰富，特点表现为脑脊液（CSF）回流障碍导致颅内压升高[31-33]。神经细胞瘤的特点：肿瘤边界清晰，对放射治疗相对敏感；使 SRS 治疗靶区明确[31,32,34,35]。目前，肿瘤切除是一线治疗的主要手段，通常认为完整切除肿瘤是有效的，但是大部分情况下中枢神经细胞瘤不能被完整切除[32,34-36]。

由于影响长期的认知功能，传统放射治疗在 CN 治疗中的应用受到了批评[37]。但 SRS 治疗在其靶区边缘剂量迅速跌落，可以避免对周边产生影响[37,38]。这就使得 SRS 治疗比传统放射治疗更有吸引力[32]。很多研究发现，患者对 SRS 治疗有较好的反应，如肿瘤体积变小，且没有治疗的毒副作用[32,37,38-41]。

对于 CN，在设计 SRS 治疗计划时确定一个安全的宽边界是很重要的，因为伽马刀立体定向放射外科（GKRS）的剂量跌落非常陡峭，边界外有可能存在未增强的残余肿瘤，残余肿瘤的生长使 SRS 治疗对长期的控制效果变差。SRS 治疗计划的回顾性探索分析显示，肿瘤的复发往往发生于放射外科治疗计划之外的未增强残余肿瘤[32]。患者出现放射外科治疗靶区外复发，但回顾性影像研究分析中复发部位无法显示肿瘤的存在，因此，放射外科大射野的价值，如全脑、全脊髓放射治疗，需要在一些病例中进一步评估[31]。

SRS 治疗对残余或复发 CN 是一种有效且安全的治疗手段[38],同时 SRS 治疗也作为一些位于侧脑室的早期小体积 CN 肿瘤的首选治疗手段,因为这些病灶很容易通过常规 MRI 检测出来。

放射外科治疗作为 CN 的一线治疗仍有局限性[31]。应该强制性做到至少 5 年 MRI 随访,以确认 SRS 治疗的有效性[32]。典型的影像见图 4A.1。

血管网状细胞瘤

血管网状细胞瘤是富血管性的、边界清晰的、良性的、好发于后颅窝的实体肿瘤。肿瘤及其囊性部分压迫附近的组织结构致颅内压升高,而非侵及附近脑组织,从而产生相关症状[42-44]。散发的血管网状细胞瘤主要发生于小脑,然而 Von Hippel-Lindau(VHL)–相关血管网状细胞瘤发生于小脑、脑干和脊髓[43]。考虑到这些肿瘤发展缓慢,其治疗经常需要权衡潜在治疗的并发症和获益[44]。

小体积血管网状细胞瘤很适合放射外科治疗。在很多研究中,肿瘤的反应与增加放射外科剂量有明显的相关性[44]。然而因为血管网状细胞瘤具有多变的特点,其治疗具有挑战性:实性或囊性,孤立或多个,可能与 VHL 有关。大约 20% 的颅内血管网状细胞瘤的患者伴有 VHL 综合征,这是一种 3 号染色体上的 VHL 肿瘤抑制基因缺陷引起的罕见常染色体显性遗传病[44-46]。手术切除是 CNS 血管网状细胞瘤的标准治疗。然而血管分布及起源部位使其完整切除很困难,术后易复发[42,47,48]。SRS 治疗是血管网状细胞瘤创伤最小的选择,因为肿瘤通常体积小,轮廓清晰,包含敏感的血管元素[44]。SRS 治疗可能是治疗多发性和 VHL 相关血管网状细胞瘤很有价值的一种治疗手段[43]。

在治疗血管网状细胞瘤的囊壁结节上,SRS 治疗证明是有效的,但对囊性成分无效[49]。因此,管壁小结节合并大囊性变的患者不适合 SRS 治疗[42,50]。而且 SRS 治疗时囊性成分的存在明显影响肿瘤的控制[42,51,52]。

疗效好、肿瘤控制率高与放射剂量高相关,肿瘤体积大于中位数 1.3 cm³ [42,44,50,53]容易发生肿瘤进展。靶区体积小于 3.2 cm³ 有更好的 PFS,边缘剂量达到 15 Gy 及以上有更好的 PFS[43]。

尽管 SRS 治疗对多灶肿瘤能获益,但是对体积大的有症状的囊性血管状细胞瘤可能不适合,因为肿瘤不会很快缩小。然而 SRS 治疗对手术治疗受限的患者还是有效的[43,44]。总的来说,肿瘤体积越小、边缘剂量越高和实体肿瘤,其 PFS 越高[43]。

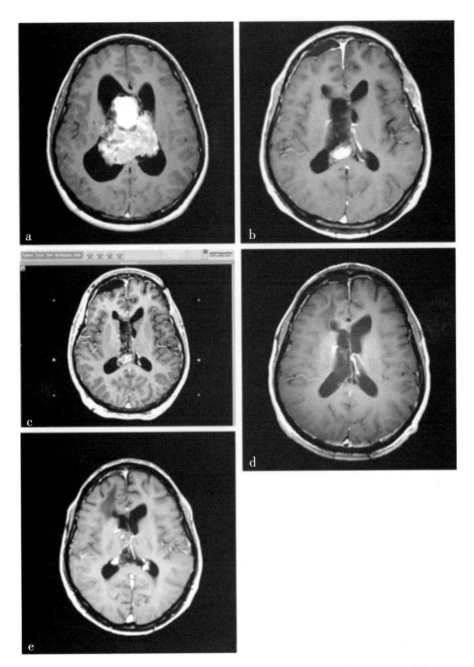

图 4A.1　手术切除后病理诊断为中枢神经细胞瘤的患者行二次术后伽马刀 SRS 治疗。(**a**)T1 增强像显示体积大和不均匀增强的脑室内肿物。(**b**)两半球之间经胼胝体的途径手术后仍接近脑胼胝体剩余 9.2 mL 的肿物。(**c**)残留肿瘤通过伽马刀 SRS 治疗,剂量为 15Gy,48%等剂量线。靶区包括术后侧脑室内明显增强的肿物。(**d**)　随访 37 个月后,MRI 显示脑室内有 1.2 mL 残余肿瘤,肿瘤体积缩小 88%。(**e**)随访 67 个月后,MRI 显示丘脑前肿瘤复发,这是伽马刀 SRS 治疗外的部位。(引自:Reproduced with permission from John Wiley and Sons and from Kim CY, Paek SH, Jeong SS, et al. Gamma knife radiosurgery for central neurocytoma: primary and secondary treatment. *Cancer*. 2007;110(10):2276–2284)(见彩插)

参考文献

1. Crowley RW, Pouratian N, Sheehan JP. Gamma knife surgery for glioblastoma multiforme. *Neurosurg Focus*. 2006;20(4): E17.
2. Masciopinto JE, Levin AB, Mehta MP, et al. Stereotactic radiosurgery for glioblastoma: a final report of 31 patients. *J Neurosurg*. 1995;82(4):530–535.
3. Loeffler JS, Alexander E III, Shea WM, et al. Radiosurgery as part of the initial management of patients with malignant gliomas. *J Clin Oncol*. 1992;10(9):1379–1385.
4. Hsieh PC, Chandler JP, Bhangoo S, et al. Adjuvant gamma knife stereotactic radiosurgery at the time of tumor progression potentially improves survival for patients with glioblastoma multiforme. *Neurosurgery*. 2005;57(4):684–692; discussion 684–692.
5. Pouratian N, Crowley RW, Sherman JH, et al. Gamma Knife radiosurgery after radiation therapy as an adjunctive treatment for glioblastoma. *J Neurooncol*. 2009;94(3):409–418.
6. Mahajan A, McCutcheon IE, Suki D, et al. Case-control study of stereotactic radiosurgery for recurrent glioblastoma multiforme. *J Neurosurg*. 2005;103(2):210–217.
7. Romanelli P, Conti A, Pontoriero A, et al. Role of stereotactic radiosurgery and fractionated stereotactic radiotherapy for the treatment of recurrent glioblastoma multiforme. *Neurosurg Focus*. 2009;27(6):E8.
8. Souhami L, Seiferheld W, Brachman D, et al. Randomized comparison of stereotactic radiosurgery followed by conventional radiotherapy with carmustine to conventional radiotherapy with carmustine for patients with glioblastoma multiforme: report of Radiation Therapy Oncology Group 93–05 protocol. *Int J Radiat Oncol Biol Phys*. 2004;60(3):853–860.
9. Combs SE, Widmer V, Thilmann C, et al. Stereotactic radiosurgery (SRS): treatment option for recurrent glioblastoma multiforme (GBM). *Cancer*. 2005;104(10):2168–2173.
10. Hall WA, Djalilian IIR, Sperduto PW, et al. Stereotactic radiosurgery for recurrent malignant gliomas. *J Clin Oncol*. 1995;13(7):1642–1648.
11. Kondziolka D, Flickinger JC, Bissonette DJ, et al. Survival benefit of stereotactic radiosurgery for patients with malignant glial neoplasms. *Neurosurgery*. 1997;41(4):776–783; discussion 783–775.
12. Lederman G, Wronski M, Arbit E, et al. Treatment of recurrent glioblastoma multiforme using fractionated stereotactic radiosurgery and concurrent paclitaxel. *Am J Clin Oncol*. 2000;23(2):155–159.
13. Wang LW, Shiau CY, Chung WY, et al. Gamma Knife surgery for low-grade astrocytomas: evaluation of long-term outcome based on a 10-year experience. *J Neurosurg*, 2006;(105 suppl):127–132.
14. Henderson MA, Fakiris AJ, Timmerman RD, et al. Gamma knife stereotactic radiosurgery for low-grade astrocytomas. *Stereotact Funct Neurosurg*. 2009;87(3):161–167.
15. Suh JHBarnett GH. Stereotactic radiosurgery for brain tumors in pediatric patients. *Technol Cancer Res Treat*. 2003;2(2):141–146.
16. Lo SS, Fakiris AJ, Abdulrahman R, et al. Role of stereotactic radiosurgery and fractionated stereotactic radiotherapy in pediatric brain tumors. *Expert Rev Neurother*, 2008;8(1):121–132.
17. Bauman G, Lote K, Larson D, et al. Pretreatment factors predict overall survival for patients with low-grade glioma: a recursive partitioning analysis. *Int J Radiat Oncol Biol Phys*. 1999;45(4):923–929.

18. Hadjipanayis CG, Kondziolka D, Flickinger JC, et al. The role of stereotactic radiosurgery for low-grade astrocytomas. *Neurosurg Focus*. 2003;14(5):e15.

19. Hadjipanayis CG, Kondziolka D, Gardner P, et al. Stereotactic radiosurgery for pilocytic astrocytomas when multimodal therapy is necessary. *J Neurosurg*. 2002; 97(1):56–64.

20. Hadjipanayis CG, Niranjan A, Tyler-Kabara E, et al. Stereotactic radiosurgery for well-circumscribed fibrillary grade II astrocytomas: an initial experience. *Stereotact Funct Neurosurg*. 2002;79(1):13–24.

21. Somaza SC, Kondziolka D, Lunsford LD, et al. Early outcomes after stereotactic radiosurgery for growing pilocytic astrocytomas in children. *Pediatr Neurosurg*. 1996;25(3):109–115.

22. Kida Y, Kobayashi T, Mori Y. Gamma knife radiosurgery for low-grade astrocytomas: results of long-term follow up. *J Neurosurg*. 2000;(93 suppl 3):42–46.

23. Barcia JA, Barcia-Salorio JL, Ferrer C, et al. Stereotactic radiosurgery of deeply seated low grade gliomas. *Acta Neurochir Suppl*. 1994;62:58–61.

24. Lo SS, Abdulrahman R, Desrosiers PM, et al. The role of Gamma Knife Radiosurgery in the management of unresectable gross disease or gross residual disease after surgery in ependymoma. *J Neurooncol*. 2006;79(1):51–56.

25. Kano H, Niranjan A, Kondziolka D, et al. Outcome predictors for intracranial ependymoma radiosurgery. *Neurosurgery*. 2009;64(2):279–287; discussion 287–278.

26. Healey EA, Barnes PD, Kupsky WJ, et al. The prognostic significance of postoperative residual tumor in ependymoma. *Neurosurgery*. 1991;28(5):666–671; discussion 671–662.

27. Lyons MK, Kelly PJ. Posterior fossa ependymomas: report of 30 cases and review of the literature. *Neurosurgery*. 1991;28(5):659–664; discussion 664–655.

28. Ernestus RI, Schroder R, Stutzer H, et al. Prognostic relevance of localization and grading in intracranial ependymomas of childhood. *Childs Nerv Syst*. 1996;12(9):522–526.

29. Kano H, Niranjan A, Khan A, et al. Does radiosurgery have a role in the management of oligodendrogliomas? *J Neurosurg*. 2009;110(3):564–571.

30. Sarkar A, Pollock BE, Brown PD, et al. Evaluation of gamma knife radiosurgery in the treatment of oligodendrogliomas and mixed oligodendroastrocytomas. *J Neurosurg*. 2002;97(5 suppl):653–656.

31. Yen CP, Sheehan J, Patterson G, et al. Gamma knife surgery for neurocytoma. *J Neurosurg*. 2007;107(1):7–12.

32. Kim CY, Paek SH, Jeong SS, et al. Gamma knife radiosurgery for central neurocytoma: primary and secondary treatment. *Cancer*. 2007;110(10):2276–2284.

33. Hassoun J, Gambarelli D, Grisoli F, et al. Central neurocytoma. An electron-microscopic study of two cases. *Acta Neuropathol*. 1982;56(2):151–156.

34. Kim DG, Paek SH, Kim IH, et al. Central neurocytoma: the role of radiation therapy and long term outcome. *Cancer*. 1997;79(10):1995–2002.

35. Schild SE, Scheithauer BW, Haddock MG, et al. Central neurocytomas. *Cancer*. 1997;79(4):790–795.

36. Hassoun J, Soylemezoglu F, Gambarelli D, et al. Central neurocytoma: a synopsis of clinical and histological features. *Brain Pathol*. 1993;3(3):297–306.

37. Anderson RC, Elder JB, Parsa AT, et al. Radiosurgery for the treatment of recurrent central neurocytomas. *Neurosurgery*, 2001;48(6):1231–1237; discussion 1237–1238.

38. Genc A, Bozkurt SU, Karabagli P, et al. Gamma knife radiosurgery for cranial neurocytomas. *J Neurooncol*. 2011.

39. Bertalanffy A, Roessler K, Dietrich W, et al. Gamma knife radiosurgery of recurrent central neurocytomas: a preliminary report. *J Neurol Neurosurg Psychiatry.* 2001;70(4):489–493.

40. Cobery ST, Noren G, Friehs GM, et al. Gamma knife surgery for treatment of central neurocytomas. Report of four cases. *J Neurosurg.* 2001;94(2):327–330.

41. Tyler-Kabara E, Kondziolka D, Flickinger JC, et al. Stereotactic radiosurgery for residual neurocytoma. Report of four cases. *J Neurosurg.* 2001;95(5):879–882.

42. Sayer FT, Nguyen J, Starke RM, et al. Gamma knife radiosurgery for intracranial hemangioblastomas--outcome at 3 years. *World Neurosurg.* 2011;75(1):99–105; discussion 145–108.

43. Kano H, Niranjan A, Mongia S, et al. The role of stereotactic radiosurgery for intracranial hemangioblastomas. *Neurosurgery.* 2008;63(3):443–450; discussion 450–441.

44. Jawahar A, Kondziolka D, Garces YI, et al. Stereotactic radiosurgery for hemangioblastomas of the brain. *Acta Neurochir (Wien).* 2000;142(6):641–644; discussion 644–645.

45. Linehan WM, Lerman MI, Zbar B. Identification of the von Hippel-Lindau (VHL) gene. Its role in renal cancer. *JAMA.* 1995;273(7):564–570.

46. Neumann HP, Berger DP, Sigmund G, et al. Pheochromocytomas, multiple endocrine neoplasia type 2, and von Hippel-Lindau disease. *N Engl J Med.* 1993;329(21):1531–1538.

47. Jagannathan J, Lonser RR, Smith R, et al. Surgical management of cerebellar hemangioblastomas in patients with von Hippel-Lindau disease. *J Neurosurg.* 2008;108(2):210–222.

48. Jeffreys R. Clinical and surgical aspects of posterior fossa haemangioblastomata. *J Neurol Neurosurg Psychiatry.* 1975;38(2):105–111.

49. Moss JM, Choi CY, Adler JR Jr, et al. Stereotactic radiosurgical treatment of cranial and spinal hemangioblastomas. *Neurosurgery.* 2009;65(1):79–85; discussion 85.

50. Wang EM, Pan L, Wang BJ, et al. The long-term results of gamma knife radiosurgery for hemangioblastomas of the brain. *J Neurosurg.* 2005;(102 suppl):225–229.

51. Kanno H, Kondo K, Ito S, et al. Somatic mutations of the von Hippel-Lindau tumor suppressor gene in sporadic central nervous system hemangioblastomas. *Cancer Res.* 1994;54(18):4845–4847.

52. Matsunaga S, Shuto T, Inomori S, et al. Gamma knife radiosurgery for intracranial haemangioblastomas. *Acta Neurochir (Wien).* 2007;149(10):1007–1013; discussion 1013.

53. Patrice SJ, Sneed PK, Flickinger JC, et al. Radiosurgery for hemangioblastoma: results of a multiinstitutional experience. *Int J Radiat Oncol Biol Phys.* 1996;35(3):493–499.

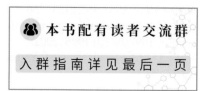

本书配有读者交流群

入群指南详见最后一页

B. 脑转移瘤的放射外科治疗

Lawrence R. Kleinberg

脑转移瘤是肿瘤治疗过程中的常见问题,在美国每年约有 170 000 例患者发生脑转移,可能影响 1/4 的实体肿瘤成人患者[1,2]。这可能是系统性治疗提高临床价值面临的一个难题,药物通常不能透过血脑屏障,但可能会改善其他部位的疾病控制,从而改善生存、脑肿瘤控制和生活质量,这显得尤为重要。

事实上,脑转移瘤的积极治疗,通常采取立体定向放射外科治疗,20 世纪 80 年代末到 90 年代的随机研究显示,确实可以改善某些患者的生活质量和生存时间[3,4]。全脑放射治疗的剂量递增证实没有获益。但外科和放射外科对寡转移病灶实行个体化治疗,确实可以改善疗效。一些研究中,手术切除或放射外科控制肉眼可见的病灶,联合全脑放射治疗(WBRT)颅内其他部位不可见的小病灶。因为很多患者比较关注WBRT 的短期和长期毒性反应,所以对于某些患者避免 WBRT 的探索越来越多。

现在有来自随机研究[6-8]强有力的证据证明,1~4 个脑转移灶的患者省略 WBRT不会影响生存结果,有些单臂研究显示,这也适合一些有更多病灶的患者。事实上生存结果没有区别,因为最后的死因往往是全身进展且缺乏脑转移的干预,患者可以平衡 WBRT 的毒性和风险与减少新病灶发生及以后需要治疗的风险而做出合适的选择。有关影响医生和患者做决定的最有意义的数据总结如下。

脑转移瘤的全脑放射治疗:适合所有患者的历史标准

多年来,WBRT 是脑转移瘤治疗的标准手段,也是唯一的选择[1,2],而且由于各种重要原因现在仍应用于一些患者:医生和患者的偏好、大体积转移灶以及转移灶个数太多。开始治疗的速度很关键,系统治疗的程度及一般状态差使患者不可能从这种资源密集的干预治疗中获得足够的疗效。虽然新病灶出现的风险高,但是避免全脑放射治疗的理由如下。

肿瘤放射治疗协作组(RTOG)临床研究中对大量患者 WBRT 后生存结果进行了分析 [9,10]。这些研究及后续的一些研究显示, 与 30 Gy/10 f 的标准治疗相比,增加WBRT 剂量或超分割治疗并不能缓解症状或改善生存时间[5]。基于临床研究中入组的

1 200例患者,采用递归分区分析(RPA)区分临床有用的预后分组。I组的患者年龄小于65岁,一般状态评分在70分以上,原发肿瘤受到控制,脑转移部位明确,中位生存时间为7.3个月;Ⅲ组的患者一般状态评分小于70分,中位生存时间为2.3个月;而Ⅱ组包括其他患者,中位生存时间为4.2个月。然而近期的研究包括WBRT联合放射治疗增敏药物,与早期的研究相比不能明确评估疗效是否改善,中位生存时间为4~6个月[11,12],最近RTOG 0614研究报道的是7.7个月。重要的是要认识到改善脑转移的控制可能会因为出现全身播散而使生存改善很有限[13]。

WBRT的毒性可能是这些患者群主要关注的问题,在不久的将来,生活质量最优化对所有患者都很重要,长期生存的患者避免晚期神经认知毒性也非常重要。中期分析显示,行WBRT需要2~3周,可能导致系统治疗中断3~6周,这个问题很重要。短期毒性反应通常不严重,但是可能明显影响大多数患者的生活质量,可持续长达数月,包括疲劳、不适、脱发、听力下降、皮肤反应、头痛和脑水肿,伴有神经功能缺陷需要激素治疗。这些毒副作用即使是暂时的,也会干扰患者的"正常"生活,并持续影响有限的生存时间。

最近由RTOG报道的一项随机研究[14],结果显示了WBRT对神经认知功能的影响,这项持续了一年的随机研究包括非小细胞肺癌进行预防性WBRT后神经功能的情况。结果显示,与已知脑转移放射治疗的经典剂量30 Gy/15 f相比,预防性照射剂量要低,不包括已存在与肿瘤相关的脑损伤。细微的精神状态监测可以检测到半球功能明显减退,通常在放射治疗结束后3个月内发生明显的功能恶化,这种变化不会持续超过6个月,大概是因为长期随访中亚急性毒副作用恢复。然而更敏感的霍普金斯语言学习测试显示,即时和延迟记忆能力在3个月和1年均下降的患者占很大比例。

脑转移瘤积极治疗的获益:全脑放射治疗的同时局部强化治疗

Patchell发起的一项随机研究是单个脑转移治疗上里程碑式的一大进步[15],首次证实了脑转移灶的治疗是可以提高生存的。这项研究于1988年完成,证实了手术切除加上标准的WBRT,确实改善了生存和功能。结果如表4B.1所示。

后续的RTOG研究[3]证实,放射外科加上WBRT同样改善了单个脑转移患者的生存,改善了2~3个病灶的患者的生活质量。如果其余病灶都在3 cm以下,单个病灶直径可达4 cm。对于单个转移灶的患者,中位生存时间从4.9个月提高至6.5个月(P=0.04)。对于2~3个转移灶的患者,虽然放射外科的加入没有生存获益,但是治疗后6个

表 4B.1　手术切除的优势

	单纯 RT	RT/手术
生存	15 周	40 周
局部复发	52%	20%
功能独立性	8 周	38 周
其他部位脑内复发	13%	20%

引自：Patchell RA, Tibbs PA, Walsh JW, et al. A randomized trial of surgery in the treatment of single metastasis to the brain. *N Engl J Med.* 1990;322(8):494–500.

月一般状态稳定或改善的患者比例从 27% 提高到了 43%（*P*=0.03）。

随机研究没有探索出更多转移个数的情况。基于这些结果,虽然我们相信对于 1~3 个转移灶既往做过 WBRT 的患者考虑放射外科治疗是合适的,但是对于更多病灶且既往做过 WBRT 的患者最适合的是观察或仅对病灶治疗,可能会延迟疾病进展。然而目前还没有随机研究将外科治疗和放射外科治疗在脑转移治疗上进行对比。

无全脑放射治疗的局部治疗：降低很多患者的毒副作用并能取得疗效

由于之前提到过 WBRT 的毒副作用，大家在针对寡转移患者的治疗选择中避免使用 WBRT 的关注度越来越高。全脑放射治疗需要比较长的时间,可能会延迟所需要的系统治疗。对多至 4 个转移灶行单纯放射外科治疗的有效性已在随机研究中得到证实，其显示出与行 WBRT 相似的生存期，但以后出现需要治疗的新转移灶的概率更高。然而有单中心报道,超过 10 个转移灶时单纯放射外科治疗而不加 WBRT,并没有明显缩短生存期。

早期研究显示,通过放射外科治疗可以很好地控制个别的转移灶,并提示这是手术切除外的比较合适的选择(图 4B.1)。例如,2002 年 Gerosa 的一系列报道[16,17]证实,采用放射外科治疗,病灶的 1 年实际控制率为 93%,同时其生存率与放射治疗相似。需要注意的是,放射外科治疗通常仅限于小于 3 cm 的病灶(有时可达 4 cm),而外科可治疗更大的转移灶。尽管如此，这项研究和其他相似的研究为单纯放射外科治疗而不加 WBRT 的进一步探索提供了动力。来自加州大学旧金山分校(UCSF)的早期数据也显示了这种治疗方法的有效性[17]。

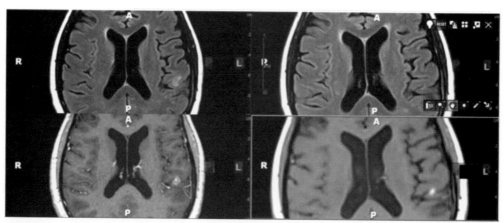

图 4B.1 63 岁女性患者乳腺癌脑转移(左),立体定向放射外科 3 个月后(右),病灶边缘剂量为 18Gy。(见彩插)

有 3 项重要的随机研究[6-8]报道了单纯放射外科治疗对比放射外科治疗联合WBRT 的疗效,这 3 项报道分别来自美国、欧盟和日本。这些研究证实 WBRT 的加入不能改善生存期,其研究的重要特点总结见表 4B.2。这些研究显示,不加 WBRT 出现远处脑内失败的概率更高,即使如此,加入 WBRT 也不能改善生存期。相反,Change 在 *M.D Anderson* 报道的一篇单中心研究显示,单纯放射外科治疗有生存获益,虽然其主要研究终点不是生存而是神经认知状况。但这项研究因为神经认知明显获益而提前终止。

在这 3 项随机研究中,不加 WBRT 时远处脑内失败的发生率更高,但这是潜在的且可预防的。单纯放射外科治疗的发生率为 48%~64%[6,8],当出现复发时需要治疗。在患者选择治疗方法时这种潜在的需求应告知患者。需要注意的是,全脑放射治疗在预防脑内其他部位复发方面只起到部分作用, 在这些研究中复发率降低到 33%~41%之间[6,8]。因此,一个患者不加 WBRT 可能会出现脑内复发从而影响生存期,也可能出现

表 4B.2　脑转移切除术后放疗

	单纯手术	手术/RT(50、40Gy)
生存	43 周	48 周
脑内复发	70%	18%
原发部位	46%	10%
其他部位	37%	14%
神经功能缺失	44%	14%

引自:Patchell RA, Tibbs PA, Regine WF, et al. Postoperative radiotherapy in the treatment of single metastasis to the brain: a randomized trial. *JAMA*. 1998;280(17): 1485–1489.

挽救性治疗失败,但没有被首次系统性治疗所压垮。因此,我们相信任何一种治疗选择都是合适的。不管是否使用 WBRT,对新病灶进行随访监测是很重要的,因为新病灶有可能有伴随症状[18]。总之,需要向患者解释不加 WBRT 有潜在益处,但同时需要承担的是后续治疗需求的风险高很多。

脑转移瘤手术切除后做瘤床的放射外科治疗无需做全脑放射治疗

Patchell 开展的一项研究显示,手术切除加全脑治疗对单个脑转移瘤是有获益的,随后一项研究将单纯手术和手术加或不加 WBRT 进行对比[15]。结果见表 4B.3,显示生存结果相似但瘤床局部复发率高。由于局部复发率高于远处转移发生率,即使没有生存获益,术后 WBRT 仍是被普遍接受的标准治疗。

表 4B.3　对比放射外科加或不加 WBRT 的随机研究

研究	患者	生存期	远处脑内控制
JROSG99-1[20] Aoyama JAMA 295,2006, 2483	122 例患者 1~4 个转移灶 最大径 3 cm KPS>70	8 个月:7.5 个月	1 年远处脑内失败 64% (SRS):41%(WBRT) 神经功能缺陷 19% (SRS):21%(WBRT)
EORTC[19] 22952-2601 JCO 29, 2010, 134	185 例患者 1~3 个转移灶 单个病灶径最大 35 mm 多个病灶径最大 25 mm PS 评分 0~2 化疗因全脑放射治疗而中 断	10.9 个月 全脑放疗无预后分析	远处脑内失败 33%:48%
Chang//MDAH Lancet Oncol 10, 2009	58 例患者 1~3 个转移灶 最大径 4 cm KPS>70	1 年生存 63%(SRS) 21%(WBRT) 由于无 WBRT 的认 知功能更好,研究 提前关闭	1 年出现脑内进展 73% (SRS):27%(WBRT)

最近欧洲癌症治疗研究组织(EORTC)[19]报道的一项随机研究总结了 1996—2007 年的病例,证实了加入 WBRT 没有生存获益(中位生存期为 10.9 个月),但是局部控制率有所改善。在这项研究中,单纯术后瘤床 2 年的失败率为 59%,加入传统放射治

疗使其下降到 27%,而远处脑内失败从 42% 下降至 23%。

由于没有生存获益,不管是手术切除后加上全脑放射治疗以减少复发风险,还是不加 WBRT 以避免出现之前描述的毒副作用都是合适的。比较合适的治疗选择是对瘤床进行立体定向放射治疗,其是复发风险最高的部位。虽然没有随机研究评估,但大量报道表明,对于需要治疗的最高危区域采用一种放射治疗方式就可以很好地控制病灶,且不会出现全脑治疗的毒副作用。一些单中心研究[21-25]显示,术后立体定向放射治疗的瘤床复发率为 0~20%。

放射外科治疗和手术,哪个更适合局部治疗?

虽然这两种方法都能获益,但没有随机研究对比过手术和放射外科治疗的疗效,任何不严谨的比较结果都是不确切的,因为这两种治疗的选择标准可能相差很大。实际上,放射外科治疗和开颅手术可能适合不同的人群。手术最适合那些手术方案安全,病灶较大,使用放射外科剂量受限,病灶个数为 1~2 个,对于有症状的病灶切除可以马上缓解正常脑组织的颅高压症状,以及明确为转移癌的。放射外科治疗更适合 2~3 cm 以下的病灶,因为放射治疗剂量随着肿瘤体积增加而受到安全问题的限制。对于即使需要使用激素的无症状病灶,由于无法确定手术病灶位置或个数,有内科基础疾病风险或广泛转移的患者降低了手术的可行性。重要的是应考虑即使做了手术,为了达到局部控制一般仍需要放射治疗。

如果发现更多的脑转移灶,全脑放射治疗可避免吗?

虽然放射外科治疗不加 WBRT 对于 3~4 个病灶局部治疗的有效性已在随机研究中得到了证实,但这种治疗方法对于更多转移灶还没有明确。潜在的优势是降低毒性和减少治疗时间。这种治疗可能更适合那些一般状态较好和没有明显并发症的患者。

多项单中心研究报道过其疗效[26-31]。生存方面与 WBRT 效果相似,因此,可能避免毒副作用,可以尽快开始系统性治疗。尽管随着转移灶的数目增多,生存质量似乎更差,但这也是使用 WBRT 的情况,而不应该假设 WBRT 会有效改善治疗效果。

来自 UCSF 的数据显示,脑转移瘤放射外科治疗后,在病灶数目 16 个以下时患者的生存期都是类似的[32]。来自迈阿密神经科学中心的 Amendola 报道,一组患者的病灶超过 10 个,中位生存期为 4.1 个月,但是卡氏评分高于 70 分或肿瘤总体积小于 30 cm³ 的患者生存更好[31]。来自约翰·霍普金斯和迈阿密神经科学中心的联合数据显示,这种治疗方案适合 4 个及以上病灶的患者,同时观察到一般状态差的病例预后较差。此外,我们发现只有一小部分患者是因脑转移死亡的。

其他单中心研究也支持这个观点,尽管多发脑转移的普遍生存率较低,但包括超过 10 个病灶时也表明其生存期与 WBRT 没有明显差别。然而多个脑转移灶的患者联合使用 WBRT 是否能改善治疗效果仍不清楚,因为转移灶的数目与预后差有关[9]。

因此,为了避免 WBRT 的毒副作用,在有多个脑转移瘤的病例中可以采用放射外科治疗,这可使系统治疗所受影响最小化,还有之前做过 WBRT 的也可以采用放射外科治疗,但要仔细考虑最终进展及未治疗区域的新病灶。在这种情况下,采用何种治疗都是合适的, 需与患者详细讨论采用某种治疗方法后需要进行再次治疗的高概率性,尤其是存在多发脑转移时。理想的治疗对象是尽管病灶多发,但体积小,且一般状态好的患者。增强扫描和(或)薄层容积 MRI 扫描用于治疗计划可使已存在的转移达到最优检测,同期治疗可减少近期更多治疗的需求。我们发现这是一个很好的选择,即使有大量的小病灶,大部分患者的毒副作用还是有限的。

放射外科治疗的剂量选择

这些随机研究中应用的剂量可以指导常规实践中病灶边缘的处方剂量的选择。目前仍没有严格的数据指导最佳的放射治疗剂量来平衡患者的控制率及危险性。RTOG90-05 研究[33]确定了脑放射治疗后放射外科的最大耐受剂量,对于肿瘤最大直径小于或等于 20 mm、21~30 mm 及 31~40 mm 时剂量分别为 24、18、15 Gy。我们不建议在没有令人信服的理由的情况下超过这个剂量,即使做单纯放射外科治疗,因为这有助于保证将来需要时 WBRT 的安全进行。另外,在疾病不可治愈时,当标准剂量有效时增加脑部损伤的风险似乎不合理。

MDAH[34]采用的是 RTOG 90-05 之前所描述的剂量,不管患者是否接受 WBRT。在 JROSG 的研究中[20],转移灶的最大径在 2 cm 内的治疗剂量为 22~25 Gy,2~3 cm 的治疗剂量为 18~20 Gy。

当放射外科治疗联合全脑放射治疗时,剂量可减少 30%。在 EORTC 的研究[8]中,边缘剂量 20 Gy 适用于最大直径为 35 mm 的单个转移灶;最大径为 25 mm 的多个转移灶,即使加上 WBRT 也是如此。也可以降低个别病灶的剂量,尤其是在治疗多个转移灶可能增加明显毒性的累积风险时。

手术切除后术腔治疗的特殊病例中,一般采用较低剂量,目前只针对亚临床病灶给予 16~18 Gy 的剂量,3~5 次的大分割方案严格的指南太少, 可能对直径 3 cm 以上的大病灶更安全。选择方案包括 21~24 Gy/3 f 和 25 Gy/5 f。靶区外增加 1~2 mm 边缘的有效性及安全性是有争议的，但对于术后几周内完成的亚临床残留病灶的治疗可能是合适的。

结论

尽管一般情况差的患者因为全身转移预期生存期较短，且这种潜在的影响也低，但对脑转移的积极治疗可改善生存期和生活质量。单纯放射外科治疗不加 WBRT 可能适合于很多患者，且毒性也低，虽然后期出现需要治疗的新病灶的可能性大，但是可以避免 WBRT 带来的影响生活质量的毒副作用。随机研究已确认单纯放射外科治疗可以用于 4 个以内的转移灶，有大量证据证实也适合多发病灶的患者。当诊断不清楚时，单个转移灶应考虑手术切除，以及那些较大的不适合放射外科治疗的病灶也应考虑手术切除。因为术床出现局部复发的情况很常见，通过治疗可大幅度降低，因此术后应考虑行 WBRT 或瘤床立体定向放射治疗。

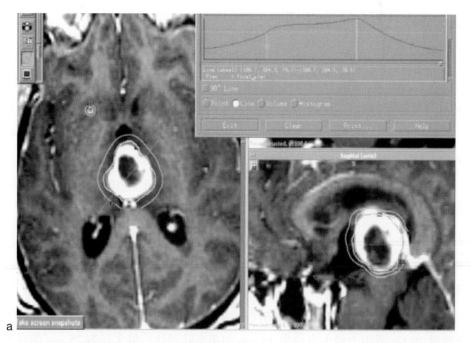

图 4B.2　34 岁女性黑色素瘤患者，全脑放疗 6 个月后发现 5 个新病灶，包括 1 个脑室内肿物（**a**）和 4 个亚厘米级病灶，这些都采用立体定向放射外科治疗，边缘处方剂量为 18 Gy，4 个月随访时图像如图 **b**。8 个月后出现全身进展，但脑内病灶得到控制且没有神经功能缺陷。（见彩插）

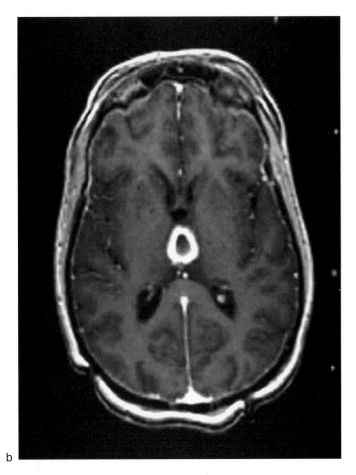

b

图 4B.2　（续）

参考文献

1. Tsao MN, Khuntia D, Mehta MP. Brain metastases: what's new with an old problem? *Curr Opin Support Palliat Care*. 2012;6(1):85–90.

2. Platta CS, Khuntia D, Mehta MP, Suh JH. Current treatment strategies for brain metastasis and complications from therapeutic techniques: a review of current literature. *Am J Clin Oncol*. 2010;33(4):398–407.

3. Andrews DW, Scott CB, Sperduto PW, et al. Whole brain radiation therapy with or without stereotactic radiosurgery boost for patients with one to three brain metastases: phase III results of the RTOG 9508 randomised trial. *Lancet*. 2004;363(9422):1665–1672.

4. Patchell RA, Tibbs PA, Walsh JW, et al. A randomized trial of surgery in the treatment of single metastasis to the brain. *N Engl J Med*. 1990;322(8):494–500.

5. Murray KJ, Scott C, Greenberg HM, et al. A randomized phase III study of accelerated hyperfractionation versus standard in patients with unresected brain metastases: a report of the radiation therapy oncology group (RTOG) 9104. *Int J Radiat Oncol Biol Phys*. 1997;39(3):571–574.

6. Aoyama H, Shirato H, Tago M, et al. Stereotactic radiosurgery plus whole-brain radiation therapy vs stereotactic radiosurgery alone for treatment of brain metastases: a randomized controlled trial. *JAMA*. 2006;295(21):2483–2491.

7. Chang EL, Wefel JS, Hess KR, et al. Neurocognition in patients with brain metastases treated with radiosurgery or radiosurgery plus whole-brain irradiation: a randomised controlled trial. *Lancet Oncol*. 2009;10(11):1037–1044.

8. Kocher M, Soffietti R, Abacioglu U, et al. Adjuvant whole-brain radiotherapy versus observation after radiosurgery or surgical resection of one to three cerebral metastases: results of the EORTC 22952–26001 study. *J Clin Oncol*. 2011;29(2):134–141.

9. Sperduto PW, Kased N, Roberge D, et al. Summary report on the graded prognostic assessment: an accurate and facile diagnosis-specific tool to estimate survival for patients with brain metastases. *J Clin Oncol*. 2012;30(4):419–425.

10. Gaspar L, Scott C, Rotman M, et al. Recursive partitioning analysis (RPA) of prognostic factors in three radiation therapy oncology group (RTOG) brain metastases trials. *Int J Radiat Oncol Biol Phys*. 1997;37(4):745–751.

11. Mehta MP, Shapiro WR, Phan SC, et al. Motexafin gadolinium combined with prompt whole brain radiotherapy prolongs time to neurologic progression in non-small-cell lung cancer patients with brain metastases: results of a phase III trial. *Int J Radiat Oncol Biol Phys*. 2009;73(4):1069–1076.

12. Suh JH, Stea B, Nabid A, et al. Phase III study of efaproxiral as an adjunct to whole-brain radiation therapy for brain metastases. *J Clin Oncol*. 2006;24(1):106–114.

13. Kleinberg LR, Batra S, Wolfe A. Survival and brain metastases related mortality: a multicenter review of treatment with gamma knife. Presented at the American Radium Society 94th Annual Meeting, April 28, 2012; Las Vegas, NV.

14. Sun A, Bae K, Gore EM, et al. Phase III trial of prophylactic cranial irradiation compared with observation in patients with locally advanced non-small-cell lung cancer: neurocognitive and quality-of-life analysis. *J Clin Oncol*. 2011;29(3):279–286.

15. Patchell RA, Tibbs PA, Regine WF, et al. Postoperative radiotherapy in the treatment of single metastasis to the brain: a randomized trial. *JAMA*. 1998;280(17):1485–1489.

16. Gerosa M, Nicolato A, Foroni R, et al. Gamma knife radiosurgery for brain metastases: a primary therapeutic option. *J Neurosurg*. 2002;97(5 suppl):515–524.

17. Sneed PK, Lamborn KR, Forstner JM, et al. Radiosurgery for brain metastases: is whole brain radiotherapy necessary? *Int J Radiat Oncol Biol Phys*. 1999;43(3):549–558.

18. Regine WF, Huhn JL, Patchell RA, et al. Risk of symptomatic brain tumor recurrence and neurologic deficit after radiosurgery alone in patients with newly diagnosed brain metastases: results and implications. *Int J Radiat Oncol Biol Phys*. 2002;52(2):333–338.

19. Kocher M, Soffietti R, Abacioglu U, et al. Adjuvant whole-brain radiotherapy versus observation after radiosurgery or surgical resection of one to three cerebral metastases: results of the EORTC 22952–26001 study. *J Clin Oncol*. 2011;29(2):134–141.

20. Aoyama H, Shirato H, Tago M, et al. Stereotactic radiosurgery plus whole-brain radiation therapy vs stereotactic radiosurgery alone for treatment of brain metastases: a randomized controlled trial. *JAMA*. 2006;295(21):2483–2491.

21. Jensen CA, Chan MD, McCoy TP, et al. Cavity-directed radiosurgery as adjuvant therapy after resection of a brain metastasis. *J Neurosurg*. 2011;114(6):1585–1591.

22. Hwang SW, Abozed MM, Hale A, et al. Adjuvant gamma knife radiosurgery fol-

lowing surgical resection of brain metastases: a 9-year retrospective cohort study. *J Neurooncol*. 2010;98(1):77–82.

23. Karlovits BJ, Quigley MR, Karlovits SM, et al. Stereotactic radiosurgery boost to the resection bed for oligometastatic brain disease: challenging the tradition of adjuvant whole-brain radiotherapy. *Neurosurg Focus*. 2009;27(6):E7.

24. Soltys SG, Adler JR, Lipani JD, et al. Stereotactic radiosurgery of the postoperative resection cavity for brain metastases. *Int J Radiat Oncol Biol Phys*. 2008; 70(1):187–193.

25. Mathieu D, Kondziolka D, Flickinger JC, et al. Tumor bed radiosurgery after resection of cerebral metastases. *Neurosurgery*. 2008;62(4):817–823; discussion 823–4.

26. Chang WS, Kim HY, Chang JW, Park YG, Chang JH. Analysis of radiosurgical results in patients with brain metastases according to the number of brain lesions: is stereotactic radiosurgery effective for multiple brain metastases? *J Neurosurg*. 2010;(113 suppl):73–78.

27. DiLuna ML, King JT, Jr, Knisely JP, Chiang VL. Prognostic factors for survival after stereotactic radiosurgery vary with the number of cerebral metastases. *Cancer*. 2007;109(1):135–145.

28. Grandhi R, Kondziolka D, Panczykowski D, et al. Stereotactic radiosurgery using the leksell gamma knife perfexion unit in the management of patients with 10 or more brain metastases. *J Neurosurg*. 2012;117(2):237–245.

29. Grandhi R, Kondziolka D, Panczykowski D, et al. Stereotactic radiosurgery using the leksell gamma knife perfexion unit in the management of patients with 10 or more brain metastases. *J Neurosurg*. 2012;117(2):237–245.

30. Hunter GK, Suh JH, Reuther AM, et al. Treatment of five or more brain metastases with stereotactic radiosurgery. *Int J Radiat Oncol Biol Phys*. 2012;83(5):1394–1398.

31. Amendola BE, Wolf A, Coy S, Amendola MA. Radiosurgery as palliation for brain metastases: A retrospective review of 72 patients harboring multiple lesions at presentation. *J Neurosurg*. 2002;97(5 suppl):511–514.

32. Yan ES, Sneed PK, McDermott MW. Number of brain metastases is not an important prognostic factor for survival following radiosurgery for newly diagnosed nonmelanoma brain metastases. *Int J Radiat Oncol Biol Phys*. 2003;57:S131.

33. Shaw E, Scott C, Souhami L, et al. Single dose radiosurgical treatment of recurrent previously irradiated primary brain tumors and brain metastases: final report of RTOG protocol 90–05. *Int J Radiat Oncol Biol Phys*. 2000;47(2):291–298.

34. Chang EL, Wefel JS, Hess KR, et al. Neurocognition in patients with brain metastases treated with radiosurgery or radiosurgery plus whole-brain irradiation: a randomised controlled trial. *Lancet Oncol*. 2009;10(11):1037–1044.

& 本书配有读者交流群

入群指南详见最后一页

译者注： 文献 6 与 20 重复，各对应内文不同内容，不会引起读者阅读障碍，故在中文版中不做其他处理。

第 5 章

颅底肿瘤

A. 颅底脑膜瘤的放射外科治疗

Mario Moreno, Timothy Bui, Gordon Li

总则和概述

脑膜瘤通常为缓慢生长的良性中枢神经系统肿瘤,占原发性脑肿瘤的 15%~20%,年发病率为 2.6/100 000[1,2]。脑膜瘤起源于蛛网膜颗粒细胞,其位于脑和脊髓表面的脑膜中[3]。它们通常附着在大脑和脊髓的硬膜上,可以给患者带来各种症状[4]。

世界卫生组织(WHO)将脑膜瘤分为 1 级(良性)、2 级(非典型)和 3 级(间变性),分别占脑膜瘤的 80%、5%~20% 和 1%~2%[5,6]。在大型临床系列试验中,脑膜瘤的预后和分级之间存在很大的相关性,1 级肿瘤患者的 10 年无进展生存率超过80%。2 级脑膜瘤患者,10 年无进展生存率只有 40%~60%。间变性脑膜瘤的中位无复发时间为 2 年[7]。

脑膜瘤发生于颅内各种不同的部位,其分布如下:蝶骨嵴(16%)、凸面(14%)、桥小脑角(13%)、鞍旁(12%)、矢状窦旁(11%)、后颅窝(8%)、嗅沟(8%)、大脑镰(7%)、枕骨大孔(3%)、眼眶(3%)和其他(6%)[8]。

颅底脑膜瘤是脑膜瘤的一个子集,是神经外科面临的最大挑战之一。颅底脑膜瘤包括位于小脑幕、枕骨大孔、岩骨、斜坡、蝶骨嵴、鞍上、鼻旁、嗅区和视神经鞘区域的肿瘤。

由于肿瘤和周围关键结构难以分离,颅底脑膜瘤的全切除术充满了风险。使用根治性放射外科消融术、次全切除术后行放射外科治疗或放射外科治疗复发性疾病作为手术的替代方法通常是安全的, 并且在这种难治性疾病的治疗范例中已变得越来越普遍。

评估和诊断

　　脑膜瘤通常是生长缓慢的肿瘤,常常偶然在影像上发现。如果患者有症状,可能会出现头痛、癫痫发作、精神状态改变或局灶性症状,这些症状因肿瘤的位置和大小而异。在 MRI 上,脑膜瘤在 T1 加权像为低信号,T2 加权像为高信号,钆剂增强成像上呈均匀对比增强。与脑膜瘤一起存在的其他征象包括增强的硬脑膜尾部,脑脊液/血管裂隙和附近骨的骨质增生。10%~15%的脑膜瘤表现出可模拟的原发性胶质瘤转移的非典型的 MRI 表现[9]。

治疗概述

　　脑膜瘤的治疗与肿瘤的范围和部位有关。如果病变无症状且不增长,常用的治疗是密切随访,定期复查影像。对有症状或逐渐增大的可切除脑膜瘤的患者,通常选择手术治疗。放射治疗也被广泛应用,特别是对于手术难度较大的患者,在次全切除的情况下进行辅助治疗,对于不可切除的肿瘤进行根治性治疗,或对高级别和复发性肿瘤进行辅助治疗。目前正在进行对不同治疗方案的临床研究,脑膜瘤的化学治疗尚未被证明是一种有效的治疗选择[10]。

　　研究表明,用常规外照射治疗次全切除的脑膜瘤的局部控制率可以达到与全切除术一样的疗效[11]。这些结果为放射治疗技术的评估提供了重要依据,特别是立体定向放射外科(SRS)的应用。

　　SRS 治疗越来越多地被用作脑膜瘤放射治疗的替代方案。SRS 治疗包括常规的直线加速器、伽马刀(GKS)或射波刀治疗,通常用于治疗复发、部分切除、手术无法切除的肿瘤或被认为手术难度大的患者。放射外科技术在治疗脑膜瘤时与传统的外照射相比在理论上具有优势,因为这些肿瘤呈缓慢增长的趋势,较大分割照射可以使这些肿瘤获得治疗增益[2,12,13]。此外,缩短放射治疗时间改善了患者在治疗过程中的生活质量。

　　颅底脑膜瘤通常难以手术切除,其位置提示如果完全切除可能有各种潜在风险,包括脑神经功能障碍和脑脊液漏。由于这个位置的手术风险增加,放射外科治疗常常被用作这些患者治疗方案的一部分。

颅底脑膜瘤的治疗

　　自 1990 年以来,SRS 被广泛用于颅底脑膜瘤的治疗。SRS 是分 1~5 次放射治疗的技术,其定义是高空间精度和指定靶病灶周边的辐射剂量快速下降。由于该技术最初是在 20 世纪 50 年代提出的,其治疗程序也随着仪器设备、计算机和成像方面的技术的改进而不断进展。在匹兹堡大学进行的一项 972 例患者的大型临床研究证实,使用肿瘤边缘的中位剂量为 13 Gy 的伽马刀治疗颅底脑膜瘤患者的 5 年控制率为 93%,10 年和 15 年的控制率为 87%[14]。Minniti 等人分析了 18 项临床研究,包含了用伽马刀治疗的 2919 例颅底脑膜瘤患者,其 5 年的精确控制率为 91%,其中 7 项研究包含 1 626 例颅底脑膜瘤患者显示 10 年的精确控制率为 87.6%[15]。为了降低治疗剂量以尽量减少治疗的毒副作用,但同时保持疗效,目前 12 Gy 和 18 Gy 的剂量已被用于治疗颅底脑膜瘤。

Starke 等人在 1989—2006 年期间在弗吉尼亚大学汇编了 255 例患有颅底脑膜瘤患者的数据库[16]。其中 109 例患者仅接受放射外科治疗,其余 146 例患者在接受切除术后进行伽马刀治疗。平均随访 6.5 年(2~18 年)后,86% 的患者无变化或肿瘤体积缩小,90% 的患者神经症状无变化或改善。该综述确认,在颅底脑膜瘤患者中使用伽马刀可以起到有效控制肿瘤和保护神经功能的作用。

射波刀提供了另一种放射外科治疗的手段,其无框架系统使用的图像引导基于患者的骨骼解剖结构。在射波刀的治疗中,照射是从一台安装在机器人操纵器上的 6MV 直线加速器传递来的。该系统能够聚焦超过 1 200 个方向的光束,从而实现优化剂量输送。射波刀图像引导具有高度的准确性,不需要刚性固定,因为其在治疗过程中持续不断地实时获得 X 射线图像。收集图像用软件分析并由机器人装置进行微小的调整。无框图像引导系统提供了一种实施放射外科治疗的单次剂量照射或分割剂量照射的手段,这在治疗放射敏感结构附近的病灶时尤其重要。例如,在颅底脑膜瘤的治疗中,可以在减少对周围结构损害的同时实现更大的生物辐射剂量(图 5A.1)。最近一项临床研究入组接受射波刀治疗的 199 例颅底脑膜瘤患者,其中 63 例接受了分次放射外科治疗。随访显示 36 例患者的肿瘤缩小,148 例患者肿瘤稳定,7 例患者肿瘤进展[17]。在 Mahadevan 等人的一项研究中[18],16 例颅底脑膜瘤患者接受了 5 次的分次治疗方案,剂量为每次 5 Gy,共 25 Gy。治疗后的放射治疗评估显示,所有肿瘤均得到局部控制,并且脑神经功能没有出现缺损。

并发症

脑膜瘤的放射外科消融疗效良好,症状性并发症的发生率为 2.5%~14%[19-21]。随着技术和科学的进步,对正常解剖结构的照射剂量已经减少,放射外科治疗后的并发症风险降低[22-24]。自 1991 年以来接受治疗的患者毒性较低(5.3%:22.9%),主要是因为放射外

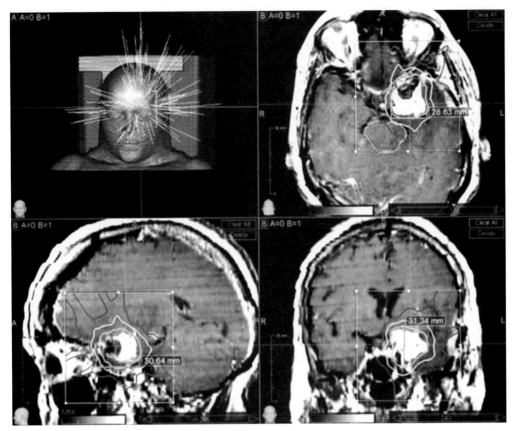

图 5A.1 残留的左侧蝶骨嵴内侧脑膜瘤的射波刀治疗方案。（见彩插）

科治疗处方剂量从 1987—1991 年间的中位边缘剂量 17Gy（10~20 Gy）逐渐降至 1991—2000 年间的 14 Gy（8.9~20 Gy）[25]。颅内神经损伤，特别是视神经病变，是所有颅底放射治疗（包括 SRS 治疗）可记载的并发症，其中一项研究报道用大剂量（10~15 Gy）治疗的患者发生视神经病变的发生率为 26.7%。Tishler 等人[26]研究了 62 例在海绵窦附近 10~40 Gy 的放射外科治疗剂量对 Ⅱ~Ⅵ组脑神经损伤的风险。中位随访 19 个月后，12 例患者在治疗后 3~41 个月出现脑神经损伤。Ⅲ~Ⅵ组脑神经损伤与剂量无关。但在 4 例视神经损伤的患者中，接受超过 8 Gy 出现视神经病变的风险与接受 8 Gy 以下的患者相比明显增加（24%:0）。单分次伽马刀治疗证实了这些风险。在斯坦福大学进行的一项研究，49 例患者（27 例脑膜瘤）使用多分次射波刀治疗距离眼附器 2 mm 范围内的肿瘤，结果显示 46 例患者在接受 2~5 次平均剂量为 20.3 Gy 的照射治疗后，视力保持不变或有所改善[27]。

　　1%~2% 的 SRS 治疗后的患者发生血管并发症。Stafford 等人[28]报道了用伽马刀治疗的 190 例脑膜瘤患者(77%为颅底肿瘤)。在颈动脉照射剂量超过 25 Gy 后的 35 个月和 60 个月,2 名患者(1%)出现症状性颈动脉狭窄。

直径大于 3.5 cm 的颅底脑膜瘤,经 SRS 治疗后可能出现的并发症足以阻止其在大多数情况下使用。在这种情况下,放射外科治疗的风险包括严重的脑神经功能缺损、放射性坏死或瘤周水肿,以及不常见的动脉狭窄和下丘脑功能障碍。这些肿瘤的常用处理策略是进行保守性显微手术切除,并对残留的较小肿瘤行放射外科消融。这种方法在许多老年或身体虚弱的患者中可能很复杂,因为他们经不起任何开放性手术。理论上多疗程的分次放射外科治疗可能有较高的生物有效剂量,同时可降低邻近结构出现并发症的风险。我们的机构目前正在研究这个假设。

在比较手术和放射治疗的方案时,对于任何辐射照射,出现继发性恶性肿瘤的风险是一个重要的考虑因素。尽管 SRS 治疗后有继发性并发症的病例报道[29],但一项大型回顾性研究表明其风险并没有增加[30]。

结论

SRS 是治疗颅底脑膜瘤的一种安全和有效的治疗方案。放射外科治疗提供了一种非侵入性的方法来治疗脑部病变,例如邻近关键组织结构的颅底脑膜瘤。其并发症发生率低,无论是短暂的还是永久性的,都在可接受的范围内,病灶的局部治疗也减少了危及器官的照射。通过降低照射剂量或多分次治疗可以减少放射性脑坏死和脑神经缺损的发生率。

参考文献

1. Wara WM, Bauman GS, Sneed PK, et al., Brain, brain stem, and cerebellum. In: Perez CA, Brady LW, eds. *Principles and Practice of Radiation Oncology*. 3rd ed. Philadelphia, PA: Lippincott-Raven; 1997:777–828.

2. Monte F, De. Current management of meningiomas. *Oncology*. 1995;9:83–96.

3. Cushing H. The meningiomas (dural endotheliomas). Their source and favoured seats of origin. *Brain*. 1922;45:282–316.

4. Rockhill J, Mrugala M, Chamberlain MC. Intracranial meningiomas: an overview of diagnosis and treatment. *Neurosurg Focus*. 2007;23(4):E1.

5. Simon M, Boström JP, Hartmann C. Molecular genetics of meningiomas: from basic research to potential clinical applications. *Neurosurgery*. 2007;60(5):787–98; discussion 787.

6. Louis DN, Ohgaki H, Wisteler OD, Cavenee WK. *WHO Classification of Tumours of the Central Nervous System*. Geneva, Switzerland: World Health Organization; 2007.

7. Rogers L, Mehta M. Role of radiation therapy in treating intracranial meningiomas. *Neurosurg Focus*. 2007;23(4):E4.

8. Mendenhall WM, Friedman WA, Amdur RJ, Foote KD. Management of benign skull base meningiomas: a review. *Skull Base*. 2004;14(1):53–60; discussion 61.

9. Buetow MP, Buetow PC, Smirniotopoulos JG. Typical, atypical, and misleading features in meningioma. *Radiographics*. 1991;11(6):1087–1106.

10. Chamberlain MC, Tsao-Wei DD, Groshen S. Temozolomide for treatment-resistant recurrent meningioma. *Neurology*. 2004;62(7):1210–1212.

11. Goldsmith BJ, Wara WM, Wilson CB, Larson DA. Postoperative irradiation for subtotally resected meningiomas. A retrospective analysis of 140 patients treated from 1967 to 1990. *J Neurosurg*. 1994;80(2):195–201.

12. Withers HR, Thames HD Jr, Peters LJ. Biological bases for high RBE values for late effects of neutron irradiation. *Int J Radiat Oncol Biol Phys*. 1982;8(12):2071–2076.

13. Thames HD Jr, Withers HR, Peters LJ, Fletcher GH. Changes in early and late radiation responses with altered dose fractionation: implications for dose-survival relationships. *Int J Radiat Oncol Biol Phys*. 1982;8(2):219–226.

14. Kondziolka D, Mathieu D, Lunsford LD, et al. Radiosurgery as definitive management of intracranial meningiomas. *Neurosurgery*. 2008;62(1):53–8; discussion 58.

15. Minniti G, Amichetti M, Enrici RM. Radiotherapy and radiosurgery for benign skull base meningiomas. *Radiat Oncol*. 2009;4:42.

16. Starke RM, Williams BJ, Hiles C, Nguyen JH, Elsharkawy MY, Sheehan JP. Gamma knife surgery for skull base meningiomas. *J Neurosurg*. 2012;116(3):588–597.

17. Colombo, F. Casentini, L. Cavedon, C. Scalchi, P. Cora, S. Franceson, P. Cyberknife radiosurgery for benign meningiomas: short-term results in 199 patients. *Neurosurgery*. 2008;62(suppl 2):733–743.

18. Mahadevan A, Floyd S, Wong E, Chen C, Kasper E. Clinical outcome after hypofractionated stereotactic radiotherapy (HSRT) for benign skull base tumors. *Comput Aided Surg*. 2011;16(3):112–120.

19. Kreil W, Luggin J, Fuchs I, Weigl V, Eustacchio S, Papaefthymiou G. Long term experience of gamma knife radiosurgery for benign skull base meningiomas. *J Neurol Neurosurg Psychiatr*. 2005;76(10):1425–1430.

20. Chang JH, Chang JW, Choi JY, Park YG, Chung SS. Complications after gamma knife radiosurgery for benign meningiomas. *J Neurol Neurosurg Psychiatr*. 2003;74(2):226–230.

21. Kobayashi T, Kida Y, Mori Y. Long-term results of stereotactic gamma radiosurgery of meningiomas. *Surg Neurol*. 2001;55(6):325–331.

22. Kreil W, Luggin J, Fuchs I, Weigl V, Eustacchio S, Papaefthymiou G. Long term experience of gamma knife radiosurgery for benign skull base meningiomas. *J Neurol Neurosurg Psychiatr*. 2005;76(10):1425–1430.

23. Chang JH, Chang JW, Choi JY, Park YG, Chung SS. Complications after gamma knife radiosurgery for benign meningiomas. *J Neurol Neurosurg Psychiatr*. 2003;74(2):226–230.

24. Kobayashi T, Kida Y, Mori Y. Long-term results of stereotactic gamma radiosurgery of meningiomas. *Surg Neurol*. 2001;55(6):325–331.

25. Flickinger JC, Kondziolka D, Maitz AH, Lunsford LD. Gamma knife radiosurgery of imaging-diagnosed intracranial meningioma. *Int J Radiat Oncol Biol Phys*. 2003;56(3):801–806.

26. Tishler RB, Loeffler JS, Lunsford LD, et al. Tolerance of cranial nerves of the cavernous sinus to radiosurgery. *Int J Radiat Oncol Biol Phys*. 1993;27(2):215–221.

27. Adler JR Jr, Gibbs IC, Puataweepong P, Chang SD. Visual field preservation after multi-session cyberknife radiosurgery for perioptic lesions. *Neurosurgery*. 2006;59(2):244–54; discussion 244.

28. Stafford SL, Pollock BE, Foote RL, et al. Meningioma radiosurgery: tumor control, outcomes, and complications among 190 consecutive patients. *Neurosurgery*. 2001;49(5):1029–37; discussion 1037.

29. Balasubramaniam A, Shannon P, Hodaie M, Laperriere N, Michaels H, Guha A. Glioblastoma multiforme after stereotactic radiotherapy for acoustic neuroma: case report and review of the literature. *Neuro-oncology*. 2007;9(4):447–453.

30. Rowe J, Grainger A, Walton L, Silcocks P, Radatz M, Kemeny A. Risk of malignancy after gamma knife stereotactic radiosurgery. *Neurosurgery*. 2007;60(1):60–5; discussion 65.

本书配有读者交流群

入群指南详见最后一页

译者注：文献 19 与 22 重复、文献 20 与 23 重复、文献 21 与 24 重复，对应内文为前后相连的两句话，不会引起读者阅读障碍，故在中文版中不做其他处理。

B. 放射外科在血管外皮细胞瘤治疗中的作用

Bowen Jiang, Anand Veeravagu, Steven D. Chang

血管外皮细胞瘤(HPC)是由毛细血管相关的周细胞产生的富含血管性的肿瘤。在临床和影像学上,HPC与脑膜瘤类似,但由于其具有侵袭性、生长迅速、复发率高和颅外转移倾向而具有独特性。在一项临床研究中,50%的HPC患者发生颅外转移,其中骨和肝是最常见的部位[1]。5年内局部复发率高达91%[2]。总体而言,中枢神经系统(CNS)HPC很少见,占原发性CNS肿瘤的0.4%和脑膜瘤的2.4%[3,4]。

放射外科治疗的基本原理

手术切除是治疗HPC的首选治疗方案,其死亡率为9%~24%[5,6]。鉴于所提出的细胞起源、硬脑膜窦侵袭、在解剖学上难以接近以及HPC富含血管性,全切除术常常不足以控制这些病变。单纯手术切除的主要问题是术后复发率高,据报道,在首次切除术后平均12个月内复发[1]。虽然多次切除是可行的,但与每次治疗相关的并发症发生率使这种选择不具吸引力。辅助放射外科治疗结合手术切除具有最低的放射治疗并发症发生率。常规放射治疗已被提出用于HPC的术后治疗,但这些病变在MR上的局灶性,使其成为立体定向放射外科(SRS)治疗的良好靶区。SRS治疗尤其有益于颅底HPC,其通常存在于靠近脑神经的相当小的区域内,其功能障碍常提示肿瘤的发生[7]。颅底HPC的常规放射治疗可能涉及颅底的关键组织结构,如垂体、视神经和脑干,但SRS治疗的陡峭剂量梯度可最大限度地减少这些区域的照射。本章将进一步讨论外照射放射治疗(EBRT)、伽马刀(GKS)和射波刀(CK)在HPC治疗中的作用。

放射外科治疗计划与技术

对于接受直线加速器(LINAC)SRS治疗的患者,可以使用以Winston和Lutz模型为基础的技术[8]。首先,定位应将CT图像融合到薄层扫描的增强MR上。多个非共面弧照射可以与适当的圆形辅助准直器一起使用,作者的经验是其直径范围在7.5~25 mm之间(平均12.8 mm)[7]。

基于射波刀的SRS治疗,患者应首先置于治疗床上,制作热塑性面罩。然后扫描 1.25 mm 层厚的 CT 增强图像,与相应的 MR 扫描图像融合,并转移至治疗计划的计算机上。然后放射外科医生勾画肿瘤靶区。作者推荐一种逆向治疗计划方案,该方案将实现高度适形的治疗计划,它可以将危及器官受量降至最小。对于颅外 HPC,Xsight 脊柱追踪系统现在是标准实施方案,因为该技术已经避免了基准植入物的使用,并且可以通过直接参考相邻椎骨的结构来定位脊柱靶区[9]。

接受伽马刀 SRS 治疗的患者需要在局部麻醉下放置 Leksell 立体定向框架(Elekta AB)并补充局部麻醉剂。1.3 mm 层厚 T1 加权像为基础的增强轴位 MR 图像通常用于靶区勾画和制订计划。

治疗剂量

治疗剂量通常基于肿瘤大小、位置、关键神经结构的邻近程度、等中心点的数目(具有复杂几何形状的肿瘤应该用多个等中心点治疗)以及确定是否有常规放射治疗史。在来自作者机构的最新临床研究文章中,14 位患有 24 个肿瘤(平均体积为9.16 cm³)的患者的平均生存时间为 37 个月。边缘剂量范围为 16~30 Gy,最大剂量范围为 22~37 Gy[9]。边缘剂量为肿瘤边缘 78% 等剂量线(范围在 72%~89% 之间)。16 个肿瘤予以单次分割照射,4 个肿瘤予以分 2 次分割照射,4 个肿瘤予以 3 次或更多次分割照射。本临床研究中无放射损伤或并发症。在 1987—2010 年期间,有 11 项关于 SRS(直线加速器、射波刀、伽马刀)治疗用于复发和残留 HPC 的研究指出,肿瘤边缘的平均处方剂量为16.2 Gy[1,5,7,9-16]。其中一项研究得出的结论是,相对于边缘剂量超过 14 Gy(19%进展),小于 14 Gy 的边缘剂量与肿瘤的控制欠佳(50%进展)有关[12]。边缘剂量超过 14 Gy 患者的 1 年和 5 年的无进展生存率分别为 93.3% 和 75.4%。低于 14 Gy 边缘剂量的患者 1 年和 5 年的无进展生存率分别为 75.0% 和 56.3%[12](图 5B.1)。

射波刀用于治疗 1 例 47 岁男性患者,其后颅窝血管外皮细胞瘤的体积为 56.7 cm³。使用边缘剂量为 21 Gy 和最大剂量为 27.6 Gy 的单分次分割照射。等剂量线为 76%,适形指数为 1.19。随访 15 个月,肿瘤稳定。

放射外科治疗结果

一般而言,放射外科治疗可以使肿瘤得到有效控制,要么是肿瘤体积缩小,要么是延迟复发时间。常规分割放射治疗和 SRS 治疗都已被用于 HPC 的治疗。肿瘤比较弥漫广泛的患者通常采用分次放射治疗,而较小的病灶更适合 SRS 治疗。

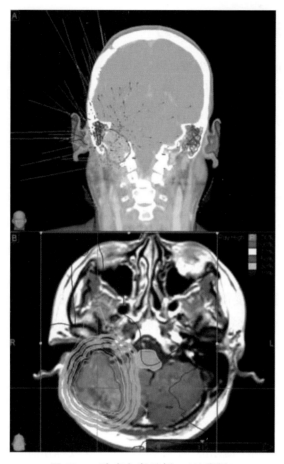

图 5B.1　治疗方案示例。(见彩插)

外照射放射治疗

外照射放射治疗(EBRT)已被用作辅助治疗以降低局部复发,通常在手术切除后。当局部分次照射剂量为 50 Gy 时,研究显示肿瘤复发的时间显著延长[3,17]。Dufour 等人的研究表明,术后 EBRT 使局部复发率降至 12.5%,而单纯手术组为 88%[17]。Guthrie 等人[3]报道,手术切除后的放射治疗使复发的平均时间从 34 个月延长至 75 个月,生存期从 62 个月延长至92 个月[3]。最近,Schiariti 等人报道了 39 例患者均接受显微手术切除并平均随访 123个月[18]。EBRT 将无病间期从154 个月延长至 254 个月,但对预防转移无效。在 EBRT 联合完全切除的患者中,平均无复发间期比未使用 EBRT 的患者延长了 126.3 个月,总生存期比未使用 EBRT 的患者延长了 126 个月。然而有研究也显示,切除术后的 EBRT 不能显著改善总生存期、无进展生存期或无复发间期[12]。

立体定向放射治疗——伽马刀

作者回顾了 1987—2010 年发表的 11 篇关于 SRS（直线加速器、伽马刀和射波刀）用于复发和残留 HPC 的研究。共有 137 例患者，241 个病灶，平均随访时间为 37.2 个月，末次随访时平均肿瘤控制率为 81.3%（表 5B.1）[1,5,7,9-16]。

Coffey 等人首次报道了 SRS 用于治疗 HPC 的研究[10]。使用伽马刀治疗了 5 例患者 11 个肿瘤。平均边缘剂量为 15.5 Gy，平均随访时间为 14.8 个月，其肿瘤控制率为 81.8%。Galanis 等人向 Coffey 的研究添加了 5 例患者共达到 20 个 HPC[1]。10 例患者中的 7 例曾经接受过放射治疗，并且所有 10 例患者都接受了至少一次手术切除。结果显示，14 个 HPC 缩小，4 个 HPC 消失，2 个 HPC 稳定。然而这样的疗效持续未超过 1 年，5 年时远处转移率为 33%。

Payne 等人报道了接受伽马刀治疗的 10 例患者的 12 个病灶[14]。其中 9 例患者已接受了开颅手术，4 例患者接受了分次放射治疗。边缘剂量范围为 14~37 Gy，平均随访时间为 24.8 个月，研究结果证实肿瘤控制率为 75%。22 个月时局部控制率为 67%。9 个肿瘤中的 4 个肿瘤体积在治疗后缩小，然而在治疗平均 22 个月后又逐渐增大。

在接受伽马刀治疗的 14 例患者 15 个 HPCs 的临床研究中，Sheehan 等人报道了合理的肿瘤控制率[15]。7 例患者曾接受常规放射治疗（30~61 Gy）。放射外科治疗的边缘剂量范围为 11~20 Gy，平均随访时间为 31.3 个月。末次随访时，15 个肿瘤中的 80% 显

表 5B.1　已发表的关于复发和残余血管外皮细胞瘤的 SRS 临床研究

临床研究	研究单位	研究间期（年）	患者例数/病灶个数	平均边缘剂量（Gy）	平均随访时间（月）	末次随访肿瘤控制率（%）
Coffey 等（1993）[10]	梅奥诊所	1990—1992	5/11	15.5	14.8	81.8
Galanis 等（1998）[1]	梅奥诊所	1976—1996	10/20	12~18	6~36	100[a]
Payne 等（2000）[14]	弗吉尼亚大学	1991—1999	10/12	14	24.8	75
Sheehan 等（2002）[15]	匹兹堡大学	1987—2001	14/15	15	31.3	80
Chang/Sakamoto（2003）[7]	斯坦福大学	1992—2002	8/8	20.5	44	75
Ecker 等（2003）[11]	梅奥诊所	1980—2000	15/45	16	45.6	93[b]

（待续）

表 5B.1（续）

临床研究	研究单位	研究间期 （年）	患者例数 /病灶个数	平均边缘 剂量（Gy）	平均随访 时间（月）	末次随访肿瘤控制率（%）
Kano 等 （2008）[12]	匹兹堡大学	1989—2006	20/29	15	37.9	72.4
Sun 等 （2009）[16]	北京神经外 科研究所	1994—2006	22/58	13.5	26	89.7
Iwai （2009）[19]	大阪市医院	1994—2003	8/13	15.1	61	100
Olson 等 （2010）[13]	弗吉尼亚大学	1989—2008	21/28	17	69	46.4
Veeravagu 等 （2010）[9]	斯坦福大学	2002—2009	14/22	21.2	37	81.8

a 肿瘤对伽马刀治疗的反应：体积缩小或稳定，但大多数患者的疗效持续不到 1 年。 研究还包括来自 Coffey 等人的 5 例患者。（1993）[10]手稿。

b 也包括来自 Coffey 等人的 5 例患者。（1993）[10]手稿。

引自：Veeravagu A，Jiang B，Patil CG，Lee M，Soltys SG，Gibbs IC，Chang SD. CK SRS for recurrent，metastatic and residnal HPCs. *J Hematol Oncol*. 2011；4[26].

示肿瘤消退。然而 29% 的患者出现远处病变，这表明放射外科治疗对转移扩散几乎没有作用。在 Sun 等人的一项研究中[16]，22 例患者的 58 个病灶行伽马刀治疗，平均肿瘤边缘剂量为 13.5 Gy。尽管在 26 个月的随访中总体肿瘤控制率为 89.7%，但最终在 7 例患者中发生了颅内转移（31.8%），在 3 例患者中发生了颅外转移（13.6%）。同样，其他研究也表明，转移性病灶在初次诊断后的 63~99 个月内被诊断[1,17]。远处转移的发生率随时间增加，在 5 年、10 年和 15 年时分别报道为 13%、33% 和 64%[3]。

Ecker 等人[11]和 Kano 等人[12]的研究在放疗剂量、肿瘤控制和远处转移率方面报道了相似的结果。在 Ecker 的研究中，15 例患者 45 个病灶接受了伽马刀治疗[11]。总共有 9 例患者因转移性疾病死亡，5 例患者因肿瘤负荷死亡。Kano 等人发表的一项临床研究中，20 例患者的 29 个肿瘤接受伽马刀治疗[12]。平均随访时间为 37.9 个月，肿瘤控制率为 72.4%。在伽马刀治疗平均 62.6 个月后 8 例（40%）患者死亡。

最近，Olson 等人[13]在一项 21 例患者的 28 个肿瘤接受伽马刀治疗的研究中显示肿瘤控制率为 46.4%，其平均边缘剂量为 17 Gy。尽管该肿瘤控制率与其他研究相比较低，但平均 69 个月的随访时间远远超过之前的报道。较长的随访时间意味着 HPC 有更大的复发和（或）转移概率，甚至那些先前用 SRS 治疗控制良好的 HPC 也如此[20]。

立体定向放射外科——射波刀

在本章中,作者已经成功地将射波刀用作 SRS 治疗 HPC 的设备。2003 年 Chang 和 Sakamoto 的系列研究中显示,在平均 44 个月的随访期内,75%的 HPC 得到控制[7]。在这项研究中,共有 8 例患者,4 个肿瘤为基于直线加速器的放射外科系统治疗,4 个肿瘤射波刀放射外科治疗。在该研究中,肿瘤周边的平均剂量率为 20.5 Gy,高于其他研究(16.2 Gy)。然而较高的处方剂量并未转化为增加肿瘤控制率或增加放射外科治疗相关的并发症。

Veeravagu 等人[8]用射波刀治疗 24 个肿瘤,平均随访 37 个月,肿瘤控制率达到 81.8%。没有观察到放射治疗的不利影响。多次射波刀治疗后 1 年、3 年和 5 年的无进展生存率分别为 95%、71.5%和 71.5%。SRS 治疗后 5 年生存率为 81%。与其他研究类似的是,所有患者曾接受过单次或多次开颅切除术以期望能够全切病变组织。

射波刀研究的结论与其他治疗组相似。SRS 治疗是一种局灶性、局部性的治疗方式,并不能预防颅内或其他部位的转移[20]。治疗区外的转移通常发生在初始治疗后的几年内,但有 1 例报道是在 22 年后出现转移[5]。由于 HPC 的侵袭性,肿瘤体积最初减小甚至消失后可以进行再生[14]。因此,该患者人群必须进行密切的临床和影像学随访。

远期预后

最近的一篇系统综述总结了已发表文献中的 563 例颅内 HPC 患者[21]。总体中位生存期为 13 年。1 年、5 年、10 年和 20 年生存率分别为 95%、82%、60%和 23%。仅全切除术与中位生存期 13 年相关,而次全切除术的中位生存期为 9.75 年。后颅窝肿瘤患者的中位生存期为 10.75 年,而肿瘤位于其他部位的患者的中位生存期为 15.6 年。有趣的是,在本研究中,术后辅助放射治疗与较高的生存获益无关,接受超过 50 Gy 放射治疗的患者生存率较差。但如前文所述,有证据表明,伽马刀和射波刀 SRS 的辅助放射治疗与肿瘤控制率和生存获益相关[1,5,7,9–16]。

结论

HPC 以其侵袭性、高复发率和远处转移倾向而著称。手术切除仍然是首选的治疗方案,然而术后的直线加速器、伽马刀和射波刀 SRS 治疗已被证明可显著延长肿瘤的复发时间以及患者的生存期。由于局部复发和远处转移的概率高,临床和影像学随访是必要的。由于放射外科治疗是一种局部治疗,它并不能消除出现区域或远处转移的可能性,而这仍然是这些患者较高的发病率和死亡率的主要原因。

参考文献

1. Galanis E, Buckner JC, Scheithauer BW, Kimmel DW, Schomberg PJ, Piepgras DG. Management of recurrent meningeal hemangiopericytoma. *Cancer*. 1998; 82(10):1915–1920.

2. Vuorinen V, Sallinen P, Haapasalo H, Visakorpi T, Kallio M, Jääskeläinen J. Outcome of 31 intracranial haemangiopericytomas: poor predictive value of cell proliferation indices. *Acta Neurochir (Wien)*. 1996;138(12):1399–1408.

3. Guthrie BL, Ebersold MJ, Scheithauer BW, Shaw EG. Meningeal hemangiopericytoma: histopathological features, treatment, and long-term follow-up of 44 cases. *Neurosurgery*. 1989;25(4):514–522.

4. Kleihues P, Louis DN, Scheithauer BW, et al. The WHO classification of tumors of the nervous system. *J Neuropathol Exp Neurol*. 2002;61(3):215–25; discussion 226.

5. Suzuki H, Haga Y, Oguro K, Shinoda S, Masuzawa T, Kanai N. Intracranial hemangiopericytoma with extracranial metastasis occurring after 22 years. *Neurol Med Chir (Tokyo)*. 2002;42(7):297–300.

6. Pitkethly DT, Hardman JM, Kempe LG, Earle KM. Angioblastic meningiomas; clinicopathologic study of 81 cases. *J Neurosurg*. 1970;32(5):539–544.

7. Chang SD, Sakamoto GT. The role of radiosurgery for hemangiopericytomas. *Neurosurg Focus*. 2003;14(5):e14.

8. Winston KR, Lutz W. Linear accelerator as a neurosurgical tool for stereotactic radiosurgery. *Neurosurgery*. 1988;22(3):454–464.

9. Veeravagu A, Jiang B, Patil CG, et al. CyberKnife stereotactic radiosurgery for recurrent, metastatic, and residual hemangiopericytomas. *J Hematol Oncol*. 2011;4:26.

10. Coffey RJ, Cascino TL, Shaw EG. Radiosurgical treatment of recurrent hemangiopericytomas of the meninges: preliminary results. *J Neurosurg*. 1993;78(6):903–908.

11. Ecker RD, Marsh WR, Pollock BE, et al. Hemangiopericytoma in the central nervous system: treatment, pathological features, and long-term follow up in 38 patients. *J Neurosurg*. 2003;98(6):1182–1187.

12. Kano H, Niranjan A, Kondziolka D, Flickinger JC, Lunsford LD. Adjuvant stereotactic radiosurgery after resection of intracranial hemangiopericytomas. *Int J Radiat Oncol Biol Phys*. 2008;72(5):1333–1339.

13. Olson C, Yen CP, Schlesinger D, Sheehan J. Radiosurgery for intracranial hemangiopericytomas: outcomes after initial and repeat Gamma Knife surgery. *J Neurosurg*. 2010;112(1):133–139.

14. Payne BR, Prasad D, Steiner M, Steiner L. Gamma surgery for hemangiopericytomas. *Acta Neurochir (Wien)*. 2000;142(5):527–36; discussion 536.

15. Sheehan J, Kondziolka D, Flickinger J, Lunsford LD. Radiosurgery for treatment of recurrent intracranial hemangiopericytomas. *Neurosurgery*. 2002;51(4):905–10; discussion 910.

16. Sun S, Liu A, Wang C. Gamma knife radiosurgery for recurrent and residual meningeal hemangiopericytomas. *Stereotact Funct Neurosurg*. 2009;87(2):114–119.

17. Dufour H, Metellus P, Fuentes S, et al. Meningeal hemangiopericytoma: a retrospective study of 21 patients with special review of postoperative external radiotherapy. *Neurosurgery*. 2001;48(4):756–762; discussion 762–753.

18. Schiariti M, Goetz P, El-Maghraby H, Tailor J, Kitchen N. Hemangiopericytoma: long-term outcome revisited. Clinical article. *J Neurosurg.* 2011;114(3):747–755.

19. Iwai Y, Yamanaka K. Gamma knife radiosurgery for other primary intra-axial tumors. *Prog Neurol Surg.* 2009;22:129–141

20. Sheehan J, Marchan E. Intracranial hemangiopericytoma: Gamma Knife surgery. In: Hayat M, ed. *Tumors of the Central Nervous System, Volume 3: Brain Tumors, Part 1.* New York, NY: Springer; 2010:273–278.

21. Rutkowski MJ, Sughrue ME, Kane AJ, et al. Predictors of mortality following treatment of intracranial hemangiopericytoma. *J Neurosurg.* 2010;113(2):333–339.

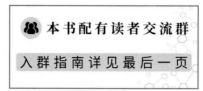

C. 立体定向放射外科治疗颈静脉球瘤

Zachary D. Guss, Anubhav G. Amin, Michael Lim

Guild 于 1941 年在中耳底的颈静脉球外膜发现一种血管性结构,并命名为血管球体[1]。在组织学上,它由纤维囊包绕的毛细血管网内的上皮样细胞组成[2]。血管球体作为化学感受器,类似于睫状体、颈动脉和主动脉体[3]。1945 年 Rosenwasser 发表了第一例颈静脉球瘤的病例报道[4]。这些肿瘤来自IX和X组脑神经的副神经节组织[5]。

颈静脉球体肿瘤罕见,发病率为 1/130 万[6]。偶发性颈静脉球瘤在女性中更常见。然而对家族性血管球瘤的系谱研究表明,具有遗传成分的肿瘤通过父系传代,很可能会通过遗传印记传递[7,8]。家族性颈静脉球瘤显示出不同于偶然发病的特征,诊断时中位年龄更小,多中心和双侧肿瘤倾向更高,没有性别差异[9,10]。

虽然颈静脉球瘤是富含血管性的,但它们通常表现出良性特征(图 5C.1)。据估计少于 4% 的颈静脉球瘤是转移性的,与非转移性疾病患者相比,这些患者的局部复发率和死亡率显著升高[11]。

症状通常是由后组脑神经受到压迫造成的。患者常伴有耳痛、听力丧失、眩晕、头痛、耳鸣[12,13]。很少有患者会出现内分泌综合征,因为这些肿瘤中有 1%~3% 是分泌性的[14,15]。

治疗方法

放射治疗已被用于颈静脉球瘤的治疗。在 20 世纪 60 年代和 70 年代,钴或兆伏级放射治疗成为主要干预措施或辅助于手术治疗[16,18]。虽然那个时代的放射治疗装置的准确性和精度令人不满意,但是手术显示出了优异的疗效[19]。

然而从那时起,立体定向放射外科(SRS)治疗已成为颈静脉球瘤的一种有吸引力的放射治疗方式。SRS 技术精准,允许剂量递增(图 5C.2)。SRS 技术包括射波刀、伽马刀和直线加速器。我们在约翰·霍普金斯医院进行的一项有关 SRS 治疗颈静脉球瘤的荟萃分析表明,中位剂量为 15 Gy(所有纳入研究的剂量范围为 12~20.4 Gy)的单次大剂量照射方法是最常见的[5]。对于大的肿瘤或与脑干等关键结构相邻的肿瘤,需要特别考虑。在我们的临床中,这种病例可以采用分次照射:500 cGy/次,共 5 次。

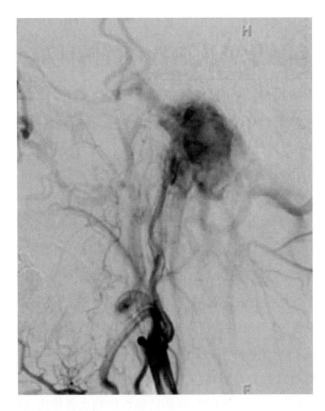

图 5C.1　颈静脉球瘤的血管造影显示左侧颈静脉孔内的肿瘤染色，主要通过咽升和耳后动脉的分支供血。这些分支适合于血管内栓塞。

治疗结果

约翰·霍普金斯医院和加利福尼亚大学旧金山分校（UCSF）在 2010 年和 2011 年发布的两项荟萃分析揭示了颈静脉球瘤患者接受SRS放射外科治疗的疗效[2,5]。UCSF研究表明,单独接受SRS的患者比接受次全切除（69%）、全切除（86%）或切除联合放射外科治疗（71%）的患者的肿瘤控制率更高（95%）。与手术相比,SRS有较少的Ⅸ~Ⅺ组脑神经损伤,与Ⅻ组脑神经损伤相似。

约翰·霍普金斯医院的研究只关注 SRS 治疗的结果。在所有研究中,接受 SRS 治疗的颈静脉球瘤患者的肿瘤控制率为 97%,临床控制率为 95%。一些研究报道没有毒副作用,然而另一些研究报道了有较低的恶心、呕吐、眩晕和脑神经损伤等副作用的发生率。虽然荟萃分析的结论是有局限性的,但文献表明,SRS 提供了优异的肿瘤控制率和可接受的毒副作用。评估 SRS 治疗和手术的前瞻性临床试验将解决治疗的有效性和安全性的对比问题。

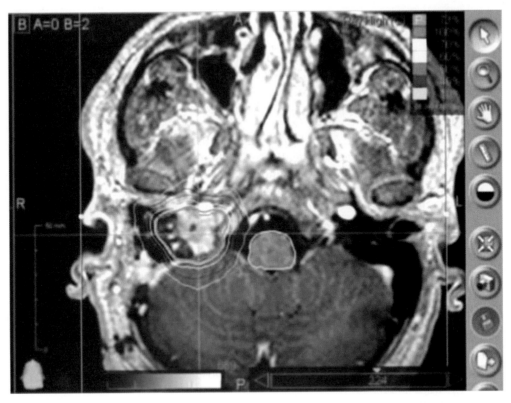

图 5C.2　颈静脉球瘤的射波刀治疗计划。 SRS 治疗的精准性有助于规避邻近的重要结构。（见彩插）

　　最近几项报道增加了 SRS 治疗颈静脉球瘤的可信度。中国台湾省台北市退伍军人综合医院的一项报道分析了 11 例接受伽马刀 SRS 治疗的颈静脉球瘤患者的结果，其中位随访时间为 40.3 个月[20]。所有患者的肿瘤均得到控制，且没有发生脑神经毒性。来自土耳其 Hacettepe 大学的一项研究最近公布了接受射波刀 SRS 治疗的 14 例不能手术切除的颈静脉球瘤患者的结果。所有患者均显示肿瘤控制或肿瘤消退，并且没有出现毒副作用。

结论

　　放射治疗长期以来一直用于颈静脉球瘤的治疗，放射治疗技术的发展使其成为强有力的治疗选择。最近的荟萃分析和病例研究表明，相对于侵袭性较小的手术，SRS 治疗大多数颈静脉球瘤的疗效与手术相当，甚至更好。尽管目前回顾性研究结果对于 SRS 治疗是非常有利的，但前瞻性临床试验对于 SRS 治疗和手术的比较仍是必要的。

参考文献

1. Ruben RJ. The history of the glomus tumors—nonchromaffim chemodectoma: a glimpse of biomedical Camelot. *Acta Otolaryngol*. 2007;127(4):411–416.
2. Ivan ME, Sughrue ME, Clark AJ, et al. A meta-analysis of tumor control rates and treatment-related morbidity for patients with glomus jugulare tumors. *J Neurosurg*. 2011;114(5):1299–1305.
3. Ghani GA, Sung YF, Per-Lee JH. Glomus jugulare tumors–origin, pathology, and anesthetic considerations. *Anesth Analg*. 1983;62(7):686–691.
4. Rosenwasser H. Glomus jugularis tumor of the middle ear; carotid body tumor, tympanic body tumor, nonchromaffin paraganglioma. *Laryngoscope*. 1952;62(6):623–633.
5. Guss ZD, Batra S, Limb CJ, et al. Radiosurgery of glomus jugulare tumors: a meta-analysis. *Int J Radiat Oncol Biol Phys*. 2011;81(4):e497–e502.
6. Moffat DA, Hardy DG. Surgical management of large glomus jugulare tumours: infra- and trans-temporal approach. *J Laryngol Otol*. 1989;103(12):1167–1180.
7. Alford BR, Guilford FR. A comprehensive study of tumors of the glomus jugulare. *Laryngoscope*. 1962;72:765–805.
8. van der Mey AG, Maaswinkel-Mooy PD, Cornelisse CJ, Schmidt PH, van de Kamp JJ. Genomic imprinting in hereditary glomus tumours: evidence for new genetic theory. *Lancet*. 1989;2(8675):1291–1294.
9. Sugarbaker EV, Chretien PB, Jacobs JB. Bilateral familial carotid body tumors: report of a patient with an occult contralateral tumor and postoperative hypertension. *Ann Surg*. 1971;174(2):242–247.
10. Guss ZD, Batra S, Li G, et al. Radiosurgery for glomus jugulare: history and recent progress. *Neurosurg Focus*. 2009;27(6):E5.
11. Brewis C, Bottrill ID, Wharton SB, Moffat DA. Metastases from glomus jugulare tumours. *J Laryngol Otol*. 2000;114(1):17–23.
12. Lattes R, Waltner JG. Nonchromaffin paraganglioma of the middle ear; carotid-body-like tumor; glomus-jugulare tumor. *Cancer*. 1949;2(3):447–468.
13. Larson TC III, Reese DF, Baker HL Jr, McDonald TJ. Glomus tympanicum chemodectomas: radiographic and clinical characteristics. *Radiology*. 1987;163(3):801–806.
14. Azzarelli B, Felten S, Muller J, Miyamoto R, Purvin V. Dopamine in paragangliomas of the glomus jugulare. *Laryngoscope*. 1988;98(5):573–578.
15. Netterville JL, Jackson CG, Miller FR, Wanamaker JR, Glasscock ME. Vagal paraganglioma: a review of 46 patients treated during a 20-year period. *Arch Otolaryngol Head Neck Surg*. 1998;124(10):1133–1140.
16. Grubb WB Jr, Lampe I. The role of radiation therapy in the treatment of chemodectomas of the glomus jugulare. *Laryngoscope*. 1965;75(12):1861–1871.
17. Silverstone SM. Radiation therapy of glomus jugulare tumors. *Arch Otolaryngol*. 1973;97(1):43–48.
18. Gardner G, Cocke EW Jr, Robertson JT, Trumbull ML, Palmer RE. Combined approach surgery for removal of glomus jugulare tumors. *Laryngoscope*. 1977;87(5 Pt 1):665–688.
19. Spector GJ, Fierstein J, Ogura JH. A comparison of therapeutic modalities of glomus tumors in the temporal bone. *Laryngoscope*. 1976;86(5):690–696.
20. Lee CC, Pan DH, Wu JC, et al. Gamma knife radiosurgery for glomus jugulare and tympanicum. *Stereotact Funct Neurosurg*. 2011;89(5):291–298.

D. 听神经瘤的放射外科治疗

Jacob Ruzevick, Michael Lim, Daniele Rigamonti

听神经瘤(VS)由前庭神经鞘膜神经膜细胞的异常生长和增殖导致。其发病率和患病率分别为 1/100 000 和(2~7)/10 000,其中大多数发生在 30~60 岁[1-3]。VS 占所有颅内肿瘤的 6%~10%,占所有桥小脑角肿瘤的 80%。如果不治疗,VS 可导致脑干和小脑受压[4]。VS 通常生长缓慢,大多数患者表现为渐进性感觉神经性耳聋,常有耳鸣、步态不稳、三叉神经功能障碍或面神经功能障碍等临床表现。在后期阶段,可能发生颅内压增高、脑干或小脑症状[3]。

放射外科治疗的适应证

放射外科治疗适用于新诊断明确生长的 VS 和手术后复发的 VS 患者。VS 的位置和大小影响是否行放射外科治疗。位于内听道的肿瘤和小肿瘤(与大肿瘤相比有 18 倍的进展可能性)以及无脑干受挤压的肿瘤最适合行放射治疗[5]。VS 的分级采用 Koos 标准(表 5D.1),该标准考虑了肿瘤的大小、位置和脑干的占位效应,其影响放射外科治疗与显微外科手术治疗决策的制定。Koos 分级为 Ⅰ~Ⅲ级的肿瘤非常适合放射外科治疗,而由于脑干移位的 Koos Ⅳ 级肿瘤最好采用显微外科手术治疗。

表 5D.1　VS 的 Koos 分级标准

分级	肿瘤大小
Ⅰ	0~10 mm 且肿瘤位于内听道
Ⅱ	10~20 mm,0~10 mm 超出内听道
Ⅲ	20~30 mm
Ⅳ	>30 mm,伴脑干移位

影像诊断学与治疗前的检查

对于伴有耳鸣、步态不稳或三叉神经功能障碍的单侧渐进性听力损失的患者,应在鉴别诊断时考虑 VS。增强 MRI 扫描是检测 VS 的金标准,因为这种成像可以检测出直径为 1~2 mm 的肿瘤。有些团队报道,针对 VS 患者使用快速自旋回波 T2 MRI 扫描。然而在一项对 1 233 名患者的研究中发现,高达 44% 的 VS 使用这种扫描模式无法准确地辨别肿瘤。快速自旋回波 T2 MRI 结合增强 MRI 可有 100% 的敏感性和 100% 的阴性预测值,并能够识别其症状与 VS 相似的其他疾病[6]。在植入起搏器或其他铁磁装置的患者中,可以使用增强 CT 或独特的 1.5T MRI 的方案来显示肿瘤。

听力学研究用于确定听力功能障碍的程度。它们通常包括纯音测听、语音接收阈值和语音辨别分数。最后,对于有症状的脑积水患者,如果患者不适合显微外科手术治疗,则可在放射治疗前放置分流管。

神经纤维瘤病 2 型患者的注意事项

神经纤维瘤病 2 型(NF2)发病率为 1/(30 000~50 000),其特征在于双侧 VS。患有 NF2 的患者需要特别注意,因为双侧 VS 患者可能会出现完全性耳聋。NF2 患者肿瘤的生长模式不同于偶发性肿瘤,因为它们倾向于包绕甚至侵犯耳蜗神经。在一些病例的研究中,当患者仍具有功能性听力时,听力保留、三叉神经功能和肿瘤控制率这三者之间需要平衡[7,8]。最后,由于 NF2 的遗传改变,以及正常细胞无法修复辐射诱导的 DNA 损伤,这些患者可能会增加辐射诱导新的肿瘤形成风险,尽管尚未得到证实。

听神经瘤的放射治疗

VS 的放射治疗选择包括常规放射治疗、分次立体定向放射外科(FSR)治疗和立体定向放射外科(SRS)治疗。目前,大多数患者接受 SRS 治疗或 FSR 治疗。SRS 治疗最常用的设备是伽马刀、直线加速器,包括射波刀或质子束。伽马刀是一种基于框架系统利用三维 MRI 定位治疗的方法。伽马刀被认为是最精准的,其精度为 0.25 mm。用直线加速器或质子束系统治疗往往涉及将 CT 图像融合到 MRI 上。诸如射波刀之类的直线加速器的吸引力在于患者不需要安装立体定向框架,因此可以在治疗当天完成所有指导性计划。

虽然治疗计划需要完全覆盖肿瘤,但必须特别注意避开面神经、耳蜗神经和三叉神经。伽马刀放射外科治疗计划包括肿瘤体积的覆盖、多个等中心点、射线束权重和插入模式。为了优化肿瘤的适形性,尤其是在面神经和耳蜗神经旁或其上的肿瘤区域,可以使用多个准直器来提高准确性。使用直线加速器系统的中心可以使用多叶准直器实现类似的结果。

使用伽马刀时肿瘤边缘照射剂量通常为 12~13 Gy,降低了放射治疗的毒性发生率。在 NF2 患者中,可以设定较低的肿瘤边缘剂量或较长的分次治疗计划,以保护周围可能受损的听觉器官。

使用射波刀系统的立体定向放射治疗是治疗 VS 的另一种选择，然而关于其长期随访的数据目前尚不可用。

听神经瘤放射外科治疗的临床疗效

许多治疗组发表的病例研究显示，伽马刀、直线加速器、质子束治疗和立体定向放射治疗在肿瘤控制、听力保留和周围脑神经保护方面的效果显著。表 5D.2 提供了这些放射治疗实施系统的临床疗效总结。

使用伽马刀治疗的肿瘤，随访时间延长至 10 年，其肿瘤生长控制率超过 93%。同样，60%~70% 的患者可以保留治疗前的听力。但如果发生听力损失，通常出现在治疗后 6~24 个月。95% 以上的患者中保留面神经和三叉神经，特别是在使用 12~13 Gy 的边缘

表 5D.2　VS 的放射外科治疗的结果

参考文献	患者例数	随访时间	治疗模式	肿瘤控制率(%)	其他
Kondziolka 等 (1998)[9]	162	—	GK	98	保持正常面部功能(79%)、正常三叉神经功能(73%)和基线听力(51%)。没有新的神经功能损伤
Litvack 等 (2003)[10]	134	31.7 个月	GK	96.7	保留功能性听力(61.7%)。没有长期的面肌无力报道
Niranjan 等 (1999)[11]	29	—	GK	100	边缘肿瘤剂量≤14 Gy 或更少的患者，100%的患者保留有效听力，但边缘剂量 14 Gy 以上患者的听力保存率为 20%。没有患者发生面神经或三叉神经病变
Flickinger 等 (2001)[12]	190	30 个月	GK	97.1	新的面肌无力(1.1%)、面部麻木(2.6%)、言语识别保存率(91%)
Kondziolka 等 (2003)[13]	157	10 年	GK	98.5	—
Suh 等 (2000)[14]	29	49 个月	LINAC	94	新的或进展性三叉神经损伤(15%)或面神经损伤(32%)。74%的患者出现主观性听力损失症状
Spiegelman 等 (2001)[15]	44	32 个月	LINAC	98	71%的患者听力保留。24%的患者出现新的面神经损伤症状，8%的患者持续存在
Weber 等 (2003)[16]	88	38.7 个月	质子束	93.6	33%的患者中保留了有效听力。面神经和三叉神经分别保留在 91.1%和 93.6%的患者中

（待续）

表 5D.2(续)

参考文献	患者例数	随访时间	治疗模式	肿瘤控制率(%)	其他
Ishihara 等 (2004)[17]	38	27 个月	SRT	94	面神经麻痹(2.6%)、三叉神经病变(2.6%)
Fuss 等 (2000)[18]	51	42 个月	SRT	95	暂时性面神经麻痹(2%)、三叉神经感觉迟钝(4%)。
Sawamura 等 (2003)[19]	101	45 个月	FSRT	91.4	71%的患者保留听力。并发症包括暂时性面神经麻痹(4%)、三叉神经病变(14%)、平衡障碍(17%)
Kapoor 等 (2011)[5]	496	52.6 个月	FSRT	88	3%的患者需要挽救性显微手术治疗。基线体积小于 1 cm³ 的肿瘤比大于 1 cm³ 或更大的肿瘤进展的可能性大 18.02 倍。并发症包括面肌无力 (1.6%)、三叉神经感觉异常(2.8%)、脑积水(0.9%)和放射诱发瘤(0.5%)

剂量时,对周围脑神经的损伤大大减少。大于14 Gy 的边缘剂量与 2.5%的面肌无力和 3.9%的面部麻木风险相关[20]。

使用直线加速器放射外科治疗的病例报道与伽马刀治疗的肿瘤控制率相似。在一些发表的研究中,肿瘤控制率大于 94%。但这些研究的随访时间限制在 5 年以内。听力保护变化很大,范围在 26%~71%之间[14,15]。

使用质子束治疗的研究报道,随访 39 个月的患者,肿瘤控制率超过 93%,随访 5 年后达到 84%。33%的患者听力保留,91.1%的患者面神经和 89%的患者三叉神经功能保留[16,21]。

在已发表的研究中,分次放射治疗显示出可接受的结果,当使用总剂量为 40~50 Gy/20~25 f 时,肿瘤控制率大于 90%[19]。一项比较单次分割照射和 FSR 的研究中,在随访 33 个月后,肿瘤控制率无显著差异[22]。Kapoor 等[5]的一项入组 496 例患者的研究显示,3%的患者需要挽救性显微手术治疗,30%的患者显示影像学进展,其中 9%的患者生长率从基线增加 1 倍。此外,小肿瘤(体积小于 1 cm³)在治疗后进展的可能性增加 18 倍,这证实了 Lederman 等人的研究结果,他们报道在治疗后仅有 61%的小 VS 患者肿瘤缩小,而较大的肿瘤治疗后缩小率为 81%[23]。

显微手术后的放射外科治疗

在显微手术没有完全切除的 VS 患者中, 放射外科治疗是后续治疗的有效选择。

据报道,患者的肿瘤控制率超过 93%。然而在放射治疗之前鉴别残余肿瘤是一个艰难的挑战。在断定肿瘤明确增长之前,必须密切随访。

放射外科治疗后的显微手术治疗

在初次放射外科治疗后,伴神经功能恶化的进展性肿瘤患者,适于行放射外科治疗后的显微外科手术治疗。有几项研究已经表明,当放射外科治疗失败(肿瘤进展导致神经系统症状)需要显微手术时,由于形成放射治疗性瘢痕,这些病例在技术上是更困难的[24,25]。此外,由于放射外科治疗后的肿瘤扩张可能会在治疗后 18 个月内发生,因此需要仔细和长期的观察,来确认肿瘤的生长是否由于真正的肿瘤进展所导致。

随访

放射治疗后,所有患者均应进行增强 MRI 和听力检查。影像学复查应该在治疗后 6 个月及治疗后 1 年进行,然后每 2~4 年进行 1 次复查。值得注意的是,在放射外科治疗后长达 18 个月内,多达 10% 的肿瘤可能出现增大,可能是由于真正的肿瘤生长(2%~5%)或肿瘤中心坏死导致的肿瘤边缘扩大。在后一种情况下,肿瘤可以扩大 1~2 mm,尽管肿瘤中心无强化,但大部分肿瘤在 12 个月后缩小。

听神经瘤放射外科治疗成功率的评估

目前,如果不需要额外的治疗(放射治疗或挽救手术),治疗 VS 被认为是成功的。特殊患者群体被归类为影像学证实的肿瘤进展,但没有明显的临床症状。Kapoor 等[5]一项入组 496 例患者的研究中,有 30% 的患者肿瘤出现进展。在这组患者中,35 例患者的肿瘤明显进展,其中在随访期间肿瘤体积增加了 1 倍以上。根据治疗成功的典型定义,尽管有明显的影像学进展,但这些患者仍将被认为是成功的。尽管 30% 的患者在至少 5 年后出现影像学进展,但只有 3% 的患者需要显微外科手术治疗。

随访时间是与肿瘤控制率有关的一个重要变量。Fuss 等[24]报道,随着时间的推移,肿瘤控制率逐渐下降,2 年的肿瘤控制率为 100%,5 年的肿瘤控制率为 95%。Kapoor 等[5]在他们的临床研究中指出,绝大多数治疗失败将在治疗后的 5 年内发生,在这个时间段之后很少出现。由于这些发现,文献中的大部分患者数据都没有足够的随访时间,从而导致治疗成功率不准确。确定 VS 的放射外科治疗成功至关重要的是连续影像学复查至少 5 年,不仅可以记录可能生长的肿瘤,而且将临床结果与初始治疗后的影像学变化相关联(图 5D.1)。

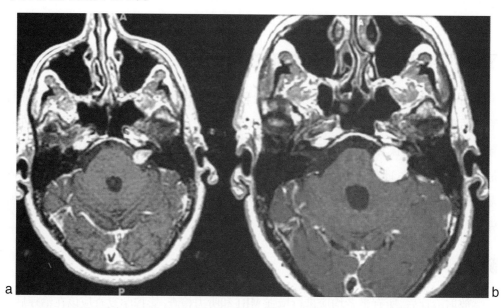

图 5D.1　(**a**)1 位 65 岁男性的听神经瘤(基线体积大约为 800 mm³)正在治疗中。(**b**)随访 32 个月后肿瘤增长了 5 倍(约为 4 080 mm³)。以"无须手术干预"作为标准,这种明显的影像学失败将被视为治疗成功。引自:Reprinted from Kapoor et al., Long-term outcomes of VS treated with fractionated stereotacticradiotherapy: an institutional experience. *Int. J Radiat Oncol Biol Phys*. 2011;81 (3):647-653 withpermission from Elsevier.

并发症

VS 放射外科治疗后的并发症是听力损失、面部麻木、无力或疼痛,以及暂时性的步态不稳。放射外科治疗后的一种罕见并发症是放射诱发瘤,其发生率约为 3/200 000。这可能是诱发继发性肿瘤[26]或先前良性 VS 的恶性转化[27]。上述 2 种可能都是非 NF2 一般患者群体中非常罕见的并发症,也是由于精确的靶区勾画导致的。但 Kapoor 等[5] 报道了 0.5% 的患者可能出现放射诱发瘤,提示长期监测可能会增加放射诱发瘤的发生率。

结论

VS 是缓慢生长的肿瘤,其发生在包围前庭或耳蜗神经的神经母细胞中,并且通常出现耳鸣、眩晕、三叉神经或面神经功能障碍等任何组合的单侧听力损失的临床症状。放射外科(伽马刀、直线加速器、质子束、立体定向放射)治疗已经成为治疗某些 VS 的有效治疗方式,包括原发性肿瘤,以及在显微外科手术后需要挽救性治疗的肿瘤。尽管已发表的临床研究显示每种放射外科治疗的手段都是有效的,但大多数已发表的临床研究并未报道 5 年随访期后的数据,这些数据已被证明影响着治疗是否成功。

对于存在 VS 的患者,无论是原发性还是复发性,没有压迫脑干,建议在放射外科治疗前进行观察。只有通过连续复查 MRI 证实肿瘤生长后,才应进行治疗。显微手术失败后也可以使用放射外科治疗。然而鉴别残余肿瘤,同时保留周围的三叉神经和面神经已被证明是困难的。

总之,由于小肿瘤的显微外科手术切除具有风险,放射外科治疗可以被认为是 VS 患者的一线治疗方案,前提是肿瘤进展得到证实,影像学随访评估肿瘤生长是常规的监测手段。

参考文献

1. Anderson TD, Loevner LA, Bigelow DC, Mirza N. Prevalence of unsuspected acoustic neuroma found by magnetic resonance imaging. *Otolaryngol Head Neck Surg.* 2000;122(5):643–646.
2. Lin D, Hegarty JL, Fischbein NJ, Jackler RK. The prevalence of "incidental" acoustic neuroma. *Arch Otolaryngol Head Neck Surg.* 2005;131(3):241–244.
3. Ho SY, Kveton JF. Acoustic neuroma. Assessment and management. *Otolaryngol Clin North Am.* 2002;35(2):viii, 393–404.
4. Springborg J, Poulsgaard L, Thomsen J. Nonvestibular schwannoma tumors in the cerebellopontine angle: A structured approach and management guidelines. *Skull Base.* 2008 July; 18(4):217–227.
5. Kapoor S, Batra S, Carson K, et al. Long-term outcomes of vestibular schwannomas treated with fractionated stereotactic radiotherapy: an institutional experience. *Int J Radiat Oncol Biol Phys.* 2011;81(3):647–653.
6. Zealley IA, Cooper RC, Clifford KM, et al. MRI screening for acoustic neuroma: a comparison of fast spin echo and contrast enhanced imaging in 1233 patients. *Br J Radiol.* 2000;73(867):242–247.
7. Rowe JG, Radatz MW, Walton L, Soanes T, Rodgers J, Kemeny AA. Clinical experience with gamma knife stereotactic radiosurgery in the management of vestibular schwannomas secondary to type 2 neurofibromatosis. *J Neurol Neurosurg Psychiatr.* 2003;74(9):1288–1293.
8. Subach BR, Kondziolka D, Lunsford LD, Bissonette DJ, Flickinger JC, Maitz AH. Stereotactic radiosurgery in the management of acoustic neuromas associated with neurofibromatosis Type 2. *J Neurosurg.* 1999;90(5):815–822.
9. Kondziolka D, Lunsford LD, McLaughlin MR, Flickinger JC. Long-term outcomes after radiosurgery for acoustic neuromas. *N Engl J Med.* 1998;339(20):1426–1433.
10. Litvack ZN, Norén G, Chougule PB, Zheng Z. Preservation of functional hearing after gamma knife surgery for vestibular schwannoma. *Neurosurg Focus.* 2003;14(5):e3.
11. Niranjan A, Lunsford LD, Flickinger JC, Maitz A, Kondziolka D. Dose reduction improves hearing preservation rates after intracanalicular acoustic tumor radiosur-

gery. *Neurosurgery.* 1999;45(4):753–762; discussion 762–755.

12. Flickinger JC, Kondziolka D, Niranjan A, Lunsford LD. Results of acoustic neuroma radiosurgery: an analysis of 5 years' experience using current methods. *J Neurosurg.* 2001;94(1):1–6.

13. Kondziolka D, Nathoo N, Flickinger JC, Niranjan A, Maitz AH, Lunsford LD. Long-term results after radiosurgery for benign intracranial tumors. *Neurosurgery.* 2003;53(4):815–821; discussion 821–812.

14. Suh JH, Barnett GH, Sohn JW, Kupelian PA, Cohen BH. Results of linear accelerator-based stereotactic radiosurgery for recurrent and newly diagnosed acoustic neuromas. *Int J Cancer.* 2000;90(3):145–151.

15. Spiegelmann R, Lidar Z, Gofman J, Alezra D, Hadani M, Pfeffer R. Linear accelerator radiosurgery for vestibular schwannoma. *J Neurosurg.* 2001;94(1):7–13.

16. Weber DC, Chan AW, Bussiere MR, et al. Proton beam radiosurgery for vestibular schwannoma: tumor control and cranial nerve toxicity. *Neurosurgery.* 2003;53(3):577–586; discussion 586–578.

17. Ishihara H, Saito K, Nishizaki T, et al. CyberKnife radiosurgery for vestibular schwannoma. *Minim Invasive Neurosurg.* 2004;47(5):290–293.

18. Fuss M, Debus J, Lohr F, et al. Conventionally fractionated stereotactic radiotherapy (FSRT) for acoustic neuromas. *Int J Radiat Oncol Biol Phys.* 2000;48(5):1381–1387.

19. Sawamura Y, Shirato H, Sakamoto T, et al. Management of vestibular schwannoma by fractionated stereotactic radiotherapy and associated cerebrospinal fluid malabsorption. *J Neurosurg.* 2003;99(4):685–692.

20. Flickinger JC, Kondziolka D, Niranjan A, Maitz A, Voynov G, Lunsford LD. Acoustic neuroma radiosurgery with marginal tumor doses of 12 to 13 Gy. *Int J Radiat Oncol Biol Phys.* 2004;60(1):225–230.

21. Harsh GR, Thornton AF, Chapman PH, Bussiere MR, Rabinov JD, Loeffler JS. Proton beam stereotactic radiosurgery of vestibular schwannomas. *Int J Radiat Oncol Biol Phys.* 2002;54(1):35–44.

22. Meijer OW, Vandertop WP, Baayen JC, Slotman BJ. Single-fraction vs. fractionated LINAC-based stereotactic radiosurgery for vestibular schwannoma: a single-institution study. *Int J Radiat Oncol Biol Phys.* 2003;56(5):1390–1396.

23. Lederman G, Lowry J, Wertheim S, Fine M, Lombardi E, Wronski M, Artbit E. Acoustic neuroma: potential benefits of fractionated stereotactic radiosurgery. *Stereotact Funct Neurosurg.* 1997;69(1-4 Pt2): 175–182.

24. Lee DJ, Van Dyke GS, Kim J. Update on pathogenesis and treatment of acne. *Curr Opin Pediatr.* 2003;15(4):405–410.

25. Pollock BE, Lunsford LD, Kondziolka D, et al. Vestibular schwannoma management. Part II. Failed radiosurgery and the role of delayed microsurgery. *J Neurosurg.* 1998;89(6):949–955.

26. Shamisa A, Bance M, Nag S, et al. Glioblastoma multiforme occurring in a patient treated with gamma knife surgery. Case report and review of the literature. *J Neurosurg.* 2001;94(5):816–821.

27. Shin M, Ueki K, Kurita H, Kirino T. Malignant transformation of a vestibular schwannoma after gamma knife radiosurgery. *Lancet.* 2002;360(9329):309–310.

E. 分次立体定向放射治疗视神经鞘脑膜瘤

Neil R. Miller

视神经鞘脑膜瘤(ONSM)占原发性视神经肿瘤的 1/3,是继胶质瘤之后第二大常见的视神经肿瘤,也是视神经鞘最常见的肿瘤。尽管据称 ONSM 占所有脑膜瘤的 1%~2%,但自从更先进的神经影像学技术发展以来,其报道的发病率有所增加,这也为早期识别该疾病做出了重大贡献。ONSM 的平均发病年龄为 41 岁(3~80 岁),女性发病率比男性高(3:2)[1]。与一般人群相比,神经纤维瘤病患者的 ONSM 发病率更高。几乎所有病例都是单侧的。

ONSM 可以是原发性的或者继发性的。继发性 ONSM 发生在颅内蝶骨或附近的硬脑膜,沿着视神经鞘向前传播,通过视神经管到达眶部视神经;原发性 ONSM 由眶周围硬脑膜内蛛网膜帽细胞产生,少数发生在视神经的视小管段。

不依赖于原发起点,ONSM 通常在视神经周围硬膜下和蛛网膜下隙沿着阻力最小的途径诸如血管和硬脑膜间隙传播。当它们扩散时,通过破坏神经的血液供应和压迫神经纤维而损害神经功能,继而干扰轴突运输。此外,由于这些肿瘤介于神经和其硬膜外血供之间,所以大多数 ONSM 不能切除并保留视力。此外,没有药物可以阻止或逆转这些病变的发展。因此,当需要治疗来保护或恢复视力时,放射治疗已经成为治疗的首选。

临床表现

大多数 ONSM 患者呈现慢性进行性视神经病变,其特征为不同程度的视力下降。在 Dutton 的一项研究中[1],45% 的患者视力为 20/40 或更好,而少于 25% 的患者只有数指视力或者更差。即使在视力没有显著降低的患者中,也常常会出现色觉和视野障碍。ONSM 患者较少见的症状包括眼周或眼球后部疼痛或不适,复视和短暂性视物模糊。视物模糊非常短暂,仅持续几秒钟,几乎总是与视盘水肿有关,并且在某些情况下由眼球运动加剧或诱发。

几乎所有单侧 ONSM 患者都会有同侧瞳孔对光传入障碍,多有视盘水肿但不伴有视盘周围出血、软性或硬性渗出物。其他眼科检查结果包括肿胀视盘周围的黄斑水肿、脉络膜褶皱和获得性视网膜与脉络膜血管分流(图5E.1)。事实上,ONSM 患者的三联征(视力下降、视盘水肿、视网膜脉络膜血管分流)几乎是特征性的改变,尽管 Hollenhorst 等[2]观察到这种三联征在疾病过程中出现相对较晚。根据以上研究显示,30%~65%的 ONSM 患者存在眼眶征象,如突眼。39%的患者出现眼球运动障碍,但通常是无症状的。

影像学

ONSM 的诊断可以依据多种影像学检查,最常见的是高分辨率计算机断层扫描、薄层 MRI 或超声检查。这些检查在大多数情况下不需要组织活检,使早期诊断成为可能,而不会在手术期间对视神经造成潜在危害。

ONSM 在成像上主要有三种形态学改变:管状、梭形和球状。CT 扫描通常显示视神经肿大,其边缘密度增高,中心密度降低(图 5E.2 所示为"轨道"征)。静脉注射碘化对比剂后,这些变化尤为明显。此外,在一些 ONSM 病例中,CT 扫描时存在神经周围的钙化,它们可能会被增强对比所掩盖,因此最好在增强对比前的软组织和骨窗图像上识别。这种钙化的存在被认为肿瘤生长缓慢。

与 CT 扫描相比,MRI 提供的 ONSM 细节更好一些(图 5E.3)。实际上,肿瘤的软组织成分在 MRI 中容易被看到,特别是在对比增强和饱和成像的T1WI 成像中。在增强的冠状 MRI 图像上视神经通常呈低密度区域,由增强的细长、梭形或球状的肿瘤组织围绕。仔细观察这些图像可以发现,所有形状的 ONSM 边缘并不光滑,而是向外生长并侵犯相邻的眼眶脂肪组织(图 5E.4)。MRI 还提供了极好的组织细节,可以评估颅内蔓延情况。

除了 CT 和 MRI 之外,眼眶超声检查也有助于 ONSM 的诊断。Byrnes 和 Green[3]描述了一种 ONSM 的典型超声表现,包括神经直径的增粗,主要为中–高回声和不规则的超声结构。有时可见内部钙化影。在许多病例中,30 度检查显示神经固化增厚;而在另一些患者中,肿瘤位于更后方,30 度检查为阴性或显示由肿瘤引起脑脊液流动受限造成视神经前段增粗。

治疗

视神经和视交叉的放射损伤阈值在单次剂量照射时预估为 8~10 Gy。由于在这个低剂量范围内的放射治疗剂量不足以长期控制脑膜瘤,并且由于高剂量的单次放射治疗剂量与组织损伤风险较高相关,所以单次剂量的立体定向放射外科(SRS)治疗并

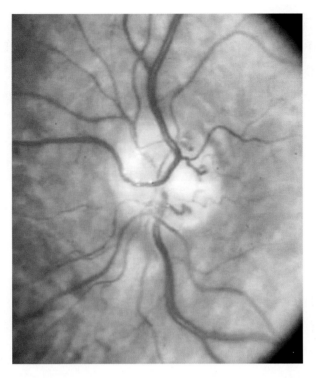

图 5E.1　进展期视神经鞘脑膜瘤的视盘表现为轻度苍白肿胀伴视网膜脉络侧支血管形成。

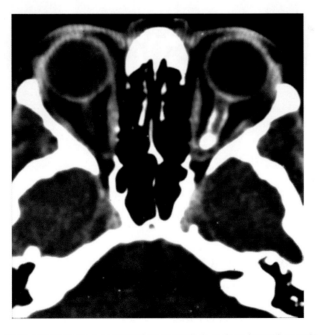

图 5E.2　轴位 CT 扫描显示左侧视神经鞘脑膜瘤患者左侧视神经的轨道征象。

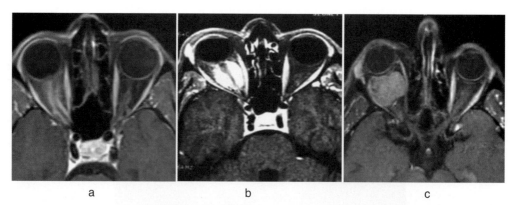

图 5E.3　原发性 ONSM 的 MRI 表现。(a)轴位对比增强的 T1WI MRI 图像显示有"轨道"征象的右侧 ONSM 弥漫性病变。(b)轴位对比增强的 T1WI MRI 图像显示右侧梭形 ONSM。(c)轴位平扫的 T1WI MRI 图像显示 ONSM 为邻近右侧视神经的一个界限清楚的球状肿块。

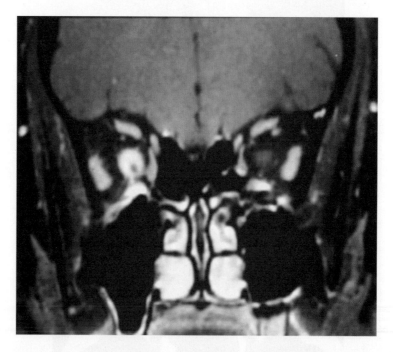

图 5E.4　冠状位核磁增强扫描显示为右侧视神经鞘脑膜瘤的典型表现。注意在呈低信号的右侧视神经周围的环形弥漫强化。肿瘤已侵及周边眶内组织。(见彩插)

不广泛用于治疗 ONSM。然而 5~6 周的分次立体定向放射(FSR)治疗可以比常规分割放射治疗更能向 ONSM 聚焦足够的照射剂量，由此在提供足够的放射剂量来控制肿瘤的同时，希望尽量减少周围组织因暴露于高剂量照射而引起的并发症。尽管与单次剂量或短疗程(3~5 天)治疗相比,5~6 周的治疗疗程(50~54 Gy/1.8~2 Gy)对患者来说是不方便的,但是从短期或长期的随访结果来看,在降低视觉感觉通路严重损害的风险方面,它被证实是最有效的方案。

　　FSR 需要通过复杂的软件和三维成像来实现复杂的治疗计划。使用特殊配置和固定的治疗机器,可以提供有效成像,并基于三维立体空间坐标精确定位靶区的照射。根据所使用的机器,治疗前图像(CT、MRI 或两者均使用)和放射治疗计划的实施要求患者体位固定的可重复性,尽管一些直线加速器(LINAC)装置如射波刀使用实时跟踪和(或)无创面罩系统以避免历史上曾用于单次剂量 SRS 治疗的侵袭性体位固定。使用这种技术,每个光束的大小和形状都可以通过各种不同的装置进行调整,微叶准直器是实现肿瘤高度适形性的最先进的方法,因此可以最大限度地减少对周围组织潜在的放射损伤。虽然 1 类证据不能证实与使用常规分次放射治疗相比,使用立体定向技术能够获得更好的长期肿瘤控制和视力预后,但合理的假设是提高靶区和剂量照射实施的精准性应该能更好地控制肿瘤。此外,增加物理技术和剂量准确度方面的信心,可减少由于摆位误差和靶区的不确定性而外扩间距导致的扩大高剂量区域照射的需要。这样就可以减少未受影响的危及重要器官组织的剂量,如视网膜和视神经等,且由于靶区的可信度,允许使用在目标靶区之外剂量分布迅速跌落的放射治疗计划。

　　分次调强放射治疗(IMRT)是一种高精准度的技术,可代替 FSR 来规划管理 ON-SM 的放射治疗。利用这种技术,不仅可以改变照射束的形状以提高靶区剂量的均一性,而且可以调节束内各个位置的强度以降低高剂量体积或提高低剂量体积,从而提高对肿瘤的照射剂量,并保护邻近未受影响的正常组织。

　　用 FSR 或 IMRT 治疗临床诊断的 ONSM 患者通常具有良好的短期和长期预后,其特征在于持续地改善视觉或至少稳定并具有最小的并发症(图 5E.5 和 5E.6)[4-11]。结合已发表的研究数据,大约 95% 的临床诊断或少数活检证实的 ONSM 患者接受了这些技术中的一种治疗,患者的视觉功能有所改善或稳定。在大多数病例中,视觉功能的改善一般在治疗后 3 个月内开始,有些病例在放射治疗结束后的几周内开始[12]。尽管一些肿瘤,特别是具有梭形或球状外观的肿瘤,随着时间的推移体积略有减小,但治疗后影像学检查通常显示肿瘤大小或程度没有变化。

　　FSR 和 IMRT 的急性反应可能有头痛、恶心、局部红斑和局灶性脱发。这些并发症都不是剧烈的或永久性的。在治疗过程中,患者很少经历视力恶化。然而这往往是短暂的,并且通常对系统性皮质类固醇治疗有显著反应。

　　FSR 和 IMRT 并非没有潜在的永久性视觉并发症。放射性视网膜病变是最常见的,通常在接受至少 45~50 Gy 的放射治疗后的 14 个月至 4 年之间发生。出现这种并发症的患者可能无症状,但一些作者报道视力从 20/25 变为光感[13,14]。我们认为涉及邻近眼球的视神经近端部分的 ONSM 患者发生放射性视网膜病变的风险最大，因此在决定是否治疗这些患者时应考虑这种潜在的并发症。

　　FSR/IMRT 的其他迟发性眼科并发症包括白内障、干眼症和虹膜炎。虽然放射性视神经病变是一种潜在的并发症，但似乎很少发生，我们从来没有见过这样的病例。据估计，总剂量小于 55 Gy 时 FSR/IMRT 损伤视觉感觉系统的风险为 3%，总剂量为 55~60 Gy 时损伤风险为 3%~7%，总剂量为 60 Gy 或更高剂量时损伤风险为 7%~20%[15]。最后，尽管行 FSR/IMRT 治疗，一些患者仍会由于肿瘤进展失去视力，但这不应该被认为是治疗的并发症。FSR/IMRT 的晚期非眼部副作用包括垂体功能障碍和大脑半球点状白质病变，后者有时伴有认知功能障碍。对垂体的剂量耐受性尚不清楚，但在治疗数年后，临床上有意义的 1 种或多种激素水平降低可能会减少。因此，限制对垂体和下丘脑的剂量是合乎需要的。接受规定剂量照射的正常脑组织体积也应该限制，其目标是保护认知功能，尽管这种并发症对于常用治疗 ONSM 的体积来说是不常见的，除非存在肿瘤实质性的颅内侵犯。然而在这种情况下，定期监测垂体功能和认知状态是合适的。

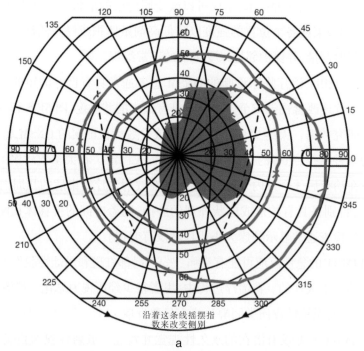

a

图 5E.5　临床诊断的 1 个右眼视神经鞘脑膜瘤患者治疗前（**a**）和 SRS 治疗 15 年后（**b**）的视野变化。治疗前，患者的外围视野稍微缩小，伴有一个非常大的中心暗点。治疗后，患者有完整的外围视野和持续存在的但稍小的中心暗点。（待续）

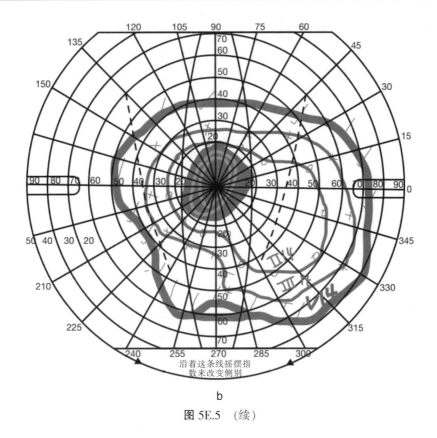

b

图 5E.5　（续）

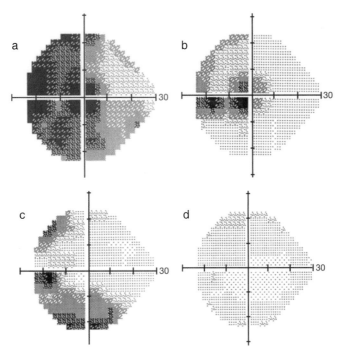

图 5E.6　两名临床诊断的 ONSM 患者 FSR 治疗之前视野（**a** 和 **c**）和治疗 5 年后视野（**b** 和 **d**）。

归根结底,符合正常组织的剂量指南,与有效治疗肿瘤的主要目标一致,可以减小 ONSM 患者出现长期并发症的风险。在受影响和未受影响的眼睛中,这些患者通常可以预期保留有用的视力,保持正常的神经功能,并且具有正常的预期寿命。

结论

ONSM 主要治疗目标是确保良好的视觉预后,力争局部控制肿瘤,并最大限度地降低治疗相关并发症的风险。对于 ONSM 的任何治疗研究的局限性包括罕见疾病发病率和通常非常缓慢的起病过程,由于常常没有组织诊断,因此一些治疗试验中的患者可能具有除 ONSM 之外的病变(例如结节病),汇总多个不同治疗中心的数据以及长时间(超过 10 年)的随访来发现晚期复发和治疗晚期出现的副作用是必要的。

在迄今为止所有的研究中,FSR 治疗在保持或改善视力方面的长期疗效似乎非常好,一半以上的患者在治疗后的 3 个月内均有改善。结果还表明,早期治疗可能提供更好的保留有用视力的机会。根据已发表研究的结果,我们认为 FSR 治疗是大多数进展性或晚期 ONSM 患者的最佳选择。然而由于影像学的进步,表现为轻度进展性或稳定性视力丧失的 ONSM 患者能够更早地被诊断,选择观察和放射治疗也变得更加困难。

参考文献

1. Dutton JJ. Optic nerve sheath meningiomas. *Surv Ophthalmol*. 1992;37:167–183.
2. Hollenhorst RW Jr, Hollenhorst RW Sr, MacCarty CS. Visual prognosis of optic nerve sheath meningiomas producing shunt vessels on the optic disk: the Hoyt-Spencer syndrome. *Trans Am Ophthalmol Soc*. 1977;75:141–163.
3. Byrne SF, Green RL. *Ultrasound of the Eye and Orbit*. 2nd ed. St. Louis, MO: Mosby; 2002.
4. Andrews DW, Faroozan R, Yang BP, et al. Fractionated stereotactic radiotherapy for the treatment of optic nerve sheath meningiomas: preliminary observations of 33 optic nerves in 30 patients with historical comparison to observation with or without prior surgery. *Neurosurgery*. 2002;51:890–902.
5. Liu JK, Forman S, Hershewe GL, Moorthy CR, Benzil DL. Optic nerve sheath meningiomas: visual improvement after stereotactic radiotherapy. *Neurosurgery*. 2002;50:950–955.
6. Pitz S, Becker G, Schiefer U, et al. Stereotactic fractionated irradiation of optic nerve sheath meningioma: a new treatment alternative. *Br J Ophthalmol*. 2002;86(11):1265–1268.
7. Baumert BG, Villa S, Studer G, Mirimanoff RO, Davis JB, Landau K. Early improvements in vision after fractionated stereotactic radiotherapy for primary optic nerve sheath meningioma. *Radiother Oncol*. 2004;72:169–174.

8. Arvold ND, Lessell S, Bussiere M, et al. Visual outcome and tumour control after conformal radiotherapy for patients with optic nerve sheath meningioma. *Int J Radiation Oncol Biol Phys.* 2009;75(4):1166–1172.

9. Lesser RL, Knisely JP, Wang SL, Yu JB, Kupersmith MJ. Long-term response to fractionated radiotherapy of presumed optic nerve sheath meningioma. *Br J Ophthalmol.* 2010;94(5):559–563.

10. Metellus P, Kapoor S, Kharkar S, et al. Fractionated conformal radiotherapy for management of optic nerve sheath meningiomas: long-term outcomes of tumor control and visual function at a single institution. *Int J Radiat Oncol Biol Phys.* 2011;80(1):185–192; Epub ahead of print.

11. Saeed P, Rootman J, Nugent RA, White VA, Mackenzie IR, Koornneef L. Optic nerve sheath meningiomas. *Ophthalmology.* 2003;110:2019–2030.

12. Vaghefi MR, Larson DA, Horton JC. Optic nerve sheath meningioma: visual improvement during radiation treatment. *Am J Ophthalmol.* 142(2):343–344.

13. Narayan S, Cornblath WT, Sandler HM, Elner V, Hayman JA. Preliminary visual outcomes after three-dimensional conformal radiation therapy for optic nerve sheath meningioma. *Int J Radiat Oncol Biol Phys.* 2003;56:537–543.

14. Subramanian PS, Bressler NM, Miller NR. Radiation retinopathy after fractionated stereotactic radiotherapy for optic nerve sheath meningioma. *Ophthalmology.* 2004;111:565–567.

15. Marks LB, Yorke ED, Jackson A, et al. Use of normal complication probability models in the clinic. *Int J Radiat Oncol Biol Phys.* 2010;76(3 suppl):S10–19.

本书配有读者交流群

入群指南详见最后一页

F. 放射外科治疗鞍区病变的作用

Bowen Jiang, Wendy Hara, Gordon Li

总则和概述

在解剖学和病理学上,蝶鞍是颅底蝶骨的重要凹陷。该区域上方以垂体柄和视交叉为界,下方以蝶窦为界,内侧/外侧以海绵窦和颈内动脉为界。鞍区和鞍旁区域肿块的病因包括肿瘤、囊肿、血管畸形和炎症/感染等。该区域最常见的肿瘤性病变是垂体腺瘤、颅咽管瘤、颅底脑膜瘤和转移瘤。尽管在组织学上通常是良性的,但鞍区肿瘤会对邻近的下丘脑、视觉和内分泌器官造成严重的永久性损伤。这些肿瘤的临床表现可能包括与下丘脑-垂体轴内分泌紊乱相关的症状、功能性肿瘤分泌激素、颅内压增高和(或)视交叉占位效应引起的视野缺损。

垂体腺瘤

垂体腺瘤占原发性颅内肿瘤的15%~20%。它们从广义上可以分为激素分泌型(75%)或非分泌型(25%)。最常见的分泌型垂体瘤是泌乳素瘤,可导致溢乳、闭经、不孕和(或)阳痿。促生长激素腺瘤如分泌生长激素的肿瘤可导致肢端肥大症。非分泌型腺瘤倾向于逐渐生长并引起占位效应,包括压迫视交叉导致双颞侧偏盲。

颅咽管瘤

颅咽管瘤是良性的轴外上皮肿瘤,由靠近垂体腺部的 Rathke 袋残余组织引起。虽然颅咽管瘤很少见,但它们是在儿童年龄组中最常见的鞍上肿瘤,占所有颅内肿瘤的5%或小儿脑肿瘤的10%。发病率每年约为 1.5/100 万。

脑膜瘤

脑膜瘤是第二种最常见的原发性中枢神经系统(CNS)肿瘤,起源于脑膜的蛛网膜上皮细胞。大多数脑膜瘤在 60~70 岁之间被诊断,在女性中更常见。这些肿瘤大多是良性的,表现出懒惰的生长模式。鞍旁脑膜瘤和内侧蝶骨嵴脑膜瘤约占所有颅内脑膜瘤的12%。

转移瘤

转移瘤常累及鞍区,研究表明,在肿瘤患者尸检中的发病率为 1.8%~6%。乳腺癌是转移至该区域最常见的原发性肿瘤,其次是肺癌、胃肠道肿瘤(GI)和鼻咽癌。淋巴瘤、白血病和多发性骨髓瘤也能转移至鞍区。大多数患者无症状,但在有症状的患者中,最常见的表现是尿崩症。

评估与诊断

影像学检查

有或无增强蝶鞍区薄层 MRI 是首选检查手段。CT 可用于评估鼻窦通气和骨侵蚀的程度。

内分泌检查

下丘脑-垂体-肾上腺轴有关的所有激素水平都应该在可疑的垂体腺瘤中进行检测。垂体功能低下或亢进的评估包括血清促肾上腺皮质激素(ACTH)、皮质醇促甲状腺激素(TSH)、游离 T4、促黄体生成素(LH)、促卵泡激素(FSH)、生长激素(GH)、胰岛素样生长因子 1(IGF-1)、催乳素和雌二醇/睾酮。催乳素水平大于 200 ng/mL 提示催乳素瘤,而不是垂体柄效应。

眼科检查

患者应进行视野检查和视力检查。应进行散瞳眼底镜检查以评估神经性水肿。

放射外科治疗策略

放射治疗既可以作为鞍区病变的初始治疗手段,也可以用作手术切除后的辅助治疗。常规或分次放射治疗是较小剂量的重复照射,分次治疗方案为每天 1.5~2 Gy,直至累积剂量为 30~54 Gy。立体定向放射外科治疗能够将大剂量的放射治疗剂量实施到小而精确的靶区。因此,立体定向放射外科治疗可以比常规放射治疗提供更大的剂量,同时保护邻近的视觉器官结构。近年来,立体定向放射外科治疗已经在 2 种照射实施技术上取得发展,如多个钴-60 γ 线发射源(如伽马刀)和改进的直线加速器(如射波刀)。这2 种立体定向系统都可以将射线束集中照射到大约 1 mm 范围内的病灶上,这也是在本章进一步讨论的主题。

治疗目标和适应证

- 治疗鞍区病变的一个重要目标是消除周围神经危及器官的占位效应，包括视神经、视交叉和海绵窦。分泌型垂体腺瘤患者也受益于激素功能的正常化。治疗鞍区肿瘤病变的主要疗法仍然是手术切除，最常见的是经蝶窦或经颅入路手术。然而立体定向放射外科治疗也是一种重要的治疗方式，特别是在治疗残余病变、无法手术的病变或医学上/外科难治性病变。立体定向放射外科治疗的适应证包括：手术切除后的残余肿瘤或海绵窦内的肿瘤。

- 最佳的内科和外科治疗后垂体功能和激素功能没有变正常的患者。

- 患者手术风险较大。

放射外科治疗的计划与技术

伽马刀(GKS)和射波刀立体定向放射外科系统经常用于治疗鞍区病变。使用伽马刀时，通常在局部麻醉下将四个小钉穿过颅骨外表面来固定头架。射波刀使用安装在机器人手臂上的紧凑型直线加速器。患者使用无创头部固定装置(如 Aquaplast 面罩模具)保持相对固定。在治疗过程中频繁地拍摄 X 射线以跟踪颅骨的任何移动，并且机器人手臂相应地调整直线加速器的位置。对于伽马刀和射波刀来说，治疗效果涉及多个笔形光束的照射以聚集在靶区上。小叶准直器用于确保能量沉积在靶区之外迅速跌落。在开始治疗前，治疗计划部分包括固定装置的制作，以及进行薄层增强 CT(1.25 mm)和 MRI 扫描。图像融合后，在计算机软件勾画靶区并在放射治疗物理师帮助下制订放射治疗计划。有报道表明，构象的勾画可以使伽马刀鞍区病变治疗计划的精确度在 0.1 mm 以内[1]。

就治疗分泌型垂体腺瘤而言，有证据表明，在放射外科治疗时停止抗分泌药物与内分泌更好的正常化相关[2,3]。当单次剂量超过 13Gy 至脑干的 20% 以上时，作者建议使用分次治疗方案(如使用射波刀)，这在鞍区病变如颅咽管瘤中经常遇到[4]。

剂量

有几个假说有助于立体定向放射治疗剂量的计算。在 Timmerman 等人[5]的综述中，作者列举了成功治疗所需的 3 个必要条件：①定位靶区位置的能力；②处方等剂量线适形靶区的能力；③构建剂量分布且使周围正常组织剂量迅速跌落的能力。在当前文献的回顾中，具体肿瘤的剂量范围如下所述。

垂体腺瘤（分泌型）

为避免损伤视觉器官,视神经的放射治疗剂量应低于 8~12 Gy[6]。激素正常化的程度与放射剂量有关, 较少的正常化与较低的边缘剂量相关。对于控制早期肿瘤生长,15 Gy 的剂量被认为是可靠的[7]。对于 GH 分泌型腺瘤的患者,2003 年以前对 22 项研究进行系统回顾分析显示,边缘剂量范围为 15~34 Gy。在 2003—2010 年发表的 23 项研究中,报道的边缘剂量范围为 10~32 Gy[8]。在实践中,通常规定剂量为 20~25 Gy。基于 17 项研究[9],催乳素瘤的边缘剂量范围为 14~33 Gy。较高的剂量似乎有较快的治疗反应。与分次治疗相比,ACTH 分泌型腺瘤通常用 SRS 治疗,剂量为 20~25 Gy(范围为 15~30 Gy),且生化反应较快[10,11]。这些研究大多使用伽马刀作为放射外科设备。对于分泌型和非分泌型的垂体腺瘤,50% 等剂量线是伽马刀治疗研究中最常见的处方等剂量线,因为这条线是辐射能量衰减斜率最陡的地方[11]。

垂体腺瘤（非分泌型）

一般而言,非分泌型垂体腺瘤可以用较小的放射外科治疗剂量进行治疗,最佳剂量为 14~18 Gy,目的是稳定或缩小肿瘤。对 13 个研究的系统回顾分析显示,边缘剂量范围为 14~25 Gy[11,12]。

颅咽管瘤

10 项伽马刀研究报道的边缘剂量范围为 8~25 Gy,最多的处方剂量为 10~15 Gy[4]。3 项射波刀研究报道了更大的边缘剂量,范围为 21~40 Gy,治疗等剂量曲线为 75%[13,14]。射波刀研究使用分次治疗来最大限度地减少对视觉器官和脑干的损伤。

脑膜瘤

文献报道,颅底病变的中位边缘剂量为 12~16 Gy[15,16]。较大的病灶(体积大于 10 cm³)可以用大约 15 Gy 的剂量控制[17]。

治疗计划示例

一名 32 岁女性患者最初出现头痛和视野缺损,并被诊断为颅咽管瘤。她接受了 3 次手术切除。在放射外科治疗之前,残余病变为 1.4 cm³。75% 等剂量曲线,18 Gy 处方分 3 次照射,最大剂量为 22.5 Gy。最后 1 次随访时,肿瘤缩小,患者症状改善。

治疗效果与预后

立体定向放射外科治疗鞍区病变主要有 2 个治疗目标。首先是限制或减小肿瘤体积,从而减少对邻近结构的占位/压迫效应。第二个目标,特别是对于分泌型垂体腺瘤,是为了使激素水平正常化。在几乎所有已发表的研究中,立体定向放射外科治疗都与良好的肿瘤控制相关。对于非分泌型垂体腺瘤,报道的平均肿瘤控制率约为 93%,范围为 68%~100%[18]。对于分泌型垂体腺瘤,目前文献报道的最终结果缺乏一致性,许多研究报道了不同范围的"治愈"即激素正常化。在 GH 分泌型垂体腺瘤的 20 项研究中,激素治愈率为 0~96%,另有 0~67% 的患者有改善[11]。在 23 项研究中,GH 腺瘤的总体肿瘤控制率为 92%~100%[8]。催乳素瘤在 SRS 治疗后的激素缓解率为 15%~50%,并可通过增加药物治疗提高至 40%~80%[19-22]。已发表的关于颅咽管瘤的研究表明,实体瘤的平均控制率为 90%,囊性肿瘤的平均控制率为 88%,混合肿瘤的平均控制率为 60%。当平均边缘剂量达到 12 Gy 时肿瘤得到控制, 在接受边缘剂量小于 6 Gy 的病例中有 85% 的患者出现肿瘤复发[4]。外照射放射治疗通常用于 SRS 治疗后的局部复发情况。对于脑膜瘤,共分析了 15 项研究 2 734 例患者,77.1% 被归为颅底和(或)鞍区病变。总体疾病稳定率为 89%,与报道的垂体腺瘤和颅咽管瘤的平均值一致[23]。

并发症

根据 Witt 等人的系统评价, 超过 1 255 例接受立体定向放射外科治疗的垂体腺瘤患者中,11 例(0.9%)出现放射性视神经损伤[11]。已有数个资料显示把 10~12 Gy 作为不会出现视觉器官神经性病变的放射治疗剂量上限。事实上,大多数放射外科医生已使用 8 Gy 或更小的剂量来避免这种并发症。有趣的是,海绵窦脑神经(Ⅲ、Ⅳ、Ⅴ、Ⅵ组)对放射治疗具有高度耐受性,仅有 0.4%(5 例)的患者表现出永久性神经功能缺损[11]。此外,根据关于鞍区脑膜瘤的 2 项研究,肿瘤体积、肿瘤边缘剂量和既往外照射放射治疗史均与放射相关的并发症无关[24,25]。

血管损伤在立体定向放射外科治疗后很少见, 其中一些研究显示, 颈内动脉(I-CA)剂量应限制在 30 Gy 以下[26]。立体定向放射诱导肿瘤也很少见,Sheehan 等人在 35 项研究 1 621 例患者的回顾分析中报道的病例数为零[27],在全球超过 200 000 例使用伽马刀治疗的患者中报道了 8 例。最后,1.5%~72% 的患者有垂体功能不全的报道。这么大的波动范围可能与激素正常化标准的变化、随访时间、肿瘤体积和其他治疗方式有关。

参考文献

1. Takakura K, Hayashi M, Izawa M. Pituitary tumors. In: Chin L, Regine W, eds. *Principles and Practice of Stereotactic Radiosurgery*. New York, NY: Springer; 2008:299–307.

2. Landolt AM, Haller D, Lomax N, et al. Octreotide may act as a radioprotective agent in acromegaly. *J Clin Endocrinol Metab*. 2000;85(3):1287–1289.

3. Landolt AM, Lomax N. Gamma knife radiosurgery for prolactinomas. *J Neurosurg*. 2000;93(suppl 3):14–18.

4. Veeravagu A, Lee M, Jiang B, Chang SD. The role of radiosurgery in the treatment of craniopharyngiomas. *Neurosurg Focus*. 2010;28(4):E11.

5. Timmerman R, Papiez L, Suntharalingam M. Extracranial stereotactic radiation delivery: expansion of technology beyond the brain. *Technol Cancer Res Treat*. 2003;2(2):153–160.

6. Adler JR Jr, Gibbs IC, Puataweepong P, Chang SD. Visual field preservation after multi-session CyberKnife radiosurgery for perioptic lesions. *Neurosurgery*. 2006;59(2):244–54; discussion 244.

7. Lunsford LD. Stereotactic radiosurgery for patients with pituitary adenomas. In: *Radiosurgery Practice Guideline Initiative*. IRSA;2004:1–12.

8. Stapleton CJ, Liu CY, Weiss MH. The role of stereotactic radiosurgery in the multi-modal management of growth hormone-secreting pituitary adenomas. *Neurosurg Focus*. 2010;29(4):E11.

9. Tanaka S, Link MJ, Brown PD, Stafford SL, Young WF Jr, Pollock BE. Gamma knife radiosurgery for patients with prolactin-secreting pituitary adenomas. *World Neurosurg*. 2010;74(1):147–152.

10. Mitsumori M, Shrieve DC, Alexander E III, et al. Initial clinical results of LINAC-based stereotactic radiosurgery and stereotactic radiotherapy for pituitary adenomas. *Int J Radiat Oncol Biol Phys*. 1998;42(3):573–580.

11. Witt TC. Stereotactic radiosurgery for pituitary tumors. *Neurosurg Focus*. 2003; 14(5):e10.

12. Jagannathan J, Yen CP, Pouratian N, Laws ER, Sheehan JP. Stereotactic radiosurgery for pituitary adenomas: a comprehensive review of indications, techniques and long-term results using the Gamma Knife. *J Neurooncol*. 2009;92(3):345–356.

13. Iwata H, Tatewaki K, Inoue M, et al. Single and hypofractionated stereotactic radio-therapy with CyberKnife for craniopharyngioma. *J Neurooncol*. 2012;106(3):571–577.

14. Lee M, Kalani MY, Cheshier S, Gibbs IC, Adler JR, Chang SD. Radiation therapy and CyberKnife radiosurgery in the management of craniopharyngiomas. *Neurosurg Focus*. 2008;24(5):E4.

15. Igaki H, Maruyama K, Koga T, et al. Stereotactic radiosurgery for skull base menin-gioma. *Neurol Med Chir (Tokyo)*. 2009;49(10):456–461.

16. Sheehan JP, Williams BJ, Yen CP. Stereotactic radiosurgery for WHO grade I menin-giomas. *J Neurooncol*. 2010;99(3):407–416.

17. Bledsoe JM, Link MJ, Stafford SL, Park PJ, Pollock BE. Radiosurgery for large-volume (> 10 cm^3) benign meningiomas. *J Neurosurg*. 2010;112(5):951–956.

18. Jagannathan J, Schlesinger DJ, Oskouian RJ Jr, et al. Stereotactic radiosurgery for pitu-itary adenomas. In: Lunsford LD, Sheehan JP, eds. *Intracranial Stereotactic Radiosurgery*. New York, NY:Thieme;2009:Chapter 9.

19. Pan L, Zhang N, Wang EM, Wang BJ, Dai JZ, Cai PW. Gamma knife radiosurgery as a primary treatment for prolactinomas. *J Neurosurg*. 2000;93(suppl 3):10–13.

20. Sheehan J, Rainey J, Nguyen J, Grimsdale R, Han S. Temozolomide-induced inhibition of pituitary adenoma cells. *J Neurosurg*. 2011;114(2):354–358.

21. Sheehan JM, Vance ML, Sheehan JP, Ellegala DB, Laws ER Jr. Radiosurgery for Cushing's disease after failed transsphenoidal surgery. *J Neurosurg*. 2000;93(5):738–742.

22. Tsang RW, Brierley JD, Panzarella T, Gospodarowicz MK, Sutcliffe SB, Simpson WJ. Role of radiation therapy in clinical hormonally-active pituitary adenomas. *Radiother Oncol*. 1996;41(1):45–53.

23. Pannullo SC, Fraser JF, Moliterno J, Cobb W, Stieg PE. Stereotactic radiosurgery: a meta-analysis of current therapeutic applications in neuro-oncologic disease. *J Neurooncol*. 2011;103(1):1–17.

24. Kondziolka D, Levy EI, Niranjan A, Flickinger JC, Lunsford LD. Long-term outcomes after meningioma radiosurgery: physician and patient perspectives. *J Neurosurg*. 1999;91(1):44–50.

25. Stafford SL, Pollock BE, Foote RL, et al. Meningioma radiosurgery: tumor control, outcomes, and complications among 190 consecutive patients. *Neurosurgery*. 2001;49(5):1029–37; discussion 1037.

26. Shin M, Kurita H, Sasaki T, et al. Stereotactic radiosurgery for pituitary adenoma invading the cavernous sinus. *J Neurosurg*. 2000;93(Suppl 3):2–5.

27. Sheehan JP, Niranjan A, Sheehan JM, et al. Stereotactic radiosurgery for pituitary adenomas: an intermediate review of its safety, efficacy, and role in the neurosurgical treatment armamentarium. *J Neurosurg*. 2005;102(4):678–691.

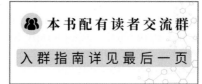

本书配有读者交流群
入群指南详见最后一页

第 6 章

放射外科治疗转移性颅内肿瘤后的影像学改变：肿瘤复发与放射效应的鉴别

Jacob Ruzevick，Lawrence R. Kleinberg

    立体定向放射外科(SRS)治疗已成为原发性和转移性颅内病变的标准辅助治疗手段。最近，人们越来越认识到放射治疗后的影像学变化，很难或不可能与需要进一步干预治疗的真正肿瘤复发的影像学表现区分开来。假性进展，用于描述这种现象的术语，最初应用于恶性胶质瘤患者常规放射治疗后的相关改变。在这些患者中，有相当比例的患者随访 MRI 显示病变有所进展，在手术活检或维持最初治疗后证明了这是一个良性的过程。

    对假性进展的理解在转移瘤的 SRS 治疗中尤其重要，这是由于初始照射剂量较高，并且与恶性胶质瘤相比早期实际复发的可能性较低，恶性胶质瘤的复发是普遍的且可以快速致死的。有几组研究报道了不同颅内疾病的假性进展，显示 SRS 治疗后肿瘤暂时扩大的发生率至少为 30%，这在很多案例中超过了治疗后第一年实际治疗失败的概率[1-13]。

    对于经常用 SRS 治疗的颅内病变(包括前庭神经鞘瘤、脑膜瘤、脑转移瘤和选择性恶性胶质瘤病例)，假性进展已得到充分证实。动静脉畸形放射治疗后,也可观察到明显的放射治疗引起的影像学变化，而出血被认为是治疗失败的唯一结果。

    假性进展在单次的影像学检查中与真性进展无法区别，因此需要回顾性评估。尽管目前正在研究先进的影像技术来鉴别假性进展、放射性坏死和真性进展，但神经肿瘤工作组认为,这些研究在广泛使用之前仍需要严格的验证[4]。

    监测 SRS 治疗后成功的金标准是连续系统的磁共振检查。目前，临床没有可靠的方法来区分治疗反应与潜在疾病进展。然而错误地将治疗反应视为潜在疾病进展可能导致不必要的和(或)有风险的干预。例如，如果假性进展被误认为治疗失败：①当影像变化仅仅代表放射相关的变化和(或)损伤时而做了进一步放射治疗;②自身带有风险的手术可能作为挽救治疗;③有利于患者的系统性治疗可能会因错误推测造成全身化疗失败而改变。因此,当给予 SRS 治疗的颅内疾病患者出现早期局部影像改变时,考虑到假性进展是十分重要的。

颅内肿瘤放射外科治疗后的影像学改变

据估计,美国大约每年有超过 170 000 例新增脑转移患者[15],主要原发肿瘤为肺癌、乳腺癌、黑色素瘤、肾癌和结肠癌。放射治疗的主要反应是肿瘤在数月至数年内逐渐减小或稳定。因此,治疗后影像学评估对确定是否需要进一步治疗至关重要。然而评估可能会很复杂,这是因为治疗后病变对比增强或短时体积增大常常为非特异性且可能不是疾病进展的真实标志。在 SRS 治疗的肿瘤中,1/3~1/2 的患者在初始治疗后 2 年或更长时间在影像上可见一过性病变增大。此外,在这段时间内,也可以见到均一的环形增强。多组研究报道了这种现象。Ross 等人[16]报道,在 SRS 治疗后平均随访 13 周后,73% 的恶性胶质瘤和 23% 的转移性颅内肿瘤增大。在 1 项针对 28 例低级别星形细胞瘤儿童患者的研究中,43% 的患者表现出病灶增大、钆剂增强和水肿。由于没有临床症状,确定为放射治疗反应的患者继续随访[17]。表 6.1 列出了选出的关注影像改变的研究。

在 1 项全面回顾脑转移瘤患者的单中心研究中,Patel 等人[18]报道,病变体积在伽马刀治疗后最早 6 周开始增加,在 15 个月后仍可以看到。此外,与来自 SRS 治疗前初始影像显示的病变体积比较平均变化百分比在 12 个月和 15 个月时分别为+3.6% 和+11.6%。在所有其他随访期间(最多 36 个月),平均病变体积比治疗前减小,明确表明病变大小的增加是短暂的。放射敏感性肿瘤体积变化最大,而且在长达 36 个月的随访期间可以有多次一过性增大。放射敏感性肿瘤(如肺癌、乳腺癌或结肠癌)比放射抵抗性肿瘤(黑色素瘤或肾癌)更易发生改变。对这种现象进行 Kaplan-Meier 分析发现,与那些没有出现假性进展的患者相比,SRS 治疗后出现假性进展的患者生存时间更长。此外,在 MRI 波谱检查、弥散加权成像和(或)18F-氟脱氧葡萄糖正电子发射断层显像(FDG-PET)扫描图像上病变增大的手术切除或活检的患者中,有 96%(22/23)均为放射性坏死。

放射外科治疗后最常见的影像学变化是病变周围水肿,伴或不伴强化增加,并且是放射治疗后最可能出现神经功能改变的原因。虽然有报道称放射外科手术后水肿的时间有 23 个月之久,但通常是在 6 至 8 个月内达到高峰[19,20]。治疗后水肿与治疗前

表 6.1　关于颅内病变的假性进展研究摘要

研究	病理	患者总数	早期进展	假性进展占早期进展的比例(%)
多名作者[1-13]	多形性胶质母细胞瘤	1179	39%(平均加权)	36%(平均加权)
Hayhurst 等 (2011)[21]	前庭神经鞘瘤	75	49/75(65%)	17/75(23%)
Patel 等 (2011)[18]	多发转移瘤	120	NA	32%
Valanne 等 (1996)[22]	海绵状血管瘤	1(病例报道)	1/1(100%)	1/1(100%)
Miyatake 等 (2009)[23]	脑膜瘤	13	NA	3/13(21%)

瘤周水肿、矢状窦闭塞、较大的肿瘤体积、单次分割照射模式的单次剂量大于 16 Gy、边缘剂量以及病灶的位置相关。放射诱发水肿的机制被认为是由于受损的肿瘤细胞释放毒素，同时软脑膜破坏，导致血管内液体扩散到脑实质内造成的。此外，与那些包裹在结缔组织核心中的肿瘤相比，某些肿瘤具有浸润性，围绕肿瘤的正常脑组织可能接受足够高剂量的照射而引起放射诱导的损伤。

　　为了辨别放射反应与肿瘤进展之间的差异，也使用其他一些影像检查方法进行评估，如正电子发射断层扫描和单光子发射计算机断层扫描(SPECT)，尽管这些模式也不令人满意 [24-26]。FDG–PET 扫描对鉴别放射性坏死与肿瘤进展的敏感性约为40%。对于六甲基丙烯胺肟(HMPAO)SPECT 显像，铊和 HMPAO 摄取量低提示放射反应，而 2 种药物摄取增加提示肿瘤进展。然而由于缺乏广泛的临床实用性和系列成像的可行性，以及高的假阳性率，FDG–PET 和 HMPAO 都不适合作为明确放射反应的有效方法。

放射外科治疗动静脉畸形后的影像学改变

　　放射外科是治疗小于 3 mL 且难以切除脑区的动静脉畸形(AVM)的有效方法。出血仍然是放射外科治疗后最严重的事件，但通常与 SRS 治疗本身无关。描述的其他影像学改变包括脑实质改变和 30% 以上患者中 MRI 钆造影剂增强扫描后病变的均匀或不规则增强。大多数不是由于出血导致影像学改变的患者，不会出现神经功能障碍[27]。Levegrün 等人报道，影像学改变(水肿或血脑屏障破坏)不取决于处方剂量。在一定程度上，总体积受到至少 12 Gy 以及 20 cm³ 的脑组织接受的最高剂量与放射治疗后的影像变化显著相关,表明单次剂量和体积参数可以预测治疗后放射诱导的影像变化。

有趣的是,接受 SRS 治疗的 AVM 患者可以用于更严格地研究 SRS 相关的影像学变化,因为其潜在的病理变化很少引起类似的影像学变化,并且放射治疗很少引起出血。

放射外科治疗后与影像学变化相关的生物学改变

放射外科治疗的目标是促使肿瘤细胞特异性双链 DNA 损伤,而不需要考虑细胞周期。通过多点聚焦射线覆盖颅内病变对肿瘤细胞造成不可逆的损伤,同时避开正常的脑实质。在 AVM 病例中,畸形团闭塞的机制可能是血管内皮损伤、启动内膜平滑肌增生、胶原沉积和硬化的连锁反应。有关转移性病变,Patel 等人[18]报道,MRI 特异性的改变与凝固性坏死(中心 T1 低信号)、反应性胶质增生和脱髓鞘(周围 T1 低信号)以及血管透明化(T1 环形增强部分)相关。

尽管已经提出了一般性的假设,包括明显的组织炎症反应、水肿和异常血管通透性的显著组织反应,导致新出现的增强或原有的增强程度增加,但是假性进展的机制尚不清楚。另外,由于脑组织缺乏淋巴组织,清除细胞碎片可能需要更长的时间,导致炎症反应增加。 进一步的证据包括假性进展和生存期延长之间的相关性,提示可能与炎症反应的成分相关[28]。

放射治疗后的影像学变化也可能与临床症状相关。放射治疗后的副作用可以根据发生时间分为急性(6 周内)、亚急性(6 个月内)和长期反应(超过 6 个月)。急性和亚急性变化的生理机制可能是继发性治疗效应,例如血管扩张、血脑屏障破坏和水肿,而不是直接损伤 DNA。尽管有人提出继发于毛细血管损伤的坏死可能是长期存在副作用的原因,但也可能是由直接放射损伤导致的细胞毒性所致[29]。

假性进展的诊断与处理

正确诊断假性进展与肿瘤复发对颅内病变患者的治疗决策有主要影响,决定了是否允许继续使用主要辅助治疗,而不是转为二线或实验性治疗[1]。通过显示初始生长和最终转归的连续影像评估来诊断假性进展。随着时间的推移,缓慢的、持续的增长而没有任何消退的迹象被认为很可能是肿瘤进展而非假性进展。

第二个挑战是区分假性进展和放射性坏死。尽管假性进展可以代表轻微的放射性坏死,但是假性进展通常发生得更早并且是自限性的。相反,典型的放射性坏死发生在治疗后 18~24 个月,可能是自限性或渐进性的,因此需要干预[29]。

依据 SRS 治疗后的影像变化范围所做的临床决策可以从维持转移性肿瘤的主要

辅助治疗到再次行减瘤手术。如果影像学改变提示完全或部分反应,很明显需要继续初始治疗。疑似或确诊假性进展的无症状患者也可以维持初始辅助治疗并仍可能有效,但是要在较短的时间间隔内进行持续影像学检查,这是至关重要的。

对于一系列影像提示肿瘤持续进展的患者,尤其是出现了神经系统症状,即使面对不确定的情况只要可行就应考虑手术,积极的治疗可防止肿瘤发展而导致的脑损伤。如果有明显的临床症状,手术通常是最佳的治疗选择,因为复发的肿瘤或渐进性放射性坏死是导致临床症状的真正原因,手术可以通过清除潜在进展性的坏死组织来改善患者的状况。

举例

患者女性,37 岁,乳腺癌颅内转移。最初的乳腺癌诊断是在 1998 年,被证实是 ER / PR +,HER-2 / Neu 阳性级别为 3 +。2000 年,MRI 显示 10 个颅内转移病灶(图 6.1)。给予 SRS 和全脑放射治疗(图 6.2)。SRS 治疗后 4 个月MRI 显示颅内其中一转移灶减小。然而在治疗 16 个月后,出现一过性环形强化增大(图 6.3)。取活检样本,最终的病理报告是脑组织炎症反应和坏死,没有发现肿瘤组织。在确定假性进展时,更频繁的影像学检查表明病灶的增大可能是假性进展的结果,而不是可疑的肿瘤生长。

建议

用于确定维持原治疗或对怀疑肿瘤进展的患者而改变治疗的诊断方式会受到基础病变的典型生物学行为影响。例如,恶性胶质瘤放射治疗后局部复发率很高,且进展迅速,提示影像学变化更可能是源自病变进展。相反,脑膜瘤和听神经瘤放射治疗后长期的控制率很高,提示放射治疗后的影像学变化常常出现治疗反应。SRS 治疗的脑转移瘤也很容易出现治疗后的晚期影像学改变,尽管影像学改变与肿瘤实际复发有一定的相关性。

对于证实疾病进展的患者,尤其是那些有神经系统症状并无法通过类固醇治疗缓解的,需要更多缓解症状的干预措施。在这种情况下,手术干预是一种合适的治疗方法,原因为:①可以缓解由复发肿瘤造成的症状;②提供诊断信息以指导将来的治疗方式;③减少放射反应导致的占位效应;④阻止放射性坏死病灶的扩大。

结论

假性进展是颅内病变 SRS 治疗后常见的影像学表现。由于目前的影像检查方法

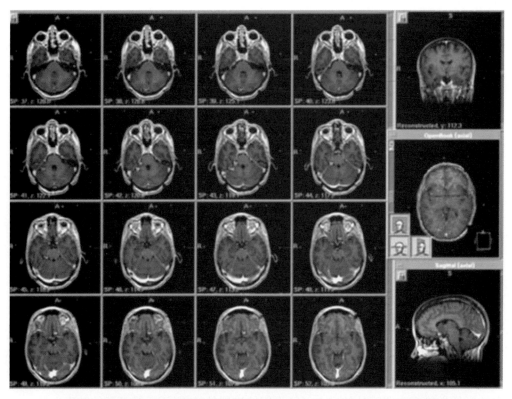

图 6.1 治疗前 MRI 显示原发性乳腺癌的 10 个颅内转移病灶。（见彩插）

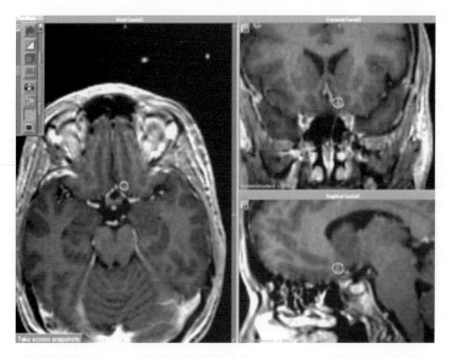

图 6.2 伽马刀治疗 10 例确诊的颅内转移瘤中的 1 例的治疗方案。（见彩插）

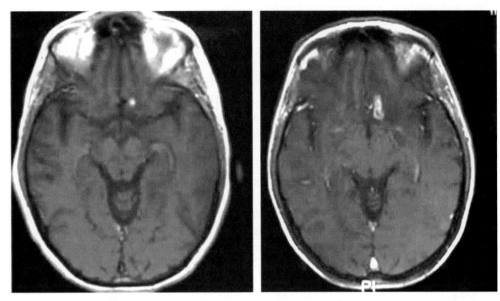

图 6.3　MRI 成像显示 SRS 治疗后 4 个月（左侧）和 SRS 治疗后 16 个月（右侧）的小病灶。活检之后，病灶和环形增强的增加被证实是由炎性反应和坏死导致的假性进展，而不是发生真正的肿瘤进展。

还不能准确地鉴别假性进展和肿瘤进展，因此系统的影像学研究是当前鉴别二者的金标准。由于二线辅助治疗或手术给患者带来的风险较大，因此即使有疾病进展的可能，仍然建议在放射治疗后出现无症状的假性进展或有明显的坏死时行保守治疗。

参考文献

1. Sanghera P, Perry J, Sahgal A, et al. Pseudoprogression following chemoradiotherapy for glioblastoma multiforme. *Can J Neurol Sci.* 2010;37(1):36–42.
2. Pouleau HB, Sadeghi N, Baleriaux D, Melot C, De Witte O, Lefranc F. High levels of cellular proliferation predict pseudoprogression in glioblastoma patients. *Int J Oncol.* 2012;40(4):923–928.
3. Young RJ, Gupta A, Shah AD, et al. Potential utility of conventional MRI signs in diagnosing pseudoprogression in glioblastoma. *Neurology.* 2011;76(22):1918–1924.
4. Topkan E, Topuk S, Oymak E, Parlak C, Pehlivan B. Pseudoprogression in patients with glioblastoma multiforme after concurrent radiotherapy and temozolomide. *Am J Clin Oncol.* 2012;35(3):284–289.
5. Hoffman WF, Levin VA, Wilson CB. Evaluation of malignant glioma patients during the postirradiation period. *J Neurosurg.* 1979;50(5):624–628.
6. de Wit MC, de Bruin HG, Eijkenboom W, Sillevis Smitt PA, van den Bent MJ. Immediate post-radiotherapy changes in malignant glioma can mimic tumor progression. *Neurology.* 2004;63(3):535–537.
7. Chamberlain MC, Glantz MJ, Chalmers L, Van Horn A, Sloan AE. Early necrosis following concurrent Temodar and radiotherapy in patients with glioblastoma. *J Neurooncol.* 2007;82(1):81–83.

8. Brandes AA, Franceschi E, Tosoni A, et al. MGMT promoter methylation status can predict the incidence and outcome of pseudoprogression after concomitant radiochemotherapy in newly diagnosed glioblastoma patients. *J Clin Oncol.* 2008;26(13):2192–2197.

9. Perry A, Schmidt RE. Cancer therapy-associated CNS neuropathology: an update and review of the literature. *Acta Neuropathol.* 2006;111(3):197–212.

10. Taal W, Brandsma D, de Bruin HG, et al. Incidence of early pseudo-progression in a cohort of malignant glioma patients treated with chemoirradiation with temozolomide. *Cancer.* 2008;113(2):405–410.

11. Gerstner ER, McNamara MB, Norden AD, Lafrankie D, Wen PY. Effect of adding temozolomide to radiation therapy on the incidence of pseudo-progression. *J Neurooncol.* 2009;94(1):97–101.

12. Chaskis C, Neyns B, Michotte A, De Ridder M, Everaert H. Pseudoprogression after radiotherapy with concurrent temozolomide for high-grade glioma: clinical observations and working recommendations. *Surg Neurol.* 2009;72(4):423–428.

13. Mangla R, Singh G, Ziegelitz D, et al. Changes in relative cerebral blood volume 1 month after radiation-temozolomide therapy can help predict overall survival in patients with glioblastoma. *Radiology.* 2010;256(2):575–584.

14. Wen PY, Macdonald DR, Reardon DA, et al. Updated response assessment criteria for high-grade gliomas: response assessment in neuro-oncology working group. *J Clin Oncol.* 2010;28(11):1963–1972.

15. Suh JH. Stereotactic radiosurgery for the management of brain metastases. *N Engl J Med.* 2010;362(12):1119–1127.

16. Ross DA, Sandler HM, Balter JM, Hayman JA, Archer PG, Auer DL. Imaging changes after stereotactic radiosurgery of primary and secondary malignant brain tumors. *J Neurooncol.* 2002;56(2):175–181.

17. Bakardjiev AI, Barnes PD, Goumnerova LC, et al. Magnetic resonance imaging changes after stereotactic radiation therapy for childhood low grade astrocytoma. *Cancer.* 1996; 78(4):864–873.

18. Patel TR, McHugh BJ, Bi WL, Minja FJ, Knisely JP, Chiang VL. A comprehensive review of MR imaging changes following radiosurgery to 500 brain metastases. *Am J Neuroradiol.* 2011;32(10):1885–1892.

19. Cai R, Barnett GH, Novak E, Chao ST, Suh JH. Principal risk of peritumoral edema after stereotactic radiosurgery for intracranial meningioma is tumor-brain contact interface area. *Neurosurgery.* 2010;66(3):513–522.

20. Kondziolka D, Mathieu D, Lunsford LD, et al. Radiosurgery as definitive management of intracranial meningiomas. *Neurosurgery.* 2008;62(1):53–58; discussion 58–60.

21. Hayhurst C, Zadeh G. Tumor pseudoprogression following radiosurgery for vestibular schwannoma. *Neuro-oncology.* 2011.

22. Valanne LK, Ketonen LM, Berg MJ. Pseudoprogression of cerebral cavernous angiomas: the importance of proper magnetic resonance imaging technique. *J Neuroimaging.* 1996;6(3):195–196.

23. Miyatake S, Kawabata S, Nonoguchi N, et al. Pseudoprogression in boron neutron capture therapy for malignant gliomas and meningiomas. *Neuro-oncology.* 2009; 11(4):430–436.

24. Schwartz RB, Carvalho PA, Alexander E 3rd, Loeffler JS, Folkerth R, Holman BL. Radiation necrosis vs high-grade recurrent glioma: differentiation by using dual-isotope SPECT with 201TI and 99mTc-HMPAO. *Am J Neuroradiol.* 1991;12(6):1187–1192.

25. Schwartz RB, Holman BL, Polak JF, et al. Dual-isotope single-photon emission computerized tomography scanning in patients with glioblastoma multiforme: association with patient survival and histopathological characteristics of tumor after high-dose radiotherapy. *J Neurosurg.* 1998;89(1):60–68.

26. Carvalho PA, Schwartz RB, Alexander E 3rd, et al. Detection of recurrent gliomas with quantitative thallium-201/technetium-99m HMPAO single-photon emission computerized tomography. *J Neurosurg.* 1992;77(4):565–570.

27. Blamek S, Boba M, Larysz D, et al. The incidence of imaging abnormalities after stereotactic radiosurgery for cerebral arteriovenous and cavernous malformations. *Acta Neurochir Suppl.* 2010;106:187–190.

28. Brandsma D, Stalpers L, Taal W, Sminia P, van den Bent MJ. Clinical features, mechanisms, and management of pseudoprogression in malignant gliomas. *Lancet Oncol.* 2008; 9(5):453–461.

29. Hygino da Cruz LC Jr, Rodriguez I, Domingues RC, Gasparetto EL, Sorensen AG. Pseudoprogression and pseudoresponse: Imaging challenges in the assessment of posttreatment glioma. *Ame J Neuroradiol.* 2011;32(11):1978–1985.

本书配有读者交流群

入群指南详见最后一页

第4篇
放射外科治疗颅内血管病变

本篇主编

Daniele Rigamonti

第7章
脑动静脉畸形的放射外科治疗

Jacob Ruzevick, Sachin Batra, Michael Lim, Daniele Rigamonti

脑动静脉畸形(AVM)是一种罕见、通常为先天性的疾病,主要特征是动脉和静脉之间的分流。AVM 的发病率约为 1.1/100 000[1],患病率约为18/100 000[2],好发于幕上并最常累及大脑中动脉分布的区域[3],也可以发生在硬膜内而称之为硬脑膜动静脉瘘。目前脑动静脉畸形的病因尚不清楚,但治疗仍然是必须的, 尤其是症状性 AVM 的患者,由于干预失败可能导致一个或几个脑实质内、蛛网膜下隙或者脑室内发生潜在的灾难性出血[4]。AVM 多在40 岁以前发病,男女发病率基本一致[5],AVM 占所有出血性卒中的 2%左右,所有青少年卒中的 3%左右,所有蛛网膜下隙出血的 9%[3,6](图 7.1)。

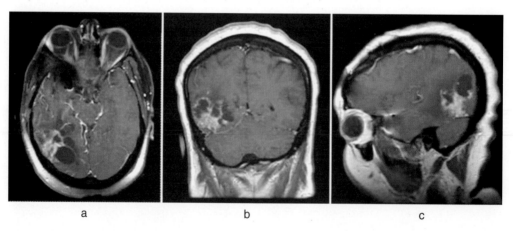

图 7.1 轴位(**a**)、冠状位(**b**)、失状位(**c**),钆增强的 T1 加权 MRI 提示在右侧颞叶后方的 AVM 病灶。

目前 AVM 的治疗方法包括手术、介入栓塞和放射外科〔伽马刀(GK)、质子束放射治疗或直线加速器〕。所有的治疗目的都是为了彻底闭塞或者切除 AVM 的病灶来预防将来可能的出血和相关的神经功能障碍。

放射治疗对于小型 AVM(小于 3 mL)的疗效是肯定的。据报道,在放射治疗 1~3 年后[15,16,21],AVM 的完全闭塞率在 54%~92%之间[4,7-20]。而对于大型 AVM(大于 10 mL)的治疗证据提示:放射治疗无法治愈大部分患者甚至可能发生长期的不良事件[23-26]。

AVM 的分类

在过去的 20 年里,决定闭塞 AVM 的最佳治疗方式沿用的是 Spetzler-Martin(SM)手术 5 层分级系统(表 7.1)[27]。虽然根据病灶的大小、位置和静脉引流对病变分级没有被放射外科治疗所普遍接受,但通常可以预测闭塞和结果。De Oliveira 等人报道了改良的 SM 标准,将 SMⅢ级分为ⅢA(体积大于 6 cm)和ⅢB[存在深静脉引流和(或)位于重要功能区]。根据临床结果,Ⅰ/Ⅱ级病变应选择显微外科手术切除,Ⅲ级病变选用显微外科手术(ⅢA)或者放射外科治疗(ⅢB),Ⅳ/Ⅴ级的病变则需要个体化、综合性的治疗方法。Spetzler 和 Ponce[28]提出的第二种分类方案是一种 3 层分级系统,分别将Ⅰ/Ⅱ和Ⅳ/Ⅴ结合,其预测结果的准确性等同于 5 层手术 SM 标准(表 7.2)。

表 7.1　SM 分类系统

	特点	分值
大小	小型(<3 cm)	0
	中型(3~6 cm)	1
	大型(>6 cm)	2
位置	非功能区	0
	功能区	1
静脉引流	仅有浅表引流	0
	存在深部引流	1

分数=大小+位置+静脉引流。

表 7.2　简化的 SM 分类系统

分类	SM 评分	处理措施
A	Ⅰ & Ⅱ	显微手术
B	Ⅲ	多模态治疗
C	Ⅳ & Ⅴ	不建议治疗,除非有临床症状或者 AVM 相关的动脉瘤

虽然 SM 分级能够准确预测手术后的结果,但可能无法预测放射外科治疗后的闭塞因素。Karlsson 和 Schwarts 分别开发了根据 AVM 的大小和边缘剂量[29,30]来预测 AVM

的闭塞的指标。然而由于 AVM 病灶部位的神经间质细胞的放射生物学耐受性是一种剂量限制因子,因此可以采用 Pollock-Flickinger 评分来预测患者的预后[31-33]。

　　AVM 评分=(0.1)×(体积,mL)+(0.02)×(年龄,岁)+(0.5)×(位置)

　　(位置:大脑半球/胼胝体/小脑半球=0;基底节/丘脑/脑干=1)

　　Pollock 等人[33]对 220 例 AVM 患者畸形团闭塞且没有新的神经功能障碍的比例与 AVM 评分之间的关系进行了研究。研究的结果表明:当 AVM 评分为≤1、1~1.5、1.5~2 和>2 时,AVM 发生闭塞且没有功能障碍的比例分别为 89%、70%、64%、46%($r^2=-0.98$,$P<0.01$)。

AVM 接受放射外科治疗的指征

　　当患者出现任何部位的脑出血、癫痫或者进展性的神经功能障碍时,需要在鉴别诊断中考虑 AVM。当 AVM 存在深部引流和高压血流时,患者具有特殊的出血风险。此外,尽管未破裂的病变建议保守观察,但当位于功能区的部分或体积大导致神经系统症状,或发生了出血时需要进行急诊血肿清除。

　　放射外科手术最适合Ⅲ级 AVM 的患者,这些病变具有深静脉引流和(或)位于功能区。ⅢB 级 AVM 的患者尤其适合放射外科治疗,因为显微外科手术损伤重要功能区的风险高。这同样也适用于后颅窝的 AVM,因为该部位有重要的神经血管结构和脑干。

　　放射外科对于改善畸形团和临床症状方面的疗效在不同的研究中存在差异性。然而 AVM 闭塞的积极预测因子包括:SM 分级、畸形团的大小和位置、体积小、引流静脉的存在和位置、低龄和较高的边缘剂量[34,35]。除闭塞的有利预测因子外,Sun 等人[35]报道了预先栓塞畸形团是闭塞的不利因素。此外,立体定向放射外科(SRS)治疗能够有效减轻 AVM 相关的头痛,但是不能改善患者的状态。

影像检查和放射治疗方式的选择

　　AVM 神经影像的全面评估包括:CT、MRI、数字减影核磁血管成像(MRA)。CT 是 AVM 破裂出血的首选影像检查方式,同样也能显示 AVM 特征性的迂曲静脉和扩张动脉,以及 AVM 的位置和大小。MRI 能够更准确地确定 AVM;联合选择性的 MRA 时,能够对一根特定的脑血管、选择性的静脉引流进行评估。MRI 液体衰减反转恢复序列(FLAIR)能够显示与 AVM 相关的血流减少和动脉瘤。AVM 诊断的金标准是做 6 条脑动脉和所有供血动脉的造影来评估大小、形态、供血动脉、引流静脉以及 AVM 相关的动脉瘤。经典的治疗剂量分析是通过 MRA 或者数字减影 X–射线血管造影完成的。然而可考虑使用 C 臂锥形束计算机断层扫描血管造影这一新技术，因其具有比 MRA 更好的空间分辨率和对比度。Kang 等人[36]报道了采用该成像方案，显著改变了 SRS 治疗方案所描述的区域，从而降低了 AVM 照射剂量不足和对正常脑组织产生损伤的风险。

精准的治疗方案在保证充分的剂量传送并且避免辐射副作用方面是十分关键的，这可能会破坏治疗本身的益处。有研究表明，部分闭塞最常见的原因是靶区错误，先前栓塞的 AVM 发生再通、再出血后病灶扩张，而最重要的是剂量不足[37,38]。治疗使用 MRI 或 CT 与血管造影相结合可以确保完全覆盖 AVM 病灶，并通过给予更高的照射剂量和最少的 AVM 神经组织床的辐射暴露而提高闭塞率[39-41]。Yu 等人[42]比较了使用 MRI 伴或不伴血管成像时病灶覆盖面积，从而描绘 AVM 的靶体积。这项研究推荐：对于小于 2cc 且没有栓塞过的弥漫型 AVM，做放射治疗方案时可以单独使用 MRI。

采用 MRI、CT 或者 MRA 对 AVM 患者方案计划治疗剂量时，单次分割的实际照射剂量范围为 12~25 Gy。AVM 边缘的照射剂量通常是 AVM 中心剂量的 50%~70%。

AVM 放射外科治疗

通常，GK 系统是向 AVM 病灶传送聚焦照射的最常见的工作平台；然而和其他传递系统相比，例如直线加速器（LINAC），GK 系统的优势还没有完全建立起来。GK 和 LINAC 的区别是，GK 发出的射线是单次分割，且传送较不均匀剂量的方式来照射病灶。质子束系统能够对形态不规则的病变发射均匀剂量的射线，并且由于 Bragg 峰值特性，进一步减少对周围组织的照射。

尽管血管损伤的发生机制尚不清楚，但根据 GK 治疗后的离体血管的组织学研究报道：内皮损伤导致内膜平滑肌的增生、胶原缺失和硬化。随后纤维蛋白和血小板沉积物、血管壁平滑肌增生的共同作用导致血管腔狭窄并最终导致管腔闭塞。

小病灶（＜3mL）的治疗

对于体积小于 3 mL 的 AVM 的治疗是安全、有效的，即使位于功能区的 AVM 也应该考虑治疗。治疗前，AVM 的位置信息应该通过 MRI/MRA 来确定。病灶的剂量方案需要通过脑血管造影结合增强 CT 来共同进行剂量计算。虽然很多中心在放射治疗前常进行血管栓塞，但栓塞治疗具有其自身的风险，并且通常认为对于小于 3 mL 的病变是没有必要的。对于这些病灶的边缘剂量通常维持在 12~22 Gy。AVM 成功闭塞与 AVM 体积小、边缘剂量较大、既往出血以及男性相关。较小体积的 AVM 放射治疗后仍有残留,与没有分辨出整个 AVM、血肿的压迫(由于血肿导致影像的变形而无法定位整个 AVM)和放射治疗前栓塞治疗的再通相关[35]。

大病灶(>3mL)的治疗

研究证明,放射治疗是治疗小于 3 mL 的 AVM 最有效的方式。先前的研究也已经表明:对于较大的 AVM 通过单次分割方式治疗,疗效差且并发症的发生率高[23-26]。对于体积较大的 AVM 来说,无论是放射治疗还是手术切除,都具有较大风险。手术切除能即刻降低出血的风险,由放射损伤所引起的出血和功能障碍也要重视。AVM 治疗的有效性是由 AVM 周边的边缘剂量所决定的[9],而且放射损伤的风险与放射剂量和病灶体积均相关,因为剂量梯度随着体积的增加而变得平缓。此外,随着放射治疗的剂量和体积的增加,AVM 在逐渐闭塞的过程中面临的出血风险也会增加[49,50]。Pollock 等人根据患者年龄、AVM 体积、位置提出了一个 AVM 评分,并且强调了病灶大小的重要性。如果患者的 AVM 评分大于 2 分,仅有 46% 的可能预后良好(即 AVM 完全闭塞且没有功能障碍),约有 36% 的可能出现神经功能下降(根据改良的 Rankin 评分)。

大型 AVM 的放射外科治疗可以通过辅助栓塞或者分期治疗的方式来闭塞病灶。此外,大分割 SRS 治疗也是有效的。

挽救治疗

为了克服大剂量照射时对正常脑组织所造成的损害,可以尝试随后使用次优剂量的射线进行再次治疗。通过多种治疗方式,有可能由于较小的病灶和更高的耐受剂量,使后来的治疗更有效。2 组报道显示这种方法使 AVM 体积普遍减小[51,52]。

大分割立体定向放射外科治疗

大分割立体定向放射外科(HFSR)治疗是利用直线加速器与立体定向头架,将约 25 Gy 的剂量射线分 4 次照射到 AVM 病灶内。采用 HFSR 的方法,AVM 3 年、5 年的闭塞率分别为 64%、92%,并且和单次照射的 SRS 治疗之间无差异[53]。当采用 HFSR 治疗时,达到高闭塞率的最小剂量必须达到 7 Gy/每次时。如果小于 7 Gy,只有 20% 的患者能够发生闭塞。当照射的剂量超过 7 Gy/每次时,闭塞率可接近 80%。Lindvall 等人[54]报道了 29 例平均体积为 11.5 mL 的 AVM 患者采用大分割的治疗方式〔6~7 Gy×5次〕,其中 AVM 体积为 4~10 mL、大于 10 mL 的 5 年闭塞率分别为 81%、73%。Chang 等人[55]比较单次剂量 SRS 治疗(15~25 Gy)和 5 次大分割照射总剂量为 25~35 Gy 的 5 年闭塞率,其中 HFSR 为 71%,SRS 为 81%。然而 HFSR 治疗(1/33)的放射性坏死率要低于 SRS 治疗（4/42）。Karlsson 等人[56]报道了 28 例平均体积为 78 mL 的 AVM 患者采用 42 Gy×12 次的分割方式治疗,在 4 年随访中,有 2 例患者发生了病灶的闭塞。然而这项研究结果表明,治疗前发生出血的患者不应接受 HFRS 治疗,因为年出血率达到了 6%,这表明了对超大型 AVM 缺乏破裂出血的保护。

总之,对于体积很大的 AVM 来说,HFSR 治疗还不能使其达到完全闭塞。随着 AVM 的体积增大,增加了破裂的风险,因此 HFSR 对于体积大于 10 mL 的 AVM 来说无法达到有效的治疗。

分期治疗

大型 AVM 或许也可以通过将整个病灶分成多个更小的病灶来治疗,然后采用多次的 SRS 照射,或者通过重复照射整个病灶来治疗[52,57,58]。当 AVM 被分成多个体积较小的病灶时,规定的等剂量体积变小,从而能够使边缘剂量超过 12 Gy。这种治疗策略使得射线快速衰减,限制了正常脑组织的暴露,并且能够分析目标体积以外的正常组织射线暴露超过 12 Gy 的可能性[59,60]。虽然这一过程减少了由辐射损伤引起的功能障碍的发生率,但部分闭塞的病灶使未经治疗的部分血流量增加,增加了透壁压力和出血倾向[52,61,62]。尽管这种治疗策略可能更有效,但是直到最后一部分得到治疗前,都有可能导致病灶破裂出血。Pollock 等人[52]比较 10 例 AVM 患者通过划分体积进行分期治疗与整个病灶接受同等剂量单次照射的剂量时发现, 分期治疗的策略显著降低了 AVM 在 12 Gy 以上的平均暴露率 11.1%（4.9%~21%）,而暴露≥12 Gy 的非 AVM 体积减小 27.2%（12.5%~51.3%）。Sirin 等人[57]报道 28 例平均体积为 24.9 mL 的 AVM 患者,接受体积分期治疗,间隔 3~8 个月,随访至少 36 个月,闭塞率为 33%（7/21）。4 例患者从影像上证实了放射性损伤的存在, 并成功地用类固醇得到治疗,1 例患者因为放射性损伤造成了严重的功能障碍。Chung 等人[58]报道了 6 例体积在 11.3~63.3 mL 之间的 AVM 患者,其边缘剂量均超过 16 Gy,有 2 例患者发生了完全闭塞,其余 4 例患者发生了部分闭塞,所有患者都存在放射性损伤,1 例患者出现了少量的出血。

多模式治疗

AVM 的治疗通常采用外科手术、栓塞或者与放射外科相结合的治疗方式。当 AVM 位于脑功能区使得显微外科手术无法完整切除病灶时, 可以采用放射外科治疗等方式。同样的,通过栓塞的方式降低供血动脉和引流静脉的血流之后,使得大型的 AVM 转变为大部分被栓塞的病变后,也可以接受放射外科的治疗。栓塞是可以治愈小型的 AVM 的,然而却很少被考虑用到,这样的病变也可以通过外科手术或放射外科治疗得到彻底的治愈。这种治疗组合存在争议,一些团队已经报道,由于放射外科闭塞 AVM 需要时间周期,放射外科治疗前栓塞治疗导致病灶体积增加、持续的动静脉分流以及栓塞血管的再通。为此,先前的栓塞被证明是 AVM 闭塞的阴性预测因子[35]。此外,栓塞不会降低放射治疗后的出血风险。尽管大型的 AVM 患者考虑栓塞治疗,但其在小型 AVM 中的治疗疗效不如单独的放射外科治疗[63]。

随访

AVM 的成功治疗可以定义为:AVM 闭塞且没有残留病灶或新的神经功能障碍。治疗后,应该对患者进行连续 MR 影像随访,直到其提示闭塞,并且需要在此时通过脑血管造影进行证实(图 7.2)。如果 CT 和 MR 成像是唯一使用的方式,则残余 AVM 病灶的假阴性率可能较高。治疗后,大约 30% 的患者在 T2 上出现新的信号区域,其中 2/3 为无症状性的。AVM 放射治疗后达到彻底的闭塞通常需要 1~3 年的时间,在此期间规律的血管造影监测是必要的。由于彻底闭塞病灶需要时间,患者如果有临床指征必须持续服用抗癫痫药物。对于预期闭塞的患者如果 3 年后仍有残留病灶,则需要再次进行放射外科治疗。

治疗的并发症

AVM 放射治疗的并发症的发生率高达 20%,最常见的为头痛、癫痫、神经功能障碍以及辐射诱导的组织损伤。治疗后预测并发症发生的 2 个变量,包括 AVM 的位置和接受大于 12 Gy 照射的组织体积[64]。治疗后短期并发症包括脑神经功能障碍、癫痫(尤其是位于脑叶的 AVM)和囊性病变。无论原始的 AVM 大小如何,在放射外科治疗恢复期的早期和晚期,出血依然是潜在的灾难性风险。尽管放射外科治疗消除了显微外科手术的风险,但年出血率为 2%~4%,与 AVM 自然病史类似[65]。

亚急性并发症也可能在治疗后的 1 年内出现,并且通常由治疗后水肿引起。值得注意的是,对于既往有 AVM 治疗史的患者,MRI 的变化往往由于胶质增生而不是水肿引起。

结论

目前,放射治疗推荐用于体积小于 3 mL 的 AVM 或者位于重要功能区的 AVM,已发表的文章提示闭塞率尚可,且毒副作用最小。对于大型的 AVM(大于 10 mL)接受放

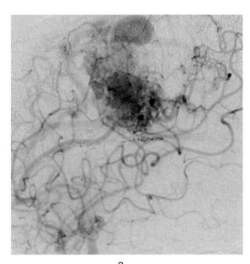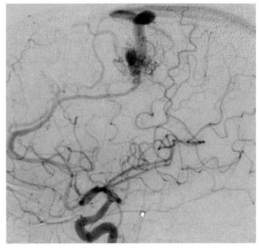

a　　　　　　　　　　　　　　　b

图 7.2　治疗前（**a**）和治疗后（**b**）。造影提示了 1 名 37 岁男性患者 SRS 治疗后，右侧额叶 AVM 闭塞的情况。AVM 由右侧大脑前动脉的胼周和胼缘动脉以及大脑中动脉的远端分支供血。

射治疗存在争议，这些病变最好采用分次照射方式来降低治疗期间的病灶体积。所有 AVM 治疗后需要长期影像随访，因为出血风险在治疗后 1~3 年内与治疗前相同，这也是放射治疗产生其最大治疗效果所需要的。

参考文献

1. Jessurun GA, Kamphuis DJ, van der Zande FH, Nossent JC. Cerebral arteriovenous malformations in The Netherlands Antilles. High prevalence of hereditary hemorrhagic telangiectasia-related single and multiple cerebral arteriovenous malformations. *Clin Neurol Neurosurg*. 1993;95(3):193–198.
2. Al-Shahi R, Bhattacharya JJ, Currie DG, et al. Prospective, population-based detection of intracranial vascular malformations in adults: the Scottish Intracranial Vascular Malformation Study (SIVMS). *Stroke*. 2003;34(5):1163–1169.
3. Al-Shahi R, Warlow C. A systematic review of the frequency and prognosis of arteriovenous malformations of the brain in adults. *Brain*. 2001;124(Pt 10):1900–1926.
4. Lunsford LD, Kondziolka D, Flickinger JC, et al. Stereotactic radiosurgery for arteriovenous malformations of the brain. *J Neurosurg*. 1991;75(4):512–524.
5. Arteriovenous malformations of the brain in adults. *N Engl J Med*. 1999;340(23): 1812–1818.
6. Brown RD Jr, Wiebers DO, Torner JC, O'Fallon WM. Frequency of intracranial hemorrhage as a presenting symptom and subtype analysis: a population-based study of intracranial vascular malformations in Olmsted Country, Minnesota. *J Neurosurg*. 1996;85(1):29–32.
7. Bollet MA, Anxionnat R, Buchheit I, et al. Efficacy and morbidity of arc-therapy radio-

surgery for cerebral arteriovenous malformations: a comparison with the natural history. *Int J Radiat Oncol Biol Phys*. 2004;58(5):1353–1363.

8. Chang JH, Chang JW, Park YG, Chung SS. Factors related to complete occlusion of arteriovenous malformations after gamma knife radiosurgery. *J Neurosurg*. 2000;93(suppl 3): 96–101.

9. Flickinger JC, Pollock BE, Kondziolka D, Lunsford LD. A dose-response analysis of arteriovenous malformation obliteration after radiosurgery. *Int J Radiat Oncol Biol Phys*. 1996;36(4):873–879.

10. Inoue HK, Ohye C. Hemorrhage risks and obliteration rates of arteriovenous malformations after gamma knife radiosurgery. *J Neurosurg*. 2002;97(5 suppl):474–476.

11. Liscak R, Vladyka V, Simonova G, et al. Arteriovenous malformations after Leksell gamma knife radiosurgery: rate of obliteration and complications. *Neurosurgery*. 2007;60(6):1005–1014; discussion 1015–1006.

12. McInerney J, Gould DA, Birkmeyer JD, Harbaugh RE. Decision analysis for small, asymptomatic intracranial arteriovenous malformations. *Neurosurg Focus*. 2001;11(5):e7.

13. de Oliveira E, Tedeschi H, Raso J. Multidisciplinary approach to arteriovenous malformations. *Neurol Med Chir*. 1998;38 Suppl:177–85.

14. Ogilvy CS, Stieg PE, Awad I, et al. AHA Scientific Statement: Recommendations for the management of intracranial arteriovenous malformations: a statement for healthcare professionals from a special writing group of the Stroke Council, American Stroke Association. *Stroke*. 2001;32(6):1458–1471.

15. Pollock BE, Gorman DA, Coffey RJ. Patient outcomes after arteriovenous malformation radiosurgical management: results based on a 5- to 14-year follow-up study. *Neurosurgery*. 2003;52(6):1291–1296; discussion 1296–1297.

16. Pollock BE, Lunsford LD, Kondziolka D, Maitz A, Flickinger JC. Patient outcomes after stereotactic radiosurgery for "operable" arteriovenous malformations. *Neurosurgery*. 1994;35(1):1–7; discussion 7–8.

17. Schlienger M, Atlan D, Lefkopoulos D, et al. Linac radiosurgery for cerebral arteriovenous malformations: results in 169 patients. *Int J Radiat Oncol Biol Phys*. 2000; 46(5):1135–1142.

18. Shin M, Kawamoto S, Kurita H, et al. Retrospective analysis of a 10-year experience of stereotactic radio surgery for arteriovenous malformations in children and adolescents. *J Neurosurg*. 2002;97(4):779–784.

19. Shin M, Maruyama K, Kurita H, et al. Analysis of nidus obliteration rates after gamma knife surgery for arteriovenous malformations based on long-term follow-up data: the University of Tokyo experience. *J Neurosurg*. 2004;101(1):18–24.

20. Yen CP, Varady P, Sheehan J, Steiner M, Steiner L. Subtotal obliteration of cerebral arteriovenous malformations after gamma knife surgery. *J Neurosurg*. 2007;106(3):361–369.

21. Friedman WA, Blatt DL, Bova FJ, Buatti JM, Mendenhall WM, Kubilis PS. The risk of hemorrhage after radiosurgery for arteriovenous malformations. *J Neurosurg*. 1996;84(6):912–919.

22. Pan DH, Guo WY, Chung WY, Shiau CY, Chang YC, Wang LW. Gamma knife radiosurgery as a single treatment modality for large cerebral arteriovenous malformations. *J Neurosurg*. 2000;93(suppl 3):113–119.

23. Flickinger JC. An integrated logistic formula for prediction of complications from radiosurgery. *Int J Radiat Oncol Biol Phys*. 1989;17(4):879–885.

24. Flickinger JC, Kondziolka D, Lunsford LD, et al. Development of a model to predict permanent symptomatic postradiosurgery injury for arteriovenous malformation patients. Arteriovenous Malformation Radiosurgery Study Group. *Int J Radiat Oncol Biol Phys*. 2000;46(5):1143–1148.

25. Lax I, Karlsson B. Prediction of complications in gamma knife radiosurgery of arteriovenous malformation. *Acta Oncol*. 1996;35(1):49–55.

26. Voges J, Treuer H, Lehrke R, et al. Risk analysis of LINAC radiosurgery in patients with arteriovenous malformation (AVM). *Acta Neurochir Suppl*. 1997;68:118–123.

27. Spetzler RF, Martin NA. A proposed grading system for arteriovenous malformations. *J Neurosurg*. 1986;65(4):476–483.

28. Spetzler RF, Ponce FA. A 3-tier classification of cerebral arteriovenous malformations. Clinical article. *J Neurosurg*. 2011;114(3):842–849.

29. Karlsson B, Lindquist C, Steiner L. Prediction of obliteration after gamma knife surgery for cerebral arteriovenous malformations. *Neurosurgery*. 1997;40(3):425–430; discussion 430–421.

30. Schwartz M, Sixel K, Young C, et al. Prediction of obliteration of arteriovenous malformations after radiosurgery: the obliteration prediction index. *Can J Neurol Sci*. 1997;24(2):106–109.

31. Pollock BE, Flickinger JC, Lunsford LD, Maitz A, Kondziolka D. Factors associated with successful arteriovenous malformation radiosurgery. *Neurosurgery*. 1998;42(6):1239–1244; discussion 1244–1237.

32. Pollock BE, Flickinger JC. A proposed radiosurgery-based grading system for arteriovenous malformations. *J Neurosurg*. 2002;96(1):79–85.

33. Pollock BE, Flickinger JC. Modification of the radiosurgery-based arteriovenous malformation grading system. *Neurosurgery*. 2008;63(2):239–243; discussion 243.

34. Seifert V, Stolke D, Mehdorn HM, Hoffmann B. Clinical and radiological evaluation of long-term results of stereotactic proton beam radiosurgery in patients with cerebral arteriovenous malformations. *J Neurosurg*. 1994;81(5):683–689.

35. Sun DQ, Carson KA, Raza SM, et al. The radiosurgical treatment of arteriovenous malformations: obliteration, morbidities, and performance status. *Int J Radiat Oncol Biol Phys*. 2011;80(2):354–361.

36. Kang, J, Huang J, Gailloud P, Rigamonti D, Bernard V, Ehtiati T, Ford E. Planning evaluation of cone-beam CT angiography for target delineation in stereotactic radiosurgery of AVMs. San Diego, CA: ASTRO; 2010.

37. Gallina P, Merienne L, Meder JF, Schlienger M, Lefkopoulos D, Merland JJ. Failure in radiosurgery treatment of cerebral arteriovenous malformations. *Neurosurgery*. 1998;42(5):996–1002; discussion 1002–1004.

38. Kwon Y, Jeon SR, Kim JH, et al. Analysis of the causes of treatment failure in gamma knife radiosurgery for intracranial arteriovenous malformations. *J Neurosurg*. 2000;93(suppl 3):104–106.

39. Kondziolka D, Lunsford LD, Kanal E, Talagala L. Stereotactic magnetic resonance angiography for targeting in arteriovenous malformation radiosurgery. *Neurosurgery*. 1994;35(4):585–590; discussion 590–581.

40. Sanelli PC, Mifsud MJ, Stieg PE. Role of CT angiography in guiding management decisions of newly diagnosed and residual arteriovenous malformations. *AJR Am J Roentgenol*. 2004;183(4):1123–1126.

41. McGee KP, Ivanovic V, Felmlee JP, Meyer FB, Pollock BE, Huston J 3rd. MR angiography fusion technique for treatment planning of intracranial arteriovenous malforma-

tions. *J Magn Reson Imaging*. 2006;23(3):361–369.

42. Yu C, Petrovich Z, Apuzzo ML, Zelman V, Giannotta SL. Study of magnetic resonance imaging-based arteriovenous malformation delineation without conventional angiography. *Neurosurgery*. 2004;54(5):1104; discussion 1108–1110.

43. Coffey RJ, Nichols DA, Shaw EG. Stereotactic radiosurgical treatment of cerebral arteriovenous malformations. Gamma Unit Radiosurgery Study Group. *Mayo Clin Proc*. 1995;70(3):214–222.

44. Friedman WA, Bova FJ, Mendenhall WM. Linear accelerator radiosurgery for arteriovenous malformations: the relationship of size to outcome. *J Neurosurg*. 1995;82(2):180–189.

45. Kjellberg RN, Hanamura T, Davis KR, Lyons SL, Adams RD. Bragg-peak proton-beam therapy for arteriovenous malformations of the brain. *N Engl J Med*. 1983;309(5):269–274.

46. Miyawaki L, Dowd C, Wara W, et al. Five year results of LINAC radiosurgery for arteriovenous malformations: outcome for large AVMS. *Int J Radiat Oncol Biol Phys*. 1999;44(5):1089–1106.

47. Yamamoto M, Jimbo M, Hara M, Saito I, Mori K. Gamma knife radiosurgery for arteriovenous malformations: long-term follow-up results focusing on complications occurring more than 5 years after irradiation. *Neurosurgery*. 1996;38(5):906–914.

48. Flickinger JC, Kondziolka D, Pollock BE, Maitz AH, Lunsford LD. Complications from arteriovenous malformation radiosurgery: multivariate analysis and risk modeling. *Int J Radiat Oncol Biol Phys*. 1997;38(3):485–490.

49. Karlsson B, Lax I, Söderman M. Risk for hemorrhage during the 2-year latency period following gamma knife radiosurgery for arteriovenous malformations. *Int J Radiat Oncol Biol Phys*. 2001;49(4):1045–1051.

50. Karlsson B, Lindquist C, Steiner L. Effect of Gamma Knife surgery on the risk of rupture prior to AVM obliteration. *Minim Invasive Neurosurg*. 1996;39(1):21–27.

51. Karlsson B, Kihlstrom L, Lindquist C, Steiner L. Gamma knife surgery for previously irradiated arteriovenous malformations. *Neurosurgery*. 1998;42(1):1–5; discussion 5–6.

52. Pollock BE, Kline RW, Stafford SL, Foote RL, Schomberg PJ. The rationale and technique of staged-volume arteriovenous malformation radiosurgery. *Int J Radiat Oncol Biol Phys*. 2000;48(3):817–824.

53. Aoyama H, Shirato H, Nishioka T, et al. Treatment outcome of single or hypofractionated single-isocentric stereotactic irradiation (STI) using a linear accelerator for intracranial arteriovenous malformation. *Radiother Oncol*. 2001;59(3):323–328.

54. Lindvall P, Bergström P, Löfroth PO, et al. Hypofractionated conformal stereotactic radiotherapy for arteriovenous malformations. *Neurosurgery*. 2003;53(5):1036–42; discussion 1042.

55. Chang TC, Shirato H, Aoyama H, et al. Stereotactic irradiation for intracranial arteriovenous malformation using stereotactic radiosurgery or hypofractionated stereotactic radiotherapy. *Int J Radiat Oncol Biol Phys*. 2004;60(3):861–870.

56. Karlsson B, Lindqvist M, Blomgren H, et al. Long-term results after fractionated radiation therapy for large brain arteriovenous malformations. *Neurosurgery*. 2005;57(1):42–49; discussion 42.

57. Sirin S, Kondziolka D, Niranjan A, Flickinger JC, Maitz AH, Lunsford LD. Prospective staged volume radiosurgery for large arteriovenous malformations: indications and outcomes in otherwise untreatable patients. *Neurosurgery*. 2008;62(suppl 2):744–754.

58. Chung WY, Shiau CY, Wu HM, et al. Staged radiosurgery for extra-large cerebral arteriovenous malformations: method, implementation, and results. *J Neurosurg*. 2008;(109 suppl):65–72.

59. Raza SM, Jabbour S, Thai QA, et al. Repeat stereotactic radiosurgery for high-grade and large intracranial arteriovenous malformations. *Surgical Neurology*. 2007;68(1):24–34; discussion 34.

60. Kim HY, Chang WS, Kim DJ, et al. Gamma Knife surgery for large cerebral arteriovenous malformations. *J Neurosurg*. 2010;(113 suppl):2–8.

61. Colombo F, Pozza F, Chierego G, Casentini L, De Luca G, Francescon P. Linear accelerator radiosurgery of cerebral arteriovenous malformations: an update. *Neurosurgery*. 1994;34(1):14–20; discussion 20–11.

62. Spetzler RF, Hargraves RW, McCormick PW, Zabramski JM, Flom RA, Zimmerman RS. Relationship of perfusion pressure and size to risk of hemorrhage from arteriovenous malformations. *J Neurosurg*. 1992;76(6):918–923.

63. Andrade-Souza YM, Ramani M, Scora D, Tsao MN, Terbrugge K, Schwartz ML. Embolization before radiosurgery reduces the obliteration rate of arteriovenous malformations. *Neurosurgery*. 2007;60(3):443–451; discussion 451–442.

64. Flickinger JC, Kondziolka D, Maitz AH, Lunsford LD. An analysis of the dose-response for arteriovenous malformation radiosurgery and other factors affecting obliteration. *Radiother Oncol*. 2002;63(3):347–354.

65. Brown RD Jr, Wiebers DO, Forbes G, et al. The natural history of unruptured intracranial arteriovenous malformations. *J Neurosurg*. 1988;68(3):352–357.

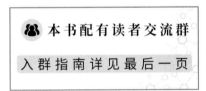

本书配有读者交流群

入群指南详见最后一页

第 8 章

放射外科在硬脑膜动静脉瘘治疗中的作用

Omar Choudhri, Raphael Guzman

背景

硬脑膜动静脉瘘(dAVF)是一种隐匿性获得性病变,占所有颅内动静脉畸形的10%~15%[1,2]。dAVF 是硬脑膜动脉与硬膜下软膜静脉或者静脉窦之间的异常连接[3,4]。

dAVF 的发病机制主要有两种理论,第一种是窦或静脉血栓的形成,导致静脉高压,进而导致因缺氧而引起的血管生成和异常分流[5]。第二种理论认为,由于静脉血流受阻引起静脉压增加,从而激活了先前存在的动静脉分流[6,7]。当同时存在颈内动脉和颈外动脉的分支在穿透硬脑膜前对 dAVF 进行供血时,病变会很复杂[8]。

dAVF 最常发生在 50~60 岁成年人中[17],横窦、乙状窦和海绵窦是最常见的病变位置[9,10]。

临床表现和自然病史

临床表现主要取决于 dAVF 的位置和静脉引流的方式。常见的症状包括:头痛、耳鸣、杂音、眼部症状、癫痫、局部神经功能缺失和颅内出血[11]。海绵窦瘘通常表现为眼部症状,如突眼、视网膜出血和脑神经麻痹;而横窦、乙状窦区病变则表现为杂音和耳鸣[12]。前颅窝的 dAVF 更容易发生出血,原因是静脉引流的唯一方式是通过软膜静脉通道。

已经提出了许多用于患者风险分层的分类方案。其中包括 Djindijian 等人提出的分类系统[13-15]。Borden 分型是最常使用的分类方法,主要根据静脉引流的方式来决定预后[13](表 8.1)。通常,对于具有皮层静脉引流、静脉扩张、出血或者进展性的神经功能缺失的高级别患者,需要采用积极的治疗方式[16]。

诊断 dAVF 的金标准是脑血管造影[3]。

表 8.1　Borden 分型:静脉引流的分类方案和临床应用

Ⅰ 型	向硬脑膜静脉窦引流
Ⅱ 型	向硬脑膜静脉窦引流,且伴有皮层静脉的反流
Ⅲ 型	向皮层静脉引流
a 亚型	单一瘘口
b 亚型	多发瘘口

引自:Borden JA, Wu JK, Shucart WA. A proposed classification for spinal and cranial dural arteriovenous fistulous malformations and implications for treatment. *J. Neurosurg* 1995;82(2): 166–179.

治疗方式

dAVF 可以通过多模式治疗获得成功,包括显微外科手术、血管内栓塞和放射外科[4,16,17]。根据反应、静脉引流方式和临床表现,患者可能需要3 种治疗方式中的 1 种或组合。放射外科是最新的治疗方式,尽管多项研究已经清楚地证明了它的疗效,但在一系列治疗中的作用仍然存在争议。

保守观察

对于没有症状(偶然发现)的或仅有耳鸣,且静脉引流方式为良性的 dAVF 可以观察。很少有 dAVF 在神经影像随访过程中自发形成血栓。在 Halbach 等人的报道中,对于低流量的横窦和乙状窦的 dAVF,通过手动压迫颈动脉超过 4~6 周,以促进血流的瘀滞和血栓的形成,其治愈率可以达到 34%[18]。由于在很大程度上不受欢迎,因此我们不推荐这种治疗方式。

显微外科手术

外科干预包括供血动脉结扎、静脉窦的填塞和瘘口的彻底切除[19]。手术的目的在于永久治愈,对于只有单一供血动脉的病变可以直接进行。它常和术前栓塞结合使用,并多用于前颅窝的瘘。对于一些选择性的病例,治愈率达到 100%,致残/致死率为 10%[20,2]。外科手术尤其适用于只有单支供血动脉的 dAVF。

血管内栓塞

血管内治疗经动脉或静脉途径选择性地插入导管和栓塞供血动脉。可以使用多种栓塞剂,如 onyx、氰基丙烯酸酯胶和弹簧圈,以实现 67%~88% 的闭塞率,并发症发生率为 3%[22,23]。在大多数病例中,经静脉途径栓塞是首选的治疗方式[24]。

放射外科的作用:历史证据和当前数据

Barcia-Salorio 等人[25]在 19 世纪 80 年代首次报道对低流量颈内动脉海绵窦瘘(CCF)患者使用放射外科治疗 dAVF。在治疗后的 2 个月患者症状消失,9 个月后病变完全闭塞[24]。自此,伽马刀、射波刀和直线加速器等形式的放射外科可单独或与栓塞结合用于治疗 dAVF[24,26]。对于 CCF 和其他 dAVF 有效[2,24]。

病理生理学

立体定向放射治疗将供血动脉或者瘘口作为靶点,引起放射诱导的变化和分流的消失。在细胞水平上,放射诱导血管周围和内皮下水肿、内皮损伤和由此产生的平滑肌/成纤维细胞的反应。随着时间的推移,这些变化使供血动脉的一些小血管发生闭塞[27]。

放疗方案和剂量计算

在做放射治疗剂量方案时,需要三维脑血管造影和立体定向 MRI。MRI 对于勾画轮廓和对重要结构的剂量控制尤其重要,如脑神经、耳蜗和脑干。文献中报道 dAVF 的放射治疗方案中,使用的剂量范围为 15~50 Gy[2]。通过研究脑血管造影,明确 dAVF 的血管构造和瘘口的血流动力学至关重要[28]。

目前的治疗指征

放射外科治疗 dAVF 常见于 3 种情况,即:①前期单独治疗;②与栓塞相结合;③挽救治疗。

前期单独治疗

对于不适合外科手术或者血管内栓塞的 dAVF 患者,例如状态不稳定无法接受外科手术或者血管通路很差的患者,可以考虑采用放射外科作为前期治疗[29]。

CCF 和其他部位的 dAVF 闭塞率不同。

(1)CCF:CCF 很少发生大出血。取而代之的是,这些患者具有典型的眼部症状,如突眼和球结膜水肿,使其能够早期就诊[12]。最近的一篇荟萃分析报道:放射外科的彻底闭塞率累积为 77%[2,30]。由于间接性的 CCF 自发闭塞率很高,因此这个数字可能不完全归功于放射外科治疗。

（2）其他部位的 dAVF:闭塞率在 20%~100% 之间[2]。在瘘口部分通畅的潜伏期,放射外科治疗的潜在风险是出血。然而有报道认为,放射外科治疗对瘘口血流动力学的缓慢变化可能在某种程度上具有保护作用。

放射外科治疗联合血管内栓塞

血管内栓塞和放射外科协同,多用于治疗具有多条供血动脉的 dAVF[16]。栓塞提供了 1 种安全有效的方法来即刻闭塞较大的供血动脉,而较小的供血动脉可以通过放射外科治疗达到目的[31]。但首先应该采取哪种治疗方式仍然存在争议。首先进行栓塞治疗可以缩小病灶结构,所需的放射剂量较小。然而栓塞后辨认病灶结构具有挑战性,并且不充分的勾画可能导致治疗失败。采用联合治疗,报道的 CCF 的闭塞率为 62.5%,非 CCF 的闭塞率为 50%。

挽救性的放射外科治疗

如图 8.1 所示,当外科手术和（或）栓塞无法闭塞侵袭性 dAVF 时,放射外科通常被用作挽救性的治疗方式[6]。

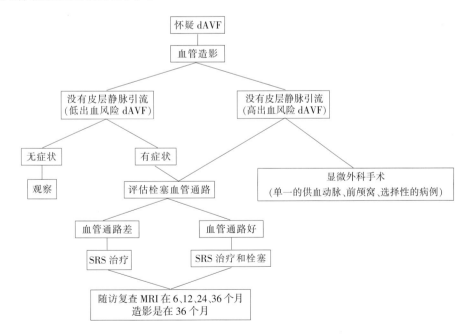

图 8.1　硬脑膜动静脉瘘的治疗方法。引自:Yang HC, Kano H, Kondziolka D, et al. stereotactic radiosurgery with or without embolization for intracranial dural arteriovenous fistulas. *Neurosurgery*. 2010;67(5):1276–1283; discussion 1284.

dAVF 的治疗策略

并发症

放射外科治疗后的并发症包括:头痛、恶心、呕吐、脱发、发热、放射治疗诱导的水肿、癫痫、神经病变和肿瘤[32]。有一些关于放射诱导的罕见并发症的个案报道:如脑动静脉畸形的形成[33]。在大多数情况下,dAVF 接受放射外科治疗的耐受性良好。

结论

如果外科手术或血管内栓塞不可行或无法闭塞瘘口的所有供血动脉，则立体定向放射外科治疗在 dAVF 治疗中具有确切的作用。放射外科治疗为瘘口逐渐闭塞提供了额外的治疗方法。3 种治疗方式之间可以互补。栓塞和放射外科联合治疗可以提高海绵窦区和非海绵窦区 dAVF 的闭塞率。图 8.1 说明了 Yang 等人[16]的改良策略,这反映了我们治疗 dAVF 的策略。

要点总结

(1)放射外科可以通过内膜损伤、纤维增生和平滑肌增生来闭塞 dAVF。

(2)放射外科可以作为单一的治疗方式,也可以结合外科手术和血管内栓塞。

(3)在放射外科治疗后到瘘口完全闭塞,至少存在 6 个月的潜伏期。

(4)大多数情况下通常采用 20~30Gy 的放射剂量。

(5)通过诊断性血管造影完成随访。

举例

1 位 79 岁女性因突发头痛就诊,CT 显示左侧小脑半球有 4.5 cm 的血肿。放置脑室外引流,脑血管造影显示左侧复杂的硬脑膜动静脉瘘,供血动脉来自脑膜垂体干、颈内动脉远端以及脑膜中动脉远端分支。瘘口向后引流，经皮层向小脑皮层静脉引流,然后引流至横窦和乙状窦的结合处。考虑小脑血肿附近的静脉瘤样结构为出血的来源。影像复查时发现血肿增大,患者的神经功能状态也发生了恶化。因此,在手术室接受了枕下开颅和血肿清除术,术中切除了一部分由小脑幕延伸到小脑上的病变,电凝并切除了静脉瘤样结构。术后造影证实 dAVF 仍然存在且有来自脑膜垂体干的供血,患者进行康复治疗并在几个月后返回导管室进行最终的栓塞。由于导管无法到达供血动脉而且栓塞不成功。患者接受了剂量为 18Gy 的射波刀立体定向放射外科治疗，照射左侧小脑幕缘的病变（图 8.2）。

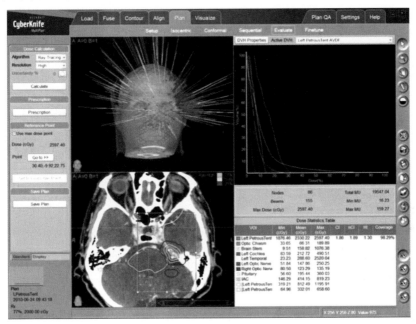

图 8.2　1 位 79 岁女性接受 18Gy 的立体定向射波刀治疗，瘘口位于小脑幕缘。引自：Borden JA，Wu JK，Shucart WA. A proposed classifi cation for spinal and cranial dural arteriovenous fistulous malformations and implications for treatment. *J Neurosurg.* 1995; 82:166–179.

参考文献

1. Houser OW, Baker HL Jr, Rhoton AL Jr, Okazaki H. Intracranial dural arteriovenous malformations. *Radiology.* 1972;105(1):55–64.

2. Loumiotis I, Lanzino G, Daniels D, Sheehan J, Link M. Radiosurgery for intracranial dural arteriovenous fistulas (DAVFs): a review. *Neurosurg Rev.* 2011;34(3):305–315; discussion 315.

3. Katsaridis V. Treatment of dural arteriovenous fistulas. *Curr Treat Options Neurol.* 2009;11(1):35–40.

4. O'Leary S, Hodgson TJ, Coley SC, Kemeny AA, Radatz MW. Intracranial dural arteriovenous malformations: results of stereotactic radiosurgery in 17 patients. *Clin Oncol (R Coll Radiol).* 2002;14(2):97–102.

5. Lawton MT, Jacobowitz R, Spetzler RF. Redefined role of angiogenesis in the pathogenesis of dural arteriovenous malformations. *J Neurosurg.* 1997;87(2):267–274.

6. Cifarelli CP, Kaptain G, Yen CP, Schlesinger D, Sheehan JP. Gamma knife radiosurgery for dural arteriovenous fistulas. *Neurosurgery.* 2010;67(5):1230–1235; discussion 1235.

7. Kerber CW, Newton TH. The macro and microvasculature of the dura mater. *Neuroradiology.* 1973;6(4):175–179.

8. Uranishi R, Nakase H, Sakaki T. Expression of angiogenic growth factors in dural arteriovenous fistula. *J Neurosurg.* 1999;91(5):781–786.

9. Barrow DL, Spector RH, Braun IF, Landman JA, Tindall SC, Tindall GT. Classification and treatment of spontaneous carotid-cavernous sinus fistulas. *J Neurosurg.* 1985;62(2):248–256.

10. Malik GM, Pearce JE, Ausman JI, Mehta B. Dural arteriovenous malformations and intracranial hemorrhage. *Neurosurgery.* 1984;15(3):332–339.

11. See AP, Raza S, Tamargo RJ, Lim M. Stereotactic radiosurgery of cranial arteriovenous malformations and dural arteriovenous fistulas. *Neurosurg Clin N Am.* 2012;23(1):133–146.

12. Jung HH, Chang JH, Whang K, Pyen JS, Chang JW, Park YG. Gamma Knife surgery for low-flow cavernous sinus dural arteriovenous fistulas. *J Neurosurg.* 2010;(113 suppl):21–27.

13. Borden JA, Wu JK, Shucart WA. Correction: dural arteriovenous fistulous malformations. *J Neurosurg.* 1995;82(4):705–706.

14. Cognard C, Gobin YP, Pierot L, et al. Cerebral dural arteriovenous fistulas: clinical and angiographic correlation with a revised classification of venous drainage. *Radiology.* 1995;194(3):671–680.

15. Djindijan R MJ, Theron J: *Superselective Arteriography of the External Carotid Artery.* New York, NY: Springer, 1977.

16. Yang HC, Kano H, Kondziolka D, et al. Stereotactic radiosurgery with or without embolization for intracranial dural arteriovenous fistulas. *Neurosurgery.* 2010;67(5):1276–1283; discussion 1284.

17. Giller CA, Barnett DW, Thacker IC, Hise JH, Berger BD. Multidisciplinary treatment of a large cerebral dural arteriovenous fistula using embolization, surgery, and radiosurgery. *Proc (Bayl Univ Med Cent).* 2008;21(3):255–257.

18. Halbach VV HR, Hieshima GB, David FD. Endovascular therapy of dural fistulas. In: Vinuela F, Halbach VV, Dion JE, eds. *Interventional Neuroradiology: Endovascular Therapy of the Central Nervous System.* New York, NY: Raven; 1992:29–50.

19. Awad IA, Little JR, Akarawi WP, Ahl J. Intracranial dural arteriovenous malformations: factors predisposing to an aggressive neurological course. *J Neurosurg.* 1990;72(6):839–850.

20. Kakarla UK, Deshmukh VR, Zabramski JM, Albuquerque FC, McDougall CG, Spetzler RF. Surgical treatment of high-risk intracranial dural arteriovenous fistulae: clinical outcomes and avoidance of complications. *Neurosurgery.* 2007;61(3):447–57; discussion 457.

21. Sundt TM Jr, Piepgras DG. The surgical approach to arteriovenous malformations of the lateral and sigmoid dural sinuses. *J Neurosurg.* 1983;59(1):32–39.

22. Cognard C, Januel AC, Silva NA Jr, Tall P. Endovascular treatment of intracranial dural arteriovenous fistulas with cortical venous drainage: new management using Onyx. *AJNR Am J Neuroradiol.* 2008;29(2):235–241.

23. van Rooij WJ, Sluzewski M, Beute GN. Dural arteriovenous fistulas with cortical venous drainage: incidence, clinical presentation, and treatment. *AJNR Am J Neuroradiol.* 2007;28:651–655.

24. Pan HC, Sun MH, Sheehan J, et al. Radiosurgery for dural carotid-cavernous sinus fistulas: Gamma Knife compared with XKnife radiosurgery. *J Neurosurg.* 2010;(113 suppl):9–20.

25. Barcia-Salorio JL, Soler F, Barcia JA, Hernández G. Stereotactic radiosurgery for the treatment of low-flow carotid-cavernous fistulae: results in a series of 25 cases. *Stereotact*

Funct Neurosurg. 1994;63(1–4):266–270.

26. Ratliff J, Voorhies RM. Arteriovenous fistula with associated aneurysms coexisting with dural arteriovenous malformation of the anterior inferior falx. Case report and review of the literature. *J Neurosurg.* 1999;91(2):303–307.

27. Hidaka H, Terashima H, Tsukamoto Y, Nakata H, Matsuoka S. Radiotherapy of dural arteriovenous malformation in the cavernous sinus. *Radiat Med.* 1989;7(3):160–164.

28. Kida Y. Radiosurgery for dural arteriovenous fistula. *Prog Neurol Surg.* 2009;22:38–44.

29. Heros RC. Gamma knife surgery for dural arteriovenous fistulas. *J Neurosurg.* 2006;104(6):861–3; discussion 865.

30. Wu HM, Pan DH, Chung WY, et al. Gamma Knife surgery for the management of intracranial dural arteriovenous fistulas. *J Neurosurg.* 2006;(105 suppl):43–51.

31. Koebbe CJ, Singhal D, Sheehan J, et al. Radiosurgery for dural arteriovenous fistulas. *Surg Neurol.* 2005;64(5):392–8; discussion 398.

32. Yamamoto M, Hara M, Ide M, Ono Y, Jimbo M, Saito I. Radiation-related adverse effects observed on neuro-imaging several years after radiosurgery for cerebral arteriovenous malformations. *Surg Neurol.* 1998;49:385–397; discussion 397–388.

33. Friedman JA, Pollock BE, Nichols DA, Gorman DA, Foote RL, Stafford SL. Results of combined stereotactic radiosurgery and transarterial embolization for dural arteriovenous fistulas of the transverse and sigmoid sinuses. *J Neurosurg.* 2001;94(6):886–891.

本书配有读者交流群

入 群 指 南 详 见 最 后 一 页

第9章
放射外科在脑海绵状血管畸形治疗中的作用

Chun Po Yen, David Schlesinger, Jason Sheehan

　　脑海绵状血管畸形(CM)是最常见的血管造影阴性的脑血管畸形。由于 MRI 的广泛使用,检出率逐渐升高。也由于病变的位置,治疗非常具有挑战。尽管在过去 20 年中有越来越多的文献报道,但放射外科治疗 CM 仍然具有争议。争议源自矛盾的报道结果、放射外科治疗后影像学观察终点的缺失和不完全了解该病变的自然史。

流行病学资料

　　根据 MRI 和尸检数据,普通人群中 CM 的发病率在 0.4%~0.8%之间[1]。有 10%~20% 的患者为多发 CM。家族性病例至少占所有 CM 的 20%,遗传方式为常染色体显性遗传,具有不完全外显性。10%~35%的 CM 位于脑干。

临床表现和自然病史

　　幕上浅表的 CM 可能出现癫痫或少见的脑内明显的出血。位于脑干或者幕上深部结构(丘脑和基底节)的 CM 由于病灶内或病灶外的出血,倾向于出现新的或反复的局灶性神经功能障碍。超过 40%的 CM 都是偶然发现的。

　　偶然发现或因癫痫发作而确诊的 CM 的年出血风险为 0.25%~3%。位于脑干和深部位置 CM 的出血风险更高,目前尚不清楚是出血风险的实际差异,还是发生少量出血更容易导致临床功能障碍的原因。然而一旦 CM 发生出血,反复出血的风险明显升高,年出血风险为 4.5%~40%。首次出血后的 1~2.5 年,发生再次出血的风险似乎最高,具有聚集性出血的证据。Barker 在一项 141 例关于再出血风险的自然病史的回顾性研究中发现,在首次出血后的 2.5 年里,月再出血率为 2.5%,此后下降到不足 1%[2]。

由于 MRI 的结果说明的是 CM 在某个时间点已经出血，因此不清楚再出血风险是否以及何时恢复到出血前的概率。

高达 40% 的 CM 患者会出现癫痫，60% 合并癫痫的 CM 患者可以通过抗癫痫药物得到控制。单发的 CM 患者中，新发癫痫的年风险为 1.3%，多发患者为 2.5%[1]。由于 CM 病灶本身没有神经纤维，因此认为 CM 的致痫灶来源于病灶周围的含铁血黄素沉积和神经胶质纤维。

CM 的治疗

CM 的最佳治疗选择在于平衡病变的自然病史和干预所造成的风险之间的利害关系。如果治疗的收益超过相关的风险，应该给予治疗，并且需要根据个体差异来制定治疗方案。

显微外科手术切除 CM

最新的报道已经证实，选择适合的脑干和深部的 CM 进行手术切除，致残率尚可接受，不完全切除率低。在 Porter 的一项 86 例脑干海绵状血管畸形患者接受显微外科切除的病例系列研究中，总体的致残率为 35%，永久或严重的神经功能障碍发生率为 12%，围术期的死亡率为 3.5%[3]。Steinberg 发表的一项 56 例丘脑、基底节或脑干 CM 患者接受显微外科手术切除的病例系列研究中，55% 的患者术后神经功能状态没有即刻变化，29% 出现恶化，16% 得到改善。长期结果（超过 6 个月）与发病时比较，45% 的患者没有变化，52% 的患者得到改善，5% 的患者恶化[4]。外科手术的目的是：只要可能，就必须彻底切除病变，因为不完全的切除会使患者面临显著的复发和再出血风险。显微外科技术的进步，包括准确的基于 MRI 的无框架立体定向技术，有助于实现手术目标。彻底的外科手术切除，依然是彻底治愈 CM 的唯一治疗方式。

与 CM 相关的难治性癫痫的外科治疗已经确立。文献中报道的癫痫控制率达到 80%，而术前癫痫病史长的患者预后差[1]。

放射外科治疗 CM

放射外科治疗 CM 开始于 19 世纪 80 年代，最初得以运用是源于脑动静脉畸形治疗成功的报道。由于 CM 造影为阴性结果，因此单独采用影像学结果作为放射外科治疗病变的终点指标是不可行的，应根据出血率和再出血率的变化来确定放射外科治疗的有效性。由于显微手术切除症状性的、幕上浅表的 CM 通常是直接、安全、有效的，因此,采用放射外科治疗的病例绝大多数都位于幕上深部和脑干位置。

放射治疗的组织病理学反应

有人提出,放射治疗对 CM 的影响类似于对脑动静脉畸形血管的影响,然而二者之间似乎存在区别。放射外科治疗脑动静脉畸形的血管通路已经得到证实:早期闭塞是由细胞质碎片的凝固和内皮损伤导致,而最终通过纤维蛋白血栓达到永久闭塞[5]。相比之下,在 CM 接受放射外科治疗后平均 3.5 年的时间进行病理学检查,没有发现血管闭塞的情况,在某些病例中有纤维蛋白样坏死和血管纤维化的证据[6]。这些接受放射外科治疗且有病理检查的 CM 都是手术标本,因此可能不足以代表放射外科治疗的疗效,因为有最佳反应的患者是不会继续接受进一步手术治疗的。

放射治疗对出血和再出血风险的影响

已经有报道指出,放射外科治疗 CM 的作用是很有前途的。Lunsford 发表了 1 篇 103 例 CM 患者接受伽马刀治疗(平均边缘剂量为 16 Gy)的病例系列研究,90% 的患者位于脑深部结构或脑干,90% 的患者在治疗前至少发生了 2 次经临床和影像确认的出血。在放射治疗前,平均年出血率为 32.5%;在放射治疗后的最初 2 年,年出血率为 10.8%;而在此之后,年出血率为 1.06%[7]。Chang 在一项 56 例患者接受氦离子 Bragg 峰或直线加速器放射外科治疗(边缘剂量为 12~20 Gy)的研究中,报道了相似的结果:在放射外科治疗后的最初 2 年,年出血率为 12.3%;而在此之后为 1.9%[8]。Amin-Hajani 在一项 98 例 CM 患者接受质子束放射治疗的研究中报道:每年的再出血风险由治疗前的 17.4% 降到了治疗后 2 年的 4.5%[9]。尽管这些结果很有前景,但由于 CM 发生出血事件具有聚集性的趋势,且已发表的系列研究中缺乏对照组,因此难以确定放射外科的治疗效果。2009 年发表的一篇放射外科治疗 CM 的综述中,Pham 统计分析了 23 项回顾性研究,纳入的研究中发现,放射外科治疗的疗效存在差异,在放射治疗后最初 2 年的年出血率为 7.3%~22%,在此之后的年出血率为 0.8%~5.2%。尽管纳入的大多数研究证明了治疗后 2 年的出血率减少,但也有一些研究未提示有任何减少[10]。

放射外科治疗 CM 的并发症

尽管匹兹堡团队已经报道了放射外科治疗深部 CM 的并发症的发生率相对较低(13.5%)[7],但其他研究团队报道的发生率高达 59%[10]。在哈佛报道的病例系列中,26.5% 的患者遭受了放射诱导的致残,其中 61.5% 的患者发生了永久的神经功能障碍[9]。综合已发表的多篇文献的结果,Steiner 发现神经功能障碍的总体发生率为 19%,而其中有一半为永久性的功能障碍[11]。当病变位于脑干时,放射治疗的致残率最高,其次为基底节和丘脑。当采用的边缘照射剂量超过 16.5 Gy 时,致残率最高[10]。

放射外科治疗后的影像学变化

在放射治疗后,高达 57% 的 CM 的病变体积会缩小,但没有完全在影像学上消失的病例[7]。自然史研究表明,CM 的大小存在很大的自发性改变。在 Clatterbuck 对 107 例未治疗的 CM 进行前瞻性影像评估的研究中,也强调了这些病变动态变化的特点,并且证实了 26 个月内平均间隔体积变化为 -991 mm³。在该研究中,有 35% 的病变表现为增长,55% 的病变体积缩小[12]。因此,很难将放射治疗后病变的影像学改变归结为有意义。

放射外科治疗 CM 相关的癫痫

很少有关于采用放射外科治疗继发于 CM 癫痫的报道。2000 年,Regis 报道了一项 49 例采用伽马刀放射外科（平均边缘剂量为 19 Gy）治疗药物难治性癫痫患者的研究,在最后一次随访中,有 53% 的患者无癫痫发作,20% 的患者的癫痫发作频率有显著降低[13]。尽管这在某种程度上表明了放射外科对于 CM 相关癫痫的治疗有效,但这些结果明显不如现代外科手术成功。

放射外科治疗技术

当 CM 靶区位于脑干和脑深部结构时,高度适形性是至关重要的。最佳靶点的选定是 MRI T2 加权像所显示的低信号的含铁血黄素环内。最好避开低信号的含铁血黄素带的边缘,因为神经纤维内的铁色素可以起到放射增敏剂的作用,潜在地增加致残率。相关发育性的静脉畸形（DVA）不应该包括在靶区范围内[7]。最佳的放射剂量仍然需要探索,当边缘剂量为 15~16.2 Gy 时似乎是有效的,并且能使致残率最小化[10]。通常在治疗时使用单次剂量的皮质类固醇。

结论

由于 CM 采用放射外科治疗的疗效和风险存在争议,因此需要有选择性地应用。如果手术可切除且致残率低,包括位于幕上深部结构或者脑干 CM,大多数脑血管病治疗中心推荐显微外科手术切除症状性的 CM。当 CM 患者具有侵袭性自然史,超过

1 次的临床出血证据,且由于病变的位置或患者手术/麻醉的风险高,而无法承受外科手术切除的风险时,放射外科治疗可以使用。

参考文献

1. Batra S, Lin D, Recinos PF, Zhang J, Rigamonti D. Cavernous malformations: natural history, diagnosis and treatment. *Nat Rev Neurol*. 2009;5(12):659–670.
2. Barker FG, 2nd, Amin-Hanjani S, Butler WE, et al. Temporal clustering of hemorrhages from untreated cavernous malformations of the central nervous system. *Neurosurgery*. 2001;49(1):15–24; discussion 24–15.
3. Porter RW, Detwiler PW, Spetzler RF, et al. Cavernous malformations of the brainstem: experience with 100 patients. *J Neurosurg*. 1999;90(1):50–58.
4. Steinberg GK, Chang SD, Gewirtz RJ, Lopez JR. Microsurgical resection of brainstem, thalamic, and basal ganglia angiographically occult vascular malformations. *Neurosurgery*. 2000;46(2):260–270; discussion 270–261.
5. Tu J, Stoodley MA, Morgan MK, Storer KP, Smee R. Different responses of cavernous malformations and arteriovenous malformations to radiosurgery. *J Clin Neurosci*. 2009;16(7):945–949.
6. Gewirtz RJ, Steinberg GK, Crowley R, Levy RP. Pathological changes in surgically resected angiographically occult vascular malformations after radiation. *Neurosurgery*. 1998;42(4):738–742; discussion 742–733.
7. Lunsford LD, Khan AA, Niranjan A, Kano H, Flickinger JC, Kondziolka D. Stereotactic radiosurgery for symptomatic solitary cerebral cavernous malformations considered high risk for resection. *J Neurosurg*. 2010;113(1):23–29.
8. Chang SD, Levy RP, Adler JR Jr, Martin DP, Krakovitz PR, Steinberg GK. Stereotactic radiosurgery of angiographically occult vascular malformations: 14-year experience. *Neurosurgery*. 1998;43(2):213–220; discussion 220–211.
9. Amin-Hanjani S, Ogilvy CS, Candia GJ, Lyons S, Chapman PH. Stereotactic radiosurgery for cavernous malformations: Kjellberg's experience with proton beam therapy in 98 cases at the Harvard Cyclotron. *Neurosurgery*. 1998;42(6):1229–1236; discussion 1236–1228.
10. Pham M, Gross BA, Bendok BR, Awad IA, Batjer HH. Radiosurgery for angiographically occult vascular malformations. *Neurosurg Focus*. 2009;26(5):E16.
11. Steiner L, Karlsson B, Yen CP, Torner JC, Lindquist C, Schlesinger D. Radiosurgery in cavernous malformations: anatomy of a controversy. *J Neurosurg*. 2010;113(1):16–21; discussion 21–12.
12. Clatterbuck RE, Moriarity JL, Elmaci I, Lee RR, Breiter SN, Rigamonti D. Dynamic nature of cavernous malformations: a prospective magnetic resonance imaging study with volumetric analysis. *J Neurosurg*. 2000;93(6):981–986.
13. Régis J, Bartolomei F, Kida Y, et al. Radiosurgery for epilepsy associated with cavernous malformation: retrospective study in 49 patients. *Neurosurgery*. 2000;47(5):1091–1097.

第 5 篇
功能性疾病的放射外科治疗

本篇主编

Lawrence R. Kleinberg

第 **10** 章
放射外科在三叉神经痛治疗中的应用

Chun Po Yen, David Schlesinger, Jason Sheehan

三叉神经痛(TN)作为一种最常见的神经痛,在治疗上有多种选择方案。诊断为 TN 的患者中,大约有 1/4 对于药物治疗无反应,有 1/4 对药物不耐受。而对于外科干预的最佳时机,也是缺乏共识的。对接受微血管减压(MVD)的患者的生活质量进行评估的研究得知,绝大多数患者应该接受早期手术[1]。因此,在本章我们主要探讨经典的 TN 和有典型症状的继发性 TN。

三叉神经痛的治疗选择

抗惊厥药物是一线治疗方案,卡马西平是最有效的。实现疼痛控制的剂量为 1.7~ 1.8,而有害剂量方面,轻度副作用为 3.4,严重副作用为 24[2]。副作用中,轻度的含义指的是对患者的生活质量有显著的影响。奥卡西平在缓解疼痛方面与卡马西平类似,而在降低毒性方面更优。二线方案包括巴氯芬和拉莫三嗪(2 级)。其他抗癫痫药物,例如加巴喷丁、丙戊酸和苯妥英(包括静脉剂型)也有效(4 级)。

外科干预的形式包括:MVD、射频神经根切断(RFR)、球囊压迫(BC)、甘油注射以及放射外科治疗(创伤性最小的一种选择)。MVD 长期疼痛控制效果最佳(10 年期无疼痛率为 70%),而面部麻木的发生率仅为 1.7%[2-4]。这也是外科治疗中除毁损外的唯一术式。但较之其他手术方案,MVD 的短期并发症风险确实最高。对于技术娴熟的手术医生来讲,围术期并发症包括死亡(发生率为 0.2%~0.5%)、出血及卒中(发生率为 4%)、听力丧失(发生率为 10%)、脑膜炎、脑脊液漏(发生率为 11%)以及开颅手术的其他并发症[4],虽然这些情况并不常见。

放射外科主要借助伽马源或专用的直线加速器(LINAC)来完成。这 2 种设备在使用中所观察到的临床预后类似。目前,部分专用的 LINAC 设备的精度已经可以保障无创框架下 TN 的放射外科治疗[5]。考虑到放射外科的无创性,其对于药物治疗无效的患者是一个有吸引力的选择。

治疗流程

图 10.1 展示了 UCLA 的工作流程,可作为 TN 外科治疗的推荐方案[6]。一般情况下,如果患者静脉注射苯妥英钠后疼痛仍然急性发作,就应该接受 MVD 或经皮(穿刺)治疗。通常,如果患者一般状态更差,也认识到术后会有半侧面部麻木的可能性,同时也不能或不愿接受术中刺激来精确定位三叉神经分支,那么我们推荐 BC 方案。这也适合于 V1 段疼痛的患者。RFR 可能导致半侧面部的选择性分支的麻木。而 RFR 导致的麻木随着时间而恢复的概率要低于 BC。对于继发于多发硬化(MS)的 TN,我们更倾向于 RFR。病程中可能需要重复治疗,但的确可以理想地实现长期缓解疼痛。我们仅仅对于 V2 段和 V3 段的疼痛推荐 RFR,这是因为 V1 段的麻木往往意味着角膜麻木、角膜溃疡及干眼等并发症,发生概率之高超出了(临床)可接受的范畴。从报道来看,经皮治疗后感觉异常和痛觉缺失的比例分别为 12% 和 4%。对于健康的年轻个体,薄层 MRI 评估提示三叉神经受血管的侵犯,适合 MVD。但如何界定年轻与年老,文献报道并不统一。部分学者报道,65 岁及以上年龄段中的术后并发症发生率更高,而另一些则认为发生率并不随着年老而增高。就危险因素而言,高龄是对患者总体健康状态进行严格术前评估的缘由,这比年龄本身更重要。另一方面,我们在临床上观察到,年轻和健康状态好的患者,虽然适宜 MVD,但仍倾向于首选放射外科治疗而规避创伤和不适。

TN 的放射外科治疗

放射外科治疗完成后,疼痛的缓解率为 80%~90%[6],平均的显效时间为 6 周。从经 SRS 治疗后的患者中观察到的即刻疼痛缓解率仅有 20%。疼痛控制存在潜伏期是该技术的主要短板,使其在疼痛急性发作、体重下降、无法进食和言语的患者中的应用受到了限制。SRS 治疗后的复发率为 25%~53%,因随访时长而异。在我们的病例中,SRS 治疗后 3 年,典型 TN 的患者中有 65% 在不用药的情况下无疼痛发作[7];而不考虑用药情况,无疼痛发作率则达 80%。文献报道的情况类似,3 年无用药情况下的疼痛控制率为 58%~69%。而 SRS 治疗术后 5 年,不考虑用药情况,无疼痛发作的患者占比为 41%~53%[8-10]。其他患者在疼痛发作的频率和严重程度方面有改善,但仍需要辅以药物治疗。在我们的病例组中,之前有其他外科干预预示着疼痛结局不佳[7]。其他研究中也存在类似情况。而 SRS 治疗在症状典型的继发性 TN 中的结局则要差一些。在多发

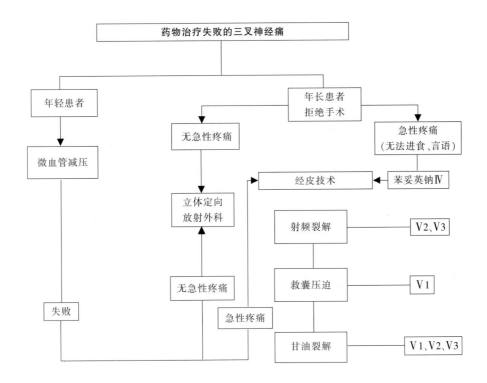

图 10.1　UCLA 的 TN 外科干预流程。

性硬化诱发的 TN 中,我们观察到疼痛的控制率为 66%(用药或不用药)。带状疱疹后的 TN 预后更差。针对头颈部癌性侵犯后的继发性 TN 的治疗后缓解率为 50%,属于显著的姑息措施[7]。

　　放射外科治疗最常见的并发症是面部麻木。文献报道中的发生率差别相当大,从 10%到 50%。显然这取决于随访质量和具体的治疗方案,也与射线剂量以及等剂量中心位置有关。其他并发症比如感觉迟钝等,仅仅出现在一小部分患者中(概率为 4%~10%)。痛性感觉缺失非常罕见,至今仅有数例报道。而在一个采用非等中心放射外科技术的单序列中,听力下降和足部无力分别出现了 2 例和 1 例[11]。无意中出现的脑干剂量过高导致了这些并发症。

　　射线处方剂量从 80 到 90 Gy。关于剂量,一项相关研究显示,70 Gy 及以下的剂量在疼痛的控制或是疼痛缓解后的维持方面都较差。三叉通路上最常见的等中心位置包括:①神经根汇入区(图 10.2),距离脑干表面 2~3 mm;②神经的脑池段;③三角部,或者叫池前段。对神经进行照射的长度并没有改善疼痛的缓解率,但却导致了并发症概率的增加,尤其以面部麻木最为常见[11,12]。

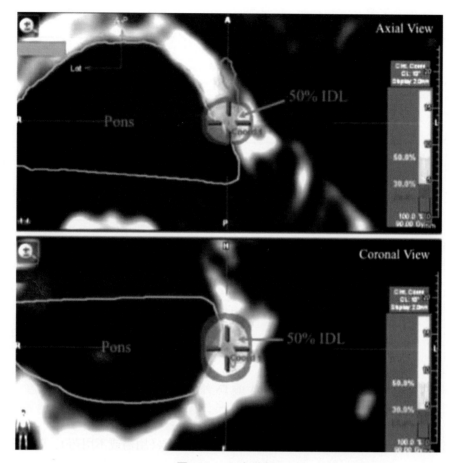

图 10.2　入脑干段。

我们的病例组进行 Logistic 回归分析后显示,增加神经根汇入区(REZ)的照射剂量时,能更有效地控制疼痛[7](图 10.2)[7],其所付出的代价是更高的面部麻木发生率。这也得到了其他报道的印证[13;14]。然而不同方案的不同序列中的临床结局(比如针对 REZ 或是远池前段)无法进行比较。只有采用随机对照试验的办法来比较不同等中心位置的效果时,才可以确认有关疼痛的 2 种结局转换的最佳照射点所在位置。在我们的序列中,我们也发现了面部麻木、疼痛结局改善和SRS 治疗后 MRI 扫描显示的脑桥强化三者之间的正相关性[15]。

放射外科作为一种变通的选项是合理的,疼痛控制率可达 80%,但代价是发生率很高的面部麻木以及加重已有的面部麻木的症状[16]。不同的治疗方案(降低剂量、选择不同的靶点、相同靶点相同剂量)相互之间的临床结果差异不大。

TN 的放射外科治疗应该由那些优秀的放射外科中心来完成。治疗时使用 4 mm

（或 5 mm）的准直器，对 3 mm 直径的神经施以高剂量的放射线。技术领域的专业化、机构内的准确性测试、严谨的治疗方案是考虑进行 TN 放射外科治疗的先决条件。

参考文献

1. Zakrzewska JL, Lopez BC, Kim SE, Coakham HB. Patient reports of satisfaction after microvascular decompression and partial sensory rhizotomy for trigeminal neuralgia. *Neurosurgery.* 2005; 56, 1304–1311.
2. Cruccu G, Gronseth G, Alksne J, et al. AAN-EFNS guidelines on trigeminal neuralgia management. *Eur J Neurol.* 2008;15:1013–1028.
3. Tatli M, Satici O, Kanpolat Y, Sindou M. Various surgical modalities for trigeminal neuralgia: literature study of respective long-term outcomes. *Acta Neurochir (Wien).* 2008;150:243–255.
4. Gronseth G, Cruccu G, Alksne J, et al. Practice parameter: the diagnostic evaluation and treatment of trigeminal neuralgia (an evidence-based review). *Neurology.* 2008;71:1183–1190.
5. Chen JC, Rahimian J, Rahimian R, et al. Frameless image-guided radiosurgery for initial treatment of typical trigeminal neuralgia. *World Neurosurg.* 2010;74(4–5):538–543.
6. Gorgulho AA, De Salles AA. Impact of radiosurgery on the surgical treatment of trigeminal neuralgia. *Surg Neurol.* 2006;66:350–356.
7. Smith Z, Gorgulho A, Bezrukiy N, et al. Dedicated linear accelerator radiosurgery for trigeminal neuralgia: a single-center experience in 179 patients with varied dose prescriptions and treatment plans. *IJROBP.* 2011;81(1):225–231.
8. Regis J, Arkha Y, Yomo S, et al. Radiosurgery in trigeminal neuralgia: long term results and influence of operative nuances. *Neurochirurgie.* 2009;55(2):213–222.
9. Han JH, Kim DG, Chung HT, et al. Long term outcome of gamma knife radiosurgery for treatment of typical trigeminal neuralgia. *IJROBP.* 2009;75(3):822–827.
10. Kondziolka D, Zorro O, Lobato-Polo J, et al. Gamma knife stereotactic radiosurgery for idiopathic trigeminal neuralgia. *JNS.* 2010;112:758–765.
11. Villavicencio AT, Lim M, Burneikiene S et al. CyberKnife radiosurgery for trigeminal neuralgia treatment: a preliminary multicenter experience. *Neurosurgery.* 2008;62:647–655.
12. Flickinger JC, Pollock BE, Kondziolka D, et al. Does increased nerve length within the treatment volume improve trigeminal neuralgia radiosurgery? A prospective double-blind, randomized study. *IJROBP.* 2001;51:449–454.
13. Brisman R, Mooij R. Gamma knife radiosurgery for trigeminal neuralgia: dose-volume histograms of the brainstem and trigeminal nerve. *J Neurosurg.* 2000;93(suppl 3):155–158.
14. Pollock BE. Radiosurgery for trigeminal neuralgia: is sensory disturbance required for pain relief? *J Neurosurg.* 2006;105:103–106.
15. Gorgulho A, De Salles AA, McArthur D, et al. Brainstem and trigeminal nerve changes after radiosurgery for trigeminal pain. *Surg Neurol.* 2006;66:127–135; discussion 135.
16. Park KJ, Kondziolka D, Berkowitz O, et al. Repeat gamma knife radiosurgery for trigeminal neuralgia. *Neurosurgery.* 2012; 70(2):295–305;discussion 305.

第 11 章
药物难治性癫痫的放射外科治疗

Jean Régis,Romain Caron,Fabrice Bartolomei,Patrick Chauvel

1992 年以来,我们就放射外科治疗在癫痫外科整体方案中的角色进行了评估。时至今日,基于 20 年的实践、若干研究试验和临床前瞻性试验,并积累了令人信服的世界性经验,明确了放射外科治疗在此领域所能起到的作用。回顾我们中心在过去 20 年中的临床实践积累(217 例患者),主要包括 101 例无占位性病灶的颞叶癫痫患者、96 例下丘脑错构瘤患者、7 例胼胝体切开患者以及 13 例其他类型的新皮层癫痫患者。通过分析我们的资料以及其他临床和实验数据提示:只有在术前已对致痫灶(或致痫网络)的范围严格界定,并且严格遵照剂量方案的情况下,采用放射外科治疗才是有益的。一旦违背这些原则,治疗失败和(或)副作用的风险则显著增加。内侧颞叶癫痫(MTLE)及下丘脑错构瘤的长期随访也已完备。单纯 MTLE,特别是当患者易于出现非文字记忆受损时,或是患者不愿意接受显微外科干预时,以及小的 I、II、III 型下丘脑错构瘤患者,可以考虑此种方案。而在更复杂的、致痫灶涵盖重要功能区的新皮层癫痫中应用放射外科则还处于评估之中。尽管还处于发展的早期,但这个领域仍可能是癫痫放射外科治疗中非常有前途的部分。

基本原理

放射外科治疗作为一项神经外科技术,在短时间内,以一定的立体定向精度,给予一个小的、界定清晰的目标以高能量,旨在产生毁损灶或是诱导所需要的生物学效应[1,2]。自 Stockholm 的前辈们最先尝试以来,利用放射外科治疗的实践已发生了全面的变化。就大部分适应证而言,采用了非破坏性的低剂量来诱导微妙的生物学效应,比如肿瘤的细胞凋亡或是动静脉畸形(AVM)的内皮增生。

差异化效应的概念

一项经典的临床观察显示,有 85% 的伴有难治性癫痫的 AVM 患者,经过放射外科治疗后,在 AVM 本身闭塞前即出现发作停止或是有显著的改善。当 AVM 位于重要的功能区时,发作终止且不伴有临床功能缺失的表现。这样的观察结果使得我们在 1992 年提出"临床差异化效应"的概念:放射外科可以导致功能性的改变,使得 AVM 周边的皮层不再具有致痫性,且同时并不破坏该皮层区域的基本功能,这是缘于皮层能特异性地改变某些系统而非全体。回溯这个概念的最早证据,来源于在大鼠纹状体生物化学水平中所观察到的这种效应[64]。在一组大鼠中,针对其左侧纹状体,采用伽马刀(GK),以 50 Gy 的最大剂量给予了 4 mm 单一等剂量中心的照射。生物化学分析显示,尽管儿茶酚胺(CAT)水平大幅度下降,但 GABA 乙酰脱羧酶水平却保持稳定,说明存在对儿茶酚胺系统的损害。与此类似,尽管兴奋性氨基酸(谷氨酸和天冬氨酸)有大幅度的降低,但 GABA 本身的直接剂量却保持稳定。这些实验证据促使我们把放射外科作为一种神经科的治疗手段[1-3],并且组织前瞻性的临床试验[4-8]。而最近 Charlottesville 团队则报道,有证据显示在细胞学水平上存在不同的作用[9]。以 GK 按照 40 Gy 的剂量对癫痫大鼠进行颞叶的照射,免疫组化显示海马的中间神经元中至少有一个亚型对于伽马刀放射外科是特定敏感的。神经细胞表现出钙结合蛋白和 GAD-67 表达相关的表型偏移。这种神经调质效应得到了越来越多的证据支持[1,2,10]。

Marseille 组织了一系列临床试验来评估 GK 在癫痫中的作用。在 1993 年,我们组织了一项针对内侧颞叶癫痫(MTLE)患者的前瞻性的 II 期临床试验,旨在评估剂量范围和毒性[6,8]。到了 1995 年,由于从接受 24 Gy 剂量的患者中所观察到的良好的安全性和显著的效果,我们又组织了 III 期的前瞻性单中心研究,纳入 4 例 MTLE 患者(24 Gy,7~8 mL)来评价效果的可重复性[4]。1996 年,我们在欧洲范围内组织了多中心前瞻性的研究(21 例 MTLE 患者)来确认安全性和有效性是否可重复[7]。1998 年的剂量递降研究(24、20 和 18 Gy)显示,当周边剂量低于 24 Gy 后,有效性显著降低[5]。最后,针对接受我们标准化方案治疗的患者中的前 15 例,我们的神经科的科学家们开展了一项长期(随访 5 年以上)的评估[11]。该研究确认了伽马刀手术在这组患者中有良好的远期疗效和安全性,在平均 8 年的随访中,Engel I 级的比例占 60%[11-15]。这可以与开颅手术的长期安全性和有效性媲美。而最近,在美国进行的一项多中心前瞻性试验也确认了我们的发现[16],因此,对于单纯的 MTLE 患者,我们采用放射外科治疗[17]。

展望放射外科在癫痫外科这个领域内的未来,各方仍存在相当大的争议。如我们所知：

（1）针对脑内多发的、小的、深在的病变，放射外科（自其 20 世纪 50 年代诞生以来）已在安全性及有效性方面表现出优越性；

（2）已经被确认的是，针对皮层-皮层下小病灶相关的癫痫采用放射外科治疗，早在病灶得到所期望的控制之前，甚至病灶本身并未被治愈的情况下，仍有很高的概率实现中止癫痫发作（AVM 中可达 58%~80%）；

（3）针对伴有/不伴有占位效应病灶的癫痫采用放射治疗可以减少发作的频率或降低严重性；

（4）癫痫放射治疗的实验模型显示了射线对于控制发作的频率、严重性及异常电活动传导范围的正面作用，这种作用呈剂量相关性。

不同种类的射线均曾被尝试用于癫痫的治疗。Lars Leksell 曾将 GK 放射外科用于功能神经外科[18,19]。因此，他使用 GK 来治疗运动障碍病、三叉神经痛以及其他疼痛综合征，但未用于癫痫外科[20]。而 Talairach 在 20 世纪 50 年代率先尝试将放射外科的方法用于癫痫外科[21]。Talairach 同时也是立体定向专业的先驱之一。与 Leksell 不同，他尤其致力于癫痫外科，并且发展出了最早的癫痫外科整体综合性方案之一。早在 1974 年，他就报道了在不伴有占位性病变的 MTLE 患者中植入放射性钇的经验，在明确起源于颞叶内侧结构的癫痫患者中获得了很高的发作控制率[21]。Elomaa[22]把使用局灶性的照射来治疗颞叶癫痫的设想变成了现实，这从 Tracy 和 Von Wieser[23]以及 Baudouin 等[15]的早期报道来看，应该是独立于 Talairach 的探索性工作的。从临床采用 GK 和 LINAC 的放射外科方案来治疗 AVM 和皮层-皮层下肿瘤（主要是转移瘤和低级别胶质瘤）的经验来看，即便不能起到致病灶坏死的效果，放射外科治疗也可以实现对癫痫的抑制[24-26]。一系列在小动物身上的实验研究也证实了这种作用[27,28]，并将重点集中在了照射剂量与效果的关系上[29-32]。而 Barcia-Salorio 等[33]以及稍晚一些的 Lindquist 等[34-36]则报道，在若干小样本、非均质的患者中（采用该方案）以期停止发作，但结果却很不理想。遗憾的是，这些资料并未以同行评议论文的形式发表，数据的细节无从得知。

Marseille 的立体定向和功能外科有 2 个主要的专业领域，即癫痫外科和放射外科。它们促进了 GK 放射外科在治疗难治性癫痫方面的研究和发展。Marseille 在 1993 年的 3 月进行了第一例 MTLE 的治疗尝试[6]。而从 1993 年以来，我们使用 GK 放射外科技术共完成了 217 例癫痫患者的治疗。

在我们这个神经外科中心，20 年的时间里（1992 年 7 月至 2012 年 12 月）完成了

11 066 例次的 GK 外科治疗,归属癫痫外科的仅有 217 例次(大概每年 10 例次)。同期,我们的癫痫外科完成了 759 例的非放射外科的神经外科手术。我们团队的理念就是要规范适应证,确保相关患者的安全性-有效性,要优于或至少与切除性神经外科手术相当[37]。显然这占了我们已有患者的一小部分(23%)。然而我们实际使用 GK 治疗的患者中,有一部分就是直接为了这种治疗手段而来的。实际上,通过我们的临床癫痫评估流程,最终采用 GK 治疗的比例仅仅为 14.6%。

下丘脑错构瘤(HH)

HH 可以是无症状的、性早熟相关的或产生神经功能异常的(包括癫痫、行为异常和认知损害)。通常在幼年时即开始发作,并往往从初始就表现出明显的药物难治性。由于癫痫脑病,大部分患者的病情会往越来越差的方向发展,体现为发作所直接导致的行为异常综合征(尤其是攻击性行为)以及智商的减退[38]。有意思的是,根据我们的经验,放射外科治疗后脑病的逆转似乎要早于发作的完全停止,看上去与脑电的背景活动的改善有关。我们可以推测,这些持续的放电导致了包括边缘系统等在内的某些系统的无序化和混乱,而当这些放电消失时,则导致了注意力、记忆力、认知功能、冲动行为等的改善。因此,放射外科治疗旨在逆转癫痫脑病而非停止。因此我们认为,无论是选择具体哪种外科手段(切除或放射外科),针对那些年轻患者,重要的是尽早地开展治疗。

即便 HH 相关的癫痫机制仍属未解,但其所固有的致痫性却早已得到了阐述[39,40]。MRI 上所见的病灶即为需要治疗的靶区范围。这与 MTLE 病例的情况形成鲜明对比,后者用以指导放射外科干预的影像上的致痫灶边界并不清晰。

我们回顾性分析了一组采用放射外科治疗的患者,来自全世界的多个中心,共 10 例[41]。安全性-有效性比非常理想(均得到改善,50% 治愈,除了 1 例有体温异常外,无副作用),这鼓舞我们进一步开展了前瞻性的多中心研究。我们的研究前瞻性地分析了 64 例患者,在患者的数量及评估方法学的严谨性方面具有独特性。该研究的初步结果已经发表[42-44],而最终评估还未公开。这组 64 例患者的治疗时间从 1999 年到 2007 年,随访时间都超过 3 年(36~107 个月)。根据我们的策略,当病灶解剖学上看去很小而且边界清晰,如果出现部分改善,我们会告知患者及家属,有二次放射外科治疗的机会。有 25 例患者在出现显著但尚不完全的治疗效果后,接受了二次治疗。我们评定了术前的认知损伤、行为学异常、发作严重性和解剖类型与认知水平的关系[45,46]。术前流程的目的在于适当地选择所纳入的对象,进行基线神经和内分泌功能的评估。整个放射外科治疗采用的是 B 型、C 型、4C 型或 Perfexion 型的伽马刀设备（Elekta Instrument，Stockholm）。我们在每一例中均详细地进行了高适形性和选择性的多等中心复合剂量的设计。考虑视觉通路和下丘脑的密切关系，我们降低了周边剂量（13~26 Gy，平均 17 Gy）。所治疗的病灶通常较小（5~26 mm，平均 9.5 mm）。对于乳头体和穹隆，给予剂量时需要特别谨慎，每一个病例都需要斟酌剂量，采用 4mm 准直器和单次序列的枪点。在放射外科治疗后的第 6、12、18、24 和 36 个月以及之后的每一年对患者进行发作、认知、行为和内分泌状态的相关评估。结果显示，65% 的患者达到了 Engel Ⅰ级和Ⅱ级，20% 的患者达到了 Engel Ⅲ级。放射外科治疗前的发作频率为 92 次/月（平均 427±1 009，最小 3.3），治疗后降到了 6 次/月（平均 34.6±78，最小值=0，最大值=425）。在大部分患者中可以观察到行为及认知方面的显著改善。在心理和认知共患病例中，治愈占 28%，改善占 56%，而病情稳定未恶化的占 8%。从世界范围来看，60% 的患者结局良好。有 6 例患者（9.3%）下丘脑错构瘤体积相当大，经放射外科治疗后效果较差而采取了显微外科手术：有 1 例治愈（Engel Ⅰ），2 例得到了改善（Engel Ⅲ），3 例未有改善（Engel Ⅳ）。

我们未发现持续性的神经功能障碍，甚至也没有一过性的损伤。其中 7 例患者（17.5%）的发作有一过性增加。有 3 例患者出现了一过性、非致残性的体温变化。考虑到这些病变所在的位置往往相当敏感，我们总是会尝试斟酌每例患者的方案，采用 4 mm 准直器和单次序列的枪点。尤其对于乳头体和穹隆，需要注意所给予的剂量。

基于良好的高分辨 MRI 对病灶进行拓扑学分类，这在决策过程中扮演了关键的角色[42]。之前基于解剖[47-49]或是外科学观念[50]的经典分类并没能体现这些病灶的显著多样性和治疗效果。正如 Palmini 及其同事所强调的，病灶相对于脚间窝和三脑室壁的确切位置与切除的范围、发作的控制及并发症的发生率相关[51]。在此基础上，我们将下丘脑错构瘤根据最初的拓扑结构来分类[42,43]。根据我们的经验，该分类与临床症状和病情轻重有关，尤其在选择外科策略时是决定性的。Ⅰ型病例（小的错构瘤，位于下丘脑，或多或少地进入三脑室）确实是最适合 GKS 的。在这样的患者中，显微外科切除可能有很高的风险。

在Ⅱ型中（病灶小，且主要位于三脑室内），放射外科治疗显然是一个安全的选择。虽然内镜下经胼胝体穹隆间入路可以作为选项之一，但那些更为积极而训练有素的神经外科医生却报道了有关短期记忆的恶化、内分泌紊乱（摄食过度伴肥胖、甲状腺激素不足、钠代谢紊乱）以及丘脑或丘脑囊的梗死的风险。但当出现非常严重的持续癫痫状态时，我们建议进行紧急手术，采用经胼胝体穹隆间入路或内镜下手术（根据三脑室的宽度来定)。紧急情况下,当三脑室相当大而病灶小的时候,可选择内镜手术。

对于Ⅲ型(病灶的起始位置在脑室底),考虑到乳头体、穹隆和病灶之间的密切关系,我们倾向于 GKS。我们推测,无蒂的下丘脑错构瘤总是或多或少地侵入下丘脑毗邻乳头体的部分。因此,当病灶分型为Ⅱ型,则意味着在 MRI 上所显示的病灶主要位于三脑室内但可能有下丘脑内的蒂。对于Ⅲ型,也做此假设。

对Ⅳ型(病灶无蒂,位于池内),可以考虑离断术(单纯翼点入路或是结合眶颧截骨)。然而如果病灶很小,可推荐 GKS,不但安全,而且可以同时治疗位于下丘脑那一小部分的相关病灶(往往在高分辨 MRI 上可见)。根据 Delalande 的经验,14 例采取翼点入路单纯离断术的患者中仅有 2 例最终未发作[52]。因此,针对瘤体巨大的病例,我们采用这种方案作为第一步措施。大多数情况下,在第一步治疗后,患者会得到改善,但发作并不能完全停止。GKS 作为第二步的治疗,在 3 个月后实施。

Ⅴ型(有蒂)病例罕有致痫性,可以很容易地通过放射外科或翼点入路离断术治愈。万一有严重的癫痫,第二治疗方案无疑可以迅速停止发作。然而 HH 瘤延展累及下丘脑毗邻乳头体的部分,则需要通过高分辨核磁来审慎查验,如果能发现,特别是当脑池部分很小时,则最终优先考虑采用 GKS 来治疗病灶的 2 个部分。

Ⅵ型(巨大)意味着放射外科治疗并非是很好的一线适应证,在几乎所有病例中,需要考虑若干治疗手段的综合方案。当病灶大时,即使 GKS 看上去并不适合,有人设想以放射外科实现离断[放射外科的靶点仅限于下丘脑和(或)三脑室内的下部病灶,而不干预三脑室底以下的部分],但是总体而言结果不理想。我们认为,上述策略可能会导致贻误孩子得到有效治疗的珍贵时机,因此,我们并不提倡。当显微外科切除仅仅在三脑室内遗留很小的一部分而癫痫仍然顽固时,使用 GKS 再次干预才是合理的。

此外还有 2 个主要的问题。首先,我们知道,彻底切除或处置病灶并不总是必须的[53-55],但是当面对一个具体的患者,我们并不清楚如何预测或勾勒出下丘脑错构瘤中需要处理的部分从而实现完全控制癫痫。其次,我们知道,这些患者往往表现出特定的电-临床症状,提示累及颞叶或额叶,可能给人以癫痫自此起源的假象[40,52]。根据我们的经验,部分这样的患者可以通过单纯处理下丘脑本身而获得治愈,而在另一些患者中则部分有效,精神和认知方面整体改观显著,但遗留一定程度的发作。倾向于认为,在第二组患者中,这些次级致痫区域是治疗部分性失败的原因所在。

我们的初步结果显示,GKS 在安全性方面类似于显微外科切除,但安全性则更胜一筹[56]。GKS 同时也规避了射频毁损或刺激相关的血管损伤的风险。经胼胝体穹隆间入路,无论是认知(长期记忆的损害)还是严重的内分泌并发症(23% 的长期食欲刺激和大幅度体重增加)均有报道[57,58]。Stabell 等[59]曾报道过内镜手术后发生了与持续性动眼障碍相关的严重的记忆及阅读能力的衰退。关于组织间植入(碘 –125 粒子),Schulze-Bonhage[60]报道了一组 24 例患者,有 5 例患者出现了与水肿相关的症状,有 4 例患者的体重增加达 5 kg 以上(有 2 例情况严重),还有 2 例患者有持续性的情景记忆能力衰退。而这些并发症在 GKS 治疗后均没有被观察到。放射外科的劣势在于其治疗效果的延迟出现。如何更适当地评估 GKS 的作用还有待更长的随访。对病灶更小而位于三脑室内的患者(Ⅱ型),起效更快而且更彻底。对于脑电图的亚临床放电的早期影响似乎在显著改善睡眠质量、行为及认知发育等方面起到了主要的作用。GK 干预可以安全地逆转癫痫性脑病[41,43,44,61]。

考虑到大部分此类下丘脑错构瘤患者临床预后很差,及显微外科切除的创伤性,目前 GK 可以被视为中、小型致痫性下丘脑错构瘤的一线干预方案,可以对这些年轻患者的未来产生重要的正面影响。而在这些患者中,则需要更好地评估和理解次级致痫机制在广泛性皮层发育不良中所起的作用,从而优化患者的选择,决定最佳治疗时机。

内侧颞叶癫痫

最早针对 MTLE 的 GK 外科治疗是 1993 年 3 月在 Marseille 完成的。由于当时没有任何文献提供相似的经验,我们不得不基于放射外科在其他疾病治疗上的经验和假设来做出我们的技术选择。有 4 例患者分别接受了不同的技术方案(剂量、体积、靶点设定)。放射外科治疗后数月出现的迟发性放射性改变[62]促使我们暂停此类治疗并随访这 4 例患者。该治疗过程具有临床安全性,且 MR 上的急性改变在数月后逐渐消失,我们又治疗了一系列新患者,但设定了严格的前瞻性对照试验条件(包括伦理委员会的批准)。前 4 例患者中,第 1 例患者的治疗成功(反之,另 3 例患者仅部分有效或无效)是随后 16 例患者中制定治疗方案的基础。

该"经典方案"包括使用 2 个 18 mm 的枪点,50% 等剂量曲线(24 Gy)的覆盖体积约为 7 mL,最终停止发作的概率很高[63,64]。考虑到癫痫控制以及安全性,靶点主要集中在海马旁皮质,也覆盖了相当一部分杏仁核复合体及海马。为了优化 GK 的外科技术,也为了确定剂量以期更少的一过性急性 MR 改变,我们将边缘剂量从 24 Gy 降到了 20 Gy 和 18 Gy。但这却导致了发作停止的比例显著下降。我们回顾了前 15 例使用 GKS 治疗的 MTLE 患者的长期随访结果,当时他们采用的是 24 Gy。平均随访时间为 8 年,在最新的随访时间点上,无发作的比例为 73%。这样的长期结果可以比拟显微外科手术。除了 9 例患者有视野缺损外,并没有永久性神经功能缺失的报道[11]。30%~50%的优势侧 MTLE 患者在显微外科手术后表现出非文字记忆力的受损[65,66]。尤其需要指出的是,在所有患者中均未观察到神经心理学的恶化(采用 Clusmann 等发布的评估方案),特别是非语言记忆力未出现减退[4,5,7,11]。我们的 4 个前瞻性试验的结果也获得了美国的前瞻性试验的确认[67]。放射外科治疗后的事件时间表以及随访相当标准化。患者均被告知放射外科治疗的主要短板即延迟起效。一般前几个月,发作频率并不会有显著改善。此后数天或数周,会迅速出现先兆的显著减少,然后发作消失。通常,发作停止的最高峰出现在第 8~18 个月,而在发作延迟方面有明显的变异。有 1 例患者出现在 GK 放射外科治疗后的第 26 个月。一般我们认为,在放射外科治疗后的随访中,最少有 2 年的延迟。由于缺少最初的影像学改变或是临床改善,推荐要等到 MRI 上出现改变和逐渐消失。无论采用何种周边剂量(18~24 Gy)和治疗体积(5~8.5 cc),我们所有的患者都有一样的 MR 变化模式。然而随着周边剂量的不同、治疗体积的不同以及个体化的差异,这些改变的程度和潜伏时间也不同。为了能优化评估,我们建议,放射外科治疗后的 3 年内不要考虑后续的显微外科手术。类似地,我们相信,如果在 MR 改变出现之前,患者就接受了皮层切除,那么就不能说放射外科治疗是失败的。当然,在考虑任何进一步的外科治疗之前,需要就失败的原因提出疑问。在回顾了接受放射外科治疗的 MTLE 患者的资料之后,可以辨析出治疗失败可能的原因,例如:

(1)未能很好地选择患者(比如累及范围不止于 MTL 结构的患者);

(2)在放射外科治疗后,患者被冠以"治疗失败"的标签(还不到 3 年)而过早地接受手术[68];

(3)不是针对海马旁皮质,而是针对杏仁核和海马(考虑到安全性和有效性,这些结构不是我们的最佳靶点)[69];

(4)剂量不足[68-70]。

我们目前的治疗策略是基于我们最早的一系列 MTLE 患者,这些患者系严格筛选而来,接受了系统性的治疗,剂量计划方案非常简单但却是可重复的[4,6]。在方法学方面,要辨析所认定的改善,需要系统分析我们既往经验中的技术性数据,以及影响这些患者的结局。

"技术性"问题

剂量问题

功能性 GK 放射外科的最初靶点(被膜切开术、VIM 或正中核的丘脑切开术或是苍白球切开术)采用高剂量(300~150 Gy),集中在非常小的体积内(直径 3~5 mm)[20]。目的在于保证立体定向精度,毁损事先设定的非常小的结构。有报道称,当运用固定的剂量原则时,在 MR 改变的延迟性和程度方面存在显著的差异性[31,71]。Barcia-Salorio 等[13]曾数次报道 1 组小样本不均一的患者,采用不同种类的设备和剂量原则进行治疗。实际上,部分患者中不存在进展中的病灶,治疗体积很大,剂量很低(约 10 Gy)。基于这些经验,若干团队做出假设,即非常低的剂量(边缘剂量可低至 10~20 Gy)应该与我们在最初的 MTLE 患者序列中使用的 24 Gy(边缘)方案一样有效[4]。通过对 Barcia-Salorio 等最新记录[33]进行审慎的检查,未见有关边缘剂量、体积和致痫区拓扑学性质的个体化信息。此外,在所报道的 11 例患者中,实际的发作停止概率似乎仅为 36%(4/11),远远劣于 MTLE 切除手术后所能达到的效果。在 1 组非均一的 176 例患者中,Yang 等[70]确认使用低剂量(周边剂量为 9~13 Gy)仅能取得很低的发作控制率。

放射外科治疗下丘脑错构瘤的经验提示周边剂量为 18 Gy 似乎能取得停止发作的阈值[41]。在这组 36 例的患者中,仅有 1 例出现了 MR 的改变。大部分伴有癫痫加重的 AVM,病例治疗剂量的范围在 15~18 Gy 之间。类似地,Cmelak 等[68]报道了 1 例 MTLE 患者,使用基于 LINAC 的放射外科治疗,60%的等剂量曲线为 15 Gy,结果不理想,1 年后接受了外科切除手术。首先观察到这例患者轻微的改善,之后则显著恶化。最近一项降阶梯研究有助于我们来论证这一点:接受 18 或 20 Gy 的周边剂量的患者较 24 Gy 的患者结局要差[62,72]。考虑到传统切除手术可达到的发作停止率,放射外科治疗方案的发作停止率若远远低于此则是不可接受的。立体定向分次放射治疗总的来讲不能控制发作。Grabenbauer 等治疗的 12 例患者中,没有 1 例停止发作[73,74],而仅有减少发作。

小动物的实验研究提示了放射外科治疗的抗癫痫作用[12,29,31]、治疗效果的剂量依赖性[29-31,75]以及在特定剂量下可获得明确的抗癫痫效果而不出现肉眼可见的坏死[30]。当然,大鼠癫痫模型还远远不能理想地模拟人类 MTLE。然而有意思的是,考虑到靶区体积的巨大差异性,类似的最大剂量范围(40~50 Gy)在目前提供了最佳的风险–效果比。

确认靶区

当靶区为影像学上可以精确分辨的病灶,可以很容易地回答如何选择周边剂量这个问题,只需要比较不同周边剂量下的安全性–有效性和个体化的结局。根据体积、位置、年龄等进行分层,在此基础上可实现改进。然而在 MTLE 的患者中,这样的过程是不可行的,原因有 2 个:首先,关于内侧颞叶切除所必须达到的范围尚未统一意见;其次,关于有稳定的癫痫起源范围和外科干预靶区的 MTLE 综合征的争论正在升级[14,76]。

众所周知,体积(与边缘剂量有关)是影响组织学效应的主要决定因素,这正体现在风险/剂量体积的整合方程中[77]。在我们最早治疗的那部分病例中,边缘等剂量体积(或是处方等剂量体积)约为 7 mL(范围为 5~8.5 mL)。最近有报道尝试将剂量/体积和对癫痫的控制效果以及 MR 上的改变(以强化环的体积、T2 上的高信号范围和占位效应的程度来评估)联系起来[72]。在此研究中我们发现,剂量和体积越大,MR 上出现严重变化的风险越高,但同时发作停止的概率也越大,这并不令人惊讶。然而这些资料的价值有限。因此,即便当处方等剂量体积更小,更准确地辨别放射外科治疗所需要覆盖的内侧颞叶结构也许能带来更有选择性、更有效的剂量计划方案。

越来越多的证据支持致痫灶在脑网络中的组织作用,换言之,在电–临床发作时,若干不同的、可能是远隔的结构同时放电。这种组织形式解释了为何对伴随良性病灶的严重药物难治性癫痫单纯进行局部皮层切除(缺乏术前评估)会有很高的失败风险[78]。在 MTLE 中也有这样的报道[14,76]。杏仁核复合体的特定核团、海马头、体、尾、嗅周皮质、内嗅区(EC)以及海马旁皮层可能与癫痫的起源有关。EC 皮层在癫痫中的作用得到了动物实验研究的支持[79,80]。EC 可视为“杏仁核海马癫痫体系”的放大器。这些相关的结构形式,包括其中起主导作用的结构,在不同的患者中差异很大[14,76]。患者中有一个亚组,存在强直性放电,累及 EC、杏仁核、海马头,而 EC 在此中起着主导作用。Wieser 等[81]分析了 Yasargil 手术治疗(杏仁核海马切除术)患者术后的 MR 影像,将内侧颞叶各个组成结构的切除质量与发作相关的结局相联系。仅有前部海马旁皮质的切除质量与发作停止的高概率呈现显著的关联性[81]。我们尝试对 GK 放射外科治疗的患者进行类似的研究[72]。我们定义并且人工勾勒出所有患者立体定向影像中的亚区边界。首先勾画杏仁核、海马的头、体、尾,再勾画出白质、海马旁皮质和侧副沟前壁皮层,并沿着前后轴分为 4 个部分,以对应杏仁核、海马的头、体、尾[72]。

患者的选择

Whang(在首先没有经过特定的术前癫痫学评估流程的情况下)[82]对缓慢生长的病灶相关的癫痫患者进行治疗,观察到的停止发作仅占 38%(12/31)。这样的观察结果强调了术前明确致痫灶范围及其与病灶的关系的重要性[78,83]。在我们中心,对每一个病例都进行了评估。对某些患者,电临床数据、结构和功能性影像以及神经心理学检查都明确一致地指向颞叶手术而不需要深部电极监测。而在另一些病例中,有关 MTLE 的证据强度还不充分,故进行了立体定向脑电图(SEEG)的研究。SEEG 植入方案基于主要的假设(内侧癫痫起源区域)和备选的假设(早期累及颞极、外侧皮层、皮层底面、岛叶皮层或其他皮质区域)。这些研究旨在记录患者经典的发作情况,从而探究在这些发作中累及皮层结构的时空模式。显然在这些患者中,高分辨率的深部电极记录通过精确记录发作的时空过程而保证了剪裁式外科切除的高质量。而放射外科治疗的主要局限在于靶点的大小(处方等剂量体积)。在这组患者中,对 MTLE 的放射外科治疗显然是最具选择性的外科治疗。因此,对于精准定义致痫灶的要求会很高。此外,如果深部电极的评估可以确认属于 MTLE 的特定亚型,就可以定制治疗的体积,往往能减少该体积。

需要考虑的潜在问题

　　功能神经外科总是需要审慎地长期观察并发症的风险。放射治疗最常应用于短期可危及生命的脑部病变。而对年轻的良性病变患者,比如垂体腺瘤或颅咽管瘤,使用放射治疗可导致较高概率的认知损害[64,71]以及诱发肿瘤[84],包括部分致癌作用[85]。如果放射治疗诱发肿瘤的风险与放射外科相似,我们就应该已经观察到相当数量的患者病例了。然而类似的病例报道[86-88]非常罕见,而且往往不符合认定"射线诱发"肿瘤的经典标准[89]。事实上人们认为,如果这样的风险的确存在,那么可能约为 1/10 000,远低于颞叶切除术的致死风险[63,90-93]。

　　癫痫是一种危及生命的状态。癫痫患者中不明原因的突然死亡(SUDEP)高于总人群[94,95]。而对使用 2 种以上的抗癫痫药物、IQ 值低于 70(独立危险因素)的患者,相关风险更高。由于术后停止发作可减少相对高于总人群的致死风险[95],致痫灶的显微外科切除可以在迅速停止发作从而降低致死性风险方面带来收益,而放射外科治疗的相关获益出现得晚。放射外科的这个不足,我们会常规告知患者。

目前的指征是什么?

　　放射外科所展示的优势在于治疗过程中的舒适性、无需全麻、无手术并发症及致死率、非常短的住院时间以及能迅速回归职场、恢复至之前的功能水平。对 MTLE 潜在的记忆功能影响尚存争议,还需要通过对照性研究来评估。同时,对于放射外科的长期有效性和安全性还需要进一步调查。在世界范围内,MTLE 的显微外科皮层切除术被证明效果相当令人满意,罕有外科并发症,癫痫治愈率高。就我们的经验而言,最重要的抉择因素在于确认致痫灶纯粹位于内侧,以及患者要对治疗的优缺点和局限之处有明确的了解。就我们的经验而言,另一个非常好的适应证是那些被确认为 MTLE、经历了显微外科治疗却被认为是由于后部切除不够而失败的患者。最好的适应证如下：年轻患者，癫痫严重度中等（有工作或是有工作能力），有较高的脑功能水平（可以充分理解放射外科治疗的局限性和限制条件），显微外科手术的记忆损伤风险高（MTLE 位于优势侧，而无萎缩或萎缩不明显，术前即存在非语言、记忆力的部分损害），社会活动和职业因术后记忆力下降而受损的潜在风险巨大[2,17,96]。

结论

癫痫外科是放射外科一个新兴而有希望的领域。然而确认致痫灶的范围需要特定的专业知识，这一点在取得理想的癫痫发作停止率方面是关键的。此外，该方案的技术细节对有效性及最终的副作用有巨大的影响，这意味着，目前在此类适应证中的应用还有待评估，非常需要进一步的前瞻性研究。我们当下的工作能否为放射外科适应证的最终拓展奠定基础尚属未知。而我们未来践行的前题，在于技术方案的制定是否正确。

参考文献

1. Régis J, Bartolomei F, Hayashi M, Chauvel P. Gamma Knife surgery, a neuromodulation therapy in epilepsy surgery! *Acta Neurochir Suppl*. 2002;84:37–47.

2. Régis J, Carron R, Park M. Is radiosurgery a neuromodulation therapy?: A 2009 Fabrikant award lecture. *J Neurooncol*. 2010;98:155–162.

3. Régis J, Kerkerian-Legoff L, Rey M, et al. First biochemical evidence of differential functional effects following Gamma Knife surgery. *Stereotact Funct Neurosurg*. 1996;66(suppl 1):29–38.

4. Régis J, Bartolomei F, Rey M, et al. Gamma knife surgery for mesial temporal lobe epilepsy. *Epilepsia*. 1999;40(11):1551–1556.

5. Régis J, Levivier M, Hayashi M. Radiosurgery for intractable epilepsy. *Tech Neurosurg*. 2003;9:191–203.

6. Régis J, Peragut JC, Rey M, Samson Y, Levrier O, Porcheron D, Regis H, Sedan R. First selective amygdalohippocampic radiosurgery for mesial temporal lobe epilepsy. *Stereotact Funct Neurosurg*. 64:191–201, 1994.

7. Régis J, Rey M, Bartolomei F, et al. Gamma knife surgery in mesial temporal lobe epilepsy: a prospective multicenter study. *Epilepsia*. 2004;45(5):504–515.

8. Régis J, Semah F, Bryan RN, et al. Early and delayed MR and PET changes after selective temporomesial radiosurgery in mesial temporal lobe epilepsy. *AJNR Am J Neuroradiol*. 1999;20(2):213–216.

9. Tsuchitani S, Drummond J, Kamiryo T, et al. Selective vulnerability of interneurons to low dosage radiosurgery. Presented at Society for Neuroscience Annual Meeting [abstract], New Orleans, LA. Nov 2003.

10. Quigg M, Rolston J, Barbaro NM. Radiosurgery for epilepsy: clinical experience and potential antiepileptic mechanisms. *Epilepsia*. 2012;53(1):7–15.

11. Bartolomei F, Hayashi M, Tamura M, et al. Long-term efficacy of gamma knife radiosurgery in mesial temporal lobe epilepsy. *Neurology*. 2008;70(19):1658–1663.

12. Barcia-Salorio JL, Vanaclocha V, Cerda M, Roldan P. Focus irradiation in epilepsy. Experimental study in the cat. *Appl Neurophysiol*. 1985;48:152.

13. Barcia-Salorio JL, Barcia JA, Hernández G, López-Gómez L. Radiosurgery of epilepsy. Long-term results. *Acta Neurochir Suppl.* 1994;62:111–113.

14. Bartolomei F, Wendling F, Bellanger JJ, Régis J, Chauvel P. Neural networks involving the medial temporal structures in temporal lobe epilepsy. *Clin Neurophysiol.* 2001;112(9):1746–1760.

15. Baudouin M, Stuhl L, Perrard A. Un cas d'épilepsie focale traité par la radiothérapie. *Rev Neurol.* 1951;84:60–63.

16. Barbaro NM, Quigg M, Broshek DK, et al. A multicenter, prospective pilot study of gamma knife radiosurgery for mesial temporal lobe epilepsy: seizure response, adverse events, and verbal memory. *Ann Neurol.* 2009;65(2):167–175.

17. Régis J, Bartolomei J, Chauvel P. Epilepsy. *Prog Neurol Surg.* 2007;20:267–278.

18. Leksell L. The stereotaxic method and radiosurgery of the brain. *Acta Chir Scand.* 1951;102(4):316–319.

19. Leksell L. Sterotaxic radiosurgery in trigeminal neuralgia. *Acta Chir Scand.* 1971;137(4):311–314.

20. Lindquist C, Kihlström L, Hellstrand E. Functional neurosurgery–a future for the gamma knife? *Stereotact Funct Neurosurg.* 1991;57(1–2):72–81.

21. Talairach J, Bancaud J, Szikla G, Bonis A, Geler S, Vedrenne C. Approche nouvelle de la neurochirurgie de l'epilepsie. Méthodologie stéréotaxique et résultats thérapeutiques. *Neurochirurgie.* 1974;20:92–98.

22. Elomaa E. Focal irradiation of the brain: an alternative to temporal lobe resection in intractable focal epilepsy? *Med Hypotheses.* 1980;6:501–503.

23. Von Wieser W. Die Roentgentherapie der traumatischen Epilepsie. *Mschr Psychiat Neurol.* 1939;101:422–424.

24. Heikkinen ER, Konnov B, Melnikov L, et al. Relief of epilepsy by radiosurgery of cerebral arteriovenous malformations. *Stereotact Funct Neurosurg.* 1989;53(3):157–166.

25. Rogers L, Morris H, Lupica K. Effect of cranial irradiation on seizure frequency in adults with low-grade astrocytoma and medically intractable epilepsy. *Neurology.* 1993;43:1599–1601.

26. Rossi G, Scerrati M, Roselli R. Epileptogenic cerebral low grade tumors: effect of interstital stereotactic irradiation on seizures. *Appl Neurophysiol.* 1985;48:127–132.

27. Barcia-Salorio JL, Roldan P, Hernandez G, Lopez Gomez L. Radiosurgical treatment of epilepsy. *Appl Neurophysiol.* 1985;48(1–6):400–403.

28. Gaffey C, Monotoya V, Lyman J, Howard J. Restriction of the spread of epileptic discharges in cats by mean of Bragg Peak intracranial irradiation. *Int J Appl Radiat Isotope.* 1981;32:779–787.

29. Chen ZF, Kamiryo T, Henson SL, et al. Anticonvulsant effects of gamma surgery in a model of chronic spontaneous limbic epilepsy in rats. *J Neurosurg.* 2001;94(2):270–280.

30. Maesawa S, Kondziolka D, Dixon CE, Balzer J, Fellows W, Lunsford LD. Subnecrotic stereotactic radiosurgery controlling epilepsy produced by kainic acid injection in rats. *J Neurosurg.* 2000;93(6):1033–1040.

31. Mori Y, Kondziolka D, Balzer J, et al. Effects of stereotactic radiosurgery on an animal model of hippocampal epilepsy. *Neurosurgery.* 2000;46(1):157–165; discussion 165.

32. Ronne-Engström E, Kihlström L, Flink R, et al.Gamma Knife surgery in epilepsy: an experimental model in the rat. Presented at European Society for Stereotactic and Functional Neurosurgery, 1993.

33. Barcia-Salorio JL, Garcia JA, Hernandez G, Lopez Gomez L. Radiosurgery of epilepsy: Long-term results. Presented at European Society for Stereotactic and Functional Neurosurgery, 1993.

34. Lindquist C. Gamma knife surgery in focal epilepsy. 1 year follow-up in 4 cases. Unpublished, 1992.

35. Lindquist C, Hellstrand E, Kilström L, Abraham-Fuchs K, Jernberg B, Wirth A. Stereotactic localisation of epileptic foci by magnetoencephalography and MRI followed by gamma surgery. Presented at International Stereotactic Radiosurgery Symposium, 1991.

36. Lindquist C, Kihlström L, Hellstrand E, Knutsson E. Stereotactic radiosurgery instead of conventional epilepsy surgery. Presented at European Society for Stereotactic and Functional Neurosurgery, 1993.

37. Régis J, Bartolomei F, Hayashi M, Roberts D, Chauvel P, Peragut JC. The role of gamma knife surgery in the treatment of severe epilepsies. *Epileptic Disord*. 2000;2(2):113–122.

38. Deonna T, Ziegler AL. Hypothalamic hamartoma, precocious puberty and gelastic seizures: a special model of "epileptic" developmental disorder. *Epileptic Disord*. 2000;2:33–37.

39. Kuzniecky R, Guthrie B, Mountz J, et al. Intrinsic epileptogenesis of hypothalamic hamartomas in gelastic epilepsy. *Ann Neurol*. 1997;42(1):60–67.

40. Munari C, Kahane P, Francione S, et al. Role of the hypothalamic hamartoma in the genesis of gelastic fits (a video-stereo-EEG study). *Electroencephalogr Clin Neurophysiol*. 1995;95(3):154–160.

41. Régis J, Bartolomei F, de Toffol B, et al. Gamma knife surgery for epilepsy related to hypothalamic hamartomas. *Neurosurgery*. 2000;47(6):1343–1351; discussion 1351.

42. Régis J, Hayashi M, Eupierre LP, et al. Gamma knife surgery for epilepsy related to hypothalamic hamartomas. *Acta Neurochir Suppl*. 2004;91:33–50.

43. Régis J, Scavarda D, Tamura M, et al. Epilepsy related to hypothalamic hamartomas: surgical management with special reference to gamma knife surgery. *Childs Nerv Syst*. 2006;22(8):881–895.

44. Régis J, Scavarda D, Tamura M, et al. Gamma knife surgery for epilepsy related to hypothalamic hamartomas. *Semin Pediatr Neurol*. 2007;14(2):73–79.

45. Frattali CM, Liow K, Craig GH, et al. Cognitive deficits in children with gelastic seizures and hypothalamic hamartoma. *Neurology*. 2001;57(1):43–46.

46. Weissenberger AA, Dell ML, Liow K, et al. Aggression and psychiatric comorbidity in children with hypothalamic hamartomas and their unaffected siblings. *J Am Acad Child Adolesc Psychiatry*. 2001;40(6):696–703.

47. Arita K, Ikawa F, Kurisu K, et al. The relationship between magnetic resonance imaging findings and clinical manifestations of hypothalamic hamartoma. *J Neurosurg*. 1999;91:212–220.

48. Debeneix C, Bourgeois M, Trivin C, Sainte-Rose C, Brauner R. Hypothalamic hamartoma: comparison of clinical presentation and magnetic resonance images. *Horm Res*. 2001;56(1–2):12–18.

49. Valdueza JM, Cristante L, Dammann O, et al. Hypothalamic hamartomas: with special reference to gelastic epilepsy and surgery. *Neurosurgery*. 1994;34(6):949–958; discussion 958.

50. Delalande O, Fohlen M. Disconnecting surgical treatment of hypothalamic hamartoma in children and adults with refractory epilepsy and proposal of a new classification. *Neurol Med Chir (Tokyo)*. 2003;43(2):61–68.

51. Palmini A, Chandler C, Andermann F, et al. Resection of the lesion in patients with hypothalamic hamartomas and catastrophic epilepsy. *Neurology*. 2002;58(9):1338–1347.

52. Cascino GD, Andermann F, Berkovic SF, et al. Gelastic seizures and hypothalamic hamartomas: evaluation of patients undergoing chronic intracranial EEG monitoring and outcome of surgical treatment. *Neurology*. 1993;43:747–750.

53. Pascual-Castroviejo I, Moneo JH, Viano J, et al. Hypothalamic hamartomas: control of seizures after partial removal in one case. *Rev Neurol*. 2000;31:119–122.

54. Rosenfeld JV, Harvey AS, Wrennall J, Zacharin M, Berkovic SF. Transcallosal resection of hypothalamic hamartomas, with control of seizures, in children with gelastic epilepsy. *Neurosurgery*. 2001;48(1):108–118.

55. Watanabe T, Enomoto T, Uemura K, Tomono Y, Nose T. Gelastic seizures treated by partial resection of a hypothalamic hamartoma. *No Shinkei Geka*. 1998;26(10):923–928.

56. Wait SD, Abla AA, Killory BD, Nakaji P, Rekate HL. Surgical approaches to hypothalamic hamartomas. *Neurosurg Focus*. 2011;30(2):E2.

57. Anderson JF, Rosenfeld JV. Long-term cognitive outcome after transcallosal resection of hypothalamic hamartoma in older adolescents and adults with gelastic seizures. *Epilepsy Behav*. 2010;18(1–2):81–87.

58. Freeman JL, Zacharin M, Rosenfeld JV, Harvey AS. The endocrinology of hypothalamic hamartoma surgery for intractable epilepsy. *Epileptic Disord*. 2003;5(4):239–247.

59. Stabell KE, Bakke SJ, Egge A. Cognitive and neurological sequelae after stereoendoscopic disconnection of a hypothalamic hamartoma. A case study. *Epilepsy Behav*. 2012;24(2):274–278.

60. Schulze-Bonhage A, Trippel M, Wagner K, et al. Outcome and predictors of interstitial radiosurgery in the treatment of gelastic epilepsy. *Neurology*. 2008;71(4):277–282.

61. Mathieu D, Deacon C, Pinard CA, Kenny B, Duval J. Gamma Knife surgery for hypothalamic hamartomas causing refractory epilepsy: preliminary results from a prospective observational study. *J Neurosurg*. 2010;(113 suppl):215–221.

62. Hayashi M, Régis J, Hori T. Current treatment strategy with gamma knife surgery for mesial temporal lobe epilepsy. *No Shinkei Geka*. 2003;31(2):141–155.

63. Ganz JC. Gamma knife radiosurgery and its possible relationship to malignancy: a review. *J Neurosurg*. 2002;97(5 suppl):644–652.

64. Glosser G, McManus P, Munzenrider J, et al. Neuropsychological function in adults after high dose fractionated radiation therapy of skull base tumors. *Int J Radiat Oncol Biol Phys*. 1997;38(2):231–239.

65. Clusmann H, Schramm J, Kral T, et al. Prognostic factors and outcome after different types of resection for temporal lobe epilepsy. *J Neurosurg*. 2002;97(5):1131–1141.

66. Stroup E, Langfitt J, Berg M, McDermott M, Pilcher W, Como P. Predicting verbal memory decline following anterior temporal lobectomy (ATL). *Neurology*. 2003;60(8):1266–1273.

67. Quigg M, Broshek DK, Barbaro NM, et al.; Radiosurgery Epilepsy Study Group. Neuropsychological outcomes after Gamma Knife radiosurgery for mesial temporal lobe epilepsy: a prospective multicenter study. *Epilepsia*. 2011;52(5):909–916.

68. Cmelak AJ, Abou-Khalil B, Konrad PE, Duggan D, Maciunas RJ. Low-dose stereotactic radiosurgery is inadequate for medically intractable mesial temporal lobe epilepsy: a case report. *Seizure*. 2001;10(6):442–446.

69. Kawai K, Suzuki I, Kurita H, Shin M, Arai N, Kirino T. Failure of low-dose radiosurgery to control temporal lobe epilepsy. *J Neurosurg*. 2001;95(5):883–887.

70. Yang KJ, Wang KW, Wu HP, Qi ST. Radiosurgical treatment of intractable epilepsy with low radiation dose. *Di Yi Jun Yi Da Xue Xue Bao*. 2002;22(7):645–647.

71. McCord MW, Buatti JM, Fennell EM, et al. Radiotherapy for pituitary adenoma: long-term outcome and sequelae. *Int J Radiat Oncol Biol Phys*. 1997;39(2):437–444.

72. Hayashi M, Bartolomei F, Rey M, Farnarier P, Chauvel P, Regis J. MR changes after gamma knife radiosurgery for mesial temporal lobe epilepsy: an evidence for the efficacy of subnecrotic doses. In: Kondziolka D, ed. *Radiosurgery*. Basel, Karger; 2002:192–202.

73. Grabenbauer GG, Reinhold Ch, Kerling F, et al. Fractionated stereotactically guided radiotherapy of pharmacoresistant temporal lobe epilepsy. *Acta Neurochir Suppl*. 2002;84:65–70.

74. Stefan H, Hummel C, Grabenbauer GG, et al. Successful treatment of focal epilepsy by fractionated stereotactic radiotherapy. *Eur Neurol*. 1998;39(4):248–250.

75. Maesawa S, Kondziolka D, Balzer J, Fellows W, Dixon E, Lunsford LD. The behavioral and electroencephalographic effects of stereotactic radiosurgery for the treatment of epilepsy evaluated in the rat kainic acid model. *Stereotact Funct Neurosurg*. 1999;73(1–4):115.

76. Spencer SS, Spencer DD. Entorhinal-hippocampal interactions in medial temporal lobe epilepsy. *Epilepsia*. 1994;35(4):721–727.

77. Flickinger JC. An integrated logistic formula for prediction of complications from radiosurgery. *Int J Radiat Oncol Biol Phys*. 1989;17(4):879–885.

78. Régis j, Bartolomei F, Kida Y, et al. Radiosurgery of epilepsy associated with cavernous malformation: retrospective study in 49 patients. *Neurosurgery*. 2000;47:1091–1097.

79. Jones R, Heinemann U, Lambert J. The entorhinal cortex and generation of seizure activity: studies of normal synaptic transmission and epileptogenesis in vitro. In: Avanzini G, Engel J, Fariello R, Heinemann U, eds. *Neurotransmitters in Epilepsy*. New York, NY: Elsevier Science; 1992:173–180.

80. Wilson WA, Swartzwelder HS, Anderson WW, Lewis DV. Seizure activity *in vitro*: a dual focus model. *Epilepsy Res*. 1988;2(5):289–293.

81. Wieser HG, Siegel AM, Yasargil GM. The Zurich amygdalo-hippocampectomy series: a short up-date. *Acta Neurochir Suppl (Wien)*. 1990;50:122–127.

82. Whang CJ, Kwon Y. Long-term follow-up of stereotactic Gamma Knife radiosurgery in epilepsy. *Stereotact Funct Neurosurg*. 1996;66(suppl 1):349–356.

83. Kitchen N. Experimental and clinical studies on the putative therapeutic efficacy of cerebral irradiation (radiotherapy) in epilepsy. *Epilepsy Res*. 1995;20(1):1–10.

84. Strasnick B, Glasscock ME 3rd, Haynes D, McMenomey SO, Minor LB. The natural history of untreated acoustic neuromas. *Laryngoscope*. 1994;104(9):1115–1119.

85. Simmons NE, Laws ER Jr. Glioma occurrence after sellar irradiation: case report and review. *Neurosurgery*. 1998;42(1):172–178.

86. Kaido T, Hoshida T, Uranishi R, et al. Radiosurgery-induced brain tumor. Case report. *J Neurosurg*. 2001;95(4):710–713.

87. Shamisa A, Bance M, Nag S, et al. Glioblastoma multiforme occurring in a patient treated with gamma knife surgery. Case report and review of the literature. *J Neurosurg*. 2001;94(5):816–821.

88. Yu JS, Yong WH, Wilson D, Black KL. Glioblastoma induction after radiosurgery for meningioma. *Lancet*. 2000;356(9241):1576–1577.

89. Cahan W, Woodard H, Highinbotham N, Stewart F, Coley B. Sarcoma arising in irradiated bone: report of eleven cases. *Cancer*. 1948;1:3–29.

90. Loeffler JS, Niemierko A, Chapman PH. Second tumors after radiosurgery: tip of the iceberg or a bump in the road? *Neurosurgery*. 2003;52(6):1436–1440; discussion 1440.
91. Lunsford LD, Niranjan A, Flickinger JC, Maitz A, Kondziolka D. Radiosurgery of vestibular schwannomas: summary of experience in 829 cases. *J Neurosurg*. 2005;(102 suppl):195–199.
92. Muracciole X, Cowen D, Régis J. Radiosurgery and brain radio-induced carcinogenesis: update. *Neurochirurgie*. 2004;50(2–3 Pt 2):414–420.
93. Rowe J, Grainger A, Walton L, Silcocks P, Radatz M, Kemeny A. Risk of malignancy after gamma knife stereotactic radiosurgery. *Neurosurgery*. 2007;60:60–65; discussion 65–66.
94. Ficker DM, So EL, Shen WK, et al. Population-based study of the incidence of sudden unexplained death in epilepsy. *Neurology*. 1998;51(5):1270–1274.
95. Sperling MR, Feldman H, Kinman J, Liporace JD, O'Connor MJ. Seizure control and mortality in epilepsy. *Ann Neurol*. 1999;46(1):45–50.
96. Régis J, Arkha Y, Yomo S, Bartolomei F, Peragut JC, Chauvel P. Radiosurgery for drug-resistant epilepsies: state of the art, results and perspectives. *Neurochirurgie*. 2008;54(3):320–331.

本书配有读者交流群

入群指南详见最后一页

第6篇
脊柱病变的放射外科治疗

本篇主编

Lawrence R. Kleinberg

第 12 章

脊柱肿瘤

A. 原发骨性脊柱肿瘤的立体定向放射外科治疗

Joseph A. Lin，Mohamad Bydon，Mohamed Macki，Ali Bydon

立体定向放射外科治疗是一种将消融性放射剂量给予病灶的同时最大限度地减少对健康组织损伤的技术。X 射线或伽马射线波长的电离光子在 CT、MRI 或血管造影引导下从三维的多个方向聚焦于病灶，从而最大限度地将治疗剂量传送至病灶。伽马刀（Elekta）由 Leksell 研发，通过头盔内 201 颗放射性钴–60 源阵列发射伽马光子至颅部病变。最低到颅底，因而不能用于脊柱病变[1]。基于直线加速器的设备，如射波刀（Accuray）、Novalis（BrainLAB）和 Synergy（Elekta）更常用于脊柱。这些设备使用单体直线加速器传送 X 线光子，直线加速器的机器臂围绕患者（射波刀）或治疗床移动（Novalis 和 Synergy），以获取更大解剖脊柱病变靶区的范围[2,3,4]。

已被证实的对肿瘤控制的有效性及低致残率使立体定向放射外科正在成为良性和恶性原发骨性脊柱肿瘤的标准治疗方法之一。它常用作辅助治疗，但也逐渐成为初始治疗方法。Gwak 等人[5]通过对 9 例患者早期随访发现，大分割立体定向放射治疗作为颅底的软骨瘤和脊索瘤（传统放射抵抗性肿瘤）的辅助治疗或唯一初始治疗手段在肿瘤局部控制和治疗毒性方面是有效的。在脊柱转移瘤患者中，立体定向放射外科提供了及时有效的疼痛控制[6]。然而最佳剂量方案、靶区边界和毒性水平尚未得到很好的界定[5]。此外，还要考虑立体定向放射外科治疗脊柱局部病变时对胸部和腹部器官的毒性[6]。

程度很轻的或无脊髓压迫且生物力学稳定的边界清晰的病变从病理学上是可以接受立体定向放射外科治疗的。受到先前的脊柱放射治疗的限量、有明显的脊柱不稳定性和脊髓压迫是立体定向放射外科的禁忌证。作为一线治疗，立体定向放射外科治疗可防止将来可能出现的脊柱不稳定和脊髓及神经根的压迫，从而避免患者接受手术和内固定[7]。

脊索瘤

脊索瘤是起源于胚胎脊索残余组织的罕见癌症。它们是脊柱最常见的原发恶性肿瘤,占所有骨恶性肿瘤的 1%~4%,通常发生在老年男性,但也可见于儿童。选择的治疗为整块切除[8,9]。脊索瘤对常规放射治疗存在抵抗,剂量至少需 60 Gy[10]。即使随着现代图像引导放射治疗的进步,也难以在给予如此高的剂量时不出现不良反应,特别是脊索瘤会累及周边敏感的神经结构,形状不规则且治疗复杂[11]。

立体定向放射治疗可以作为手术治疗脊索瘤的有效辅助手段,特别是在不能完全切除的时候[11]。研究已发现在脊索瘤长期控制方面完整切除术后再放射治疗的方法优于二者单独使用[12,13]。对于手术切除后残留肿瘤相对较小的患者,经常需要辅助立体定向放射治疗或质子放射治疗。质子放射治疗使用粒子加速器如回旋加速器来输送电离质子(而不是放射疗法中的光子)。质子在达到其最大射程的毫米数量级内迅速失去能量,因此改变质子束的能量可以在最小的出射辐射下以特定深度精确传输辐射[14]。然而由于其昂贵的成本和具备条件的中心数量相对较少,质子治疗使用有限。

鉴于广泛的证据支持,完整切除仍然是标准治疗,立体定向放射外科治疗主要作为不完全切除的辅助手段[8,9,15,16]。然而最近的研究认为,立体定向放射外科将发挥更大的作用。在 Eid 等人的脊索瘤治疗方法的回顾性研究中[17],作者发现脊索瘤患者的局部控制率、无进展期和总生存在完整切除和辅助立体定向放射外科(而非常规放射治疗)的不完全切除之间具有可比性。如上所述,Gwak 等人[5]成功地将大分割立体定向放射治疗(剂量为 21~43.6 Gy,分 3~5 次)作为 9 例脊索瘤患者的初始和辅助治疗手段。Pedroso 等人[18]报道使用立体定向放射外科作为脊索瘤患者的主要治疗方法。他们使用标准立体定向放射外科(单次剂量为 16~20 Gy)治疗 3 名患者,1 名患者使用大分割立体定向放射治疗(42 Gy,分 3 次),4 名患者使用分次立体定向放射治疗(45~75.6 Gy,分 25~54 次)。随访 8~60 个月(平均 23 个月),全部 8 例患者均获得肿瘤局部控制,其中 3 例分次立体定向放射治疗的患者肿瘤体积缩小或消失。在更长的随访中,控制率为 72%[19]。立体定向放射治疗正在成为完整切除的有益补充,是目前脊索瘤的标准治疗。

软骨瘤和软骨肉瘤

软骨瘤比较罕见,通常为良性软骨形成的肿瘤,约占原发骨肿瘤的 5%;不到 4% 的软骨瘤发生在脊柱,男性发病率是女性的 2 倍[20]。软骨瘤是放射抵抗的,限制了放射治疗的有效性；初始治疗方法是手术完全切除，因为任何残留肿瘤都可能向肉瘤转化[21,22]。然而如果完全切除，肿瘤很少复发[23]。Nojima 等人[24]报道，不仅限于脊柱的 42 例患者切除骨膜软骨瘤后，随访 10 个月至 43 年无复发。

软骨肉瘤是非常罕见且高度恶性的软骨肿瘤，占原发性脊柱肿瘤的 7%~12% 和原发性恶性脊柱肿瘤的 25%[20]。它们分布在整个脊柱中，大部分出现在胸段[25]。基于 WHO 的肿瘤分级（按恶性程度、生长率和复发风险分级）是影响预后重要的因素之一[25]。无论分级如何，全切除切缘阴性（与病灶内次全切除相比）是预测长期复发的最佳因素[21,26]。这些肿瘤对化疗和放疗都相对抵抗[26]。尽管有一些证据表明立体定向放射外科对治疗有效[5]，但其对软骨肉瘤的治疗结果仍未被证实[20,25]。Boriani 等人的回顾性研究[27]发现质子束治疗可能获益，但仅作为完整切除的辅助手段。在 Suit 等人首次提出之后[28]，Hug 等人报道，手术切除后联合质子束治疗和放射治疗局部控制软骨肉瘤取得成功[29]。4 名患者在全切除后接受了联合辅助放射治疗（70.2~77.9 Gy 等效剂量的联合钴–60 和 1.8~2.0 Gy 分次质子照射），另外 2 名患者在次全切除术后接受了治疗（75.1 和 75.6 Gy 等效剂量，1.8~2.0 Gy 每分次）。随访 10 年后，肿瘤得到局部控制的 6 名患者全部存活。

骨肉瘤

骨肉瘤是罕见的恶性成骨性肿瘤，常见于年轻患者（中位诊断年龄为 15 岁）。然而在骨肉瘤中占 3%~5% 的脊柱骨肉瘤一般在 40 岁以上的患者中发现，并且预后较差[30,31]。它们占原发性脊柱肿瘤的 3%~15%，通常见于骶骨和胸椎后部[32]。尽管获得阴性切缘仍然很困难，但完整切除是最常见的治疗选择[33]。化疗是治疗四肢骨肉瘤的重要组成部分，但脊柱骨肉瘤对化疗反应较差[30]。虽然骨肉瘤通常是放射抵抗，但辅助放射治疗可能有助于提高生存率和预防复发，尤其是在不能完全切除的情况下[34]。最佳的治疗方案未知，但所有三种方法（手术、化疗和放射治疗）都有证据支持，手术效果最明显[35]。

Pisters 等人[36]和 Yang 等人[37]的随机临床试验表明，手术后辅助放射治疗（完全切除和不完全切除）在预防软组织肉瘤局部复发方面优于单纯手术。此外，现代技术如质子束和调强放射治疗的精确度可以避免超出对正常组织的剂量限制而造成的损害。化疗可以通过使这些肿瘤提高放射敏感性并增加放疗效果。Sundaresan 等人[38]发现 24 例患者在手术切除后化疗[（T7 方案，多柔比星、环磷酰胺、长春新碱、顺铂和（或）高剂量甲氨蝶呤）]与放射治疗（30~45 Gy）联合作为辅助治疗可以改善使用单一治疗方案控制局部的脊柱骨肉瘤。Chang 等人[39]报道,13 例患者中位随访 22 个月(4~68 个月)发现,使用立体定向放射外科作为辅助和唯一初始治疗方法(34~93 Gy,分 1~3 次)与传统放疗相比,在一定程度上改善了生存和局部控制率。但目前改善脊柱骨肉瘤结局的进展远远落后于治疗四肢骨肉瘤的进展[31]。有必要对立体定向放射外科治疗骨肉瘤的作用进行更多的研究。

尤文肉瘤

尤文肉瘤约占所有原发性骨肿瘤的 10%。通常见于儿童,并且经常转移到脊柱;原发于脊柱很少见[40]。与其他肉瘤不同,尤文肉瘤对放射治疗相当敏感。这使得放射治疗成为治疗方案中的重要组成部分,作为辅助化疗的主要角色。因此可以避免手术,除非需要减压[21,40]。此外,因为切缘阴性的完全切除有时具有挑战性,所以放射治疗往往是控制局部肿瘤所必需的。Schuck 等人[41]对 116 例原发脊柱尤文肉瘤患者进行回顾性分析,发现手术切除、放射治疗、联合手术和放射治疗在局部复发率方面没有统计学差异。这些数据证明,在某些患者中放射治疗成为一线治疗选择。Rock 等人[42]采用立体定向放射外科(50 Gy)和辅助化疗(顺铂、阿霉素、甲氨蝶呤和长春新碱)治疗 1 位 61 岁女性,其手术切除、化疗和常规放射治疗后尤文肉瘤复发。他们报道,随访 1 年后肿瘤持续缩小。Chang 等人[39]也有效地将立体定向放射外科作为辅助和唯一的初始治疗方法,用于治疗 2 例尤文肉瘤患者[39]。尤文肉瘤的放射敏感性和现代技术的精确性使得立体定向放射外科成为治疗这种疾病的重要手段。

多发骨髓瘤(浆细胞瘤)

多发骨髓瘤是浆细胞癌,通常会扩散到骨骼,形成浆细胞瘤。使用标准化疗的中位生存期约为 3.5 年,接受自体干细胞移植前高剂量化疗约为 4.5 年。标准化疗是 65 岁及以上患者的治疗选择,而自体干细胞移植是 65 岁以下患者的首选治疗方法[43]。浆细胞瘤是生长在软组织或骨组织中的恶性浆细胞,可累及脊柱,侵入椎体,抑制成骨并激活破骨,从而破坏骨的完整性。11%~24%的多发性骨髓瘤患者出现脊髓压迫[44,45]。

放射治疗是治疗浆细胞瘤的方法,可以有效治疗疼痛和脊髓压迫[46,47],化疗也是治疗的有效方法。通常,脊柱的弥漫性受累限制了手术切除和重建[21]。Jin 等人[48]治疗了 24 例有硬膜外脊髓压迫的多发性骨髓瘤患者中的 31 个病变。作者单独使用立体定向放射外科治疗(10~18 Gy),86%的患者控制了疼痛,7 位有神经功能障碍的患者中有 5 位患者的症状改善,81%的患者观察到影像学改变,中位随访 11.2 个月(1~55 个月)。

放射治疗和化疗都不是治愈的方法,但它们提供了重要的方法来延长患者的生存时间和维持生活质量。

动脉瘤样骨囊肿

动脉瘤样骨囊肿的特征为血管性扩张性病变, 伴有囊腔, 通常见于年龄小于 20 岁的患者。它们约占骨肿瘤的 1%,10%~30% 的动脉瘤样骨囊肿见于脊柱[49]。虽然通常是良性的,但它们可以呈浸润性生长,使脊柱的动脉瘤样骨囊肿成为一个引人注意的问题[50]。对其病因学相对知之甚少,最佳治疗方法尚未确定[51]。完全切除后复发的机会最小,但并不总是可行的。其他治疗方案已被证明效果有限,包括动脉栓塞、脱矿骨颗粒的植入以及注射玉米蛋白质酒精和玉米蛋白溶液[51]。

无法完全切除时, 放射治疗可作为重要的初始治疗方法或手术后的辅助治疗。Feigenberg 等人[52]报道使用放射治疗(20~60 Gy,每次 1.5~2.0 Gy)治疗 9 例动脉瘤样骨囊肿患者,其中 6 例患者初始接受单纯放射治疗,另 3 例放射治疗前接受了次全切除。中位随访 17 年(从 20 个月至 20 年)后,均未出现局部复发、继发恶性肿瘤或有显著副作用。这些研究进展强调了立体定向放射外科治疗动脉瘤性骨囊肿的潜在效用。

巨细胞瘤

巨细胞瘤是被认为源自巨噬细胞谱系的罕见骨肿瘤。尽管有局部侵袭性且易复发,但是通常被认为是良性的,占原发性骨肿瘤的 5%[53]。1%~9% 的巨细胞瘤见于脊柱,更常见于椎体中,而不是后部结构[54]。选择手术治疗[53]:Boriani 等人[54]报道,整块切除可以更好地预防高级别肿瘤的局部复发,而病灶内切除对于治疗低级别肿瘤是足够的。

放射治疗被认为是治疗的有效方式。Caudell 等人[53]回顾性分析了 25 例巨细胞瘤患者,其中 17 例患有脊柱肿瘤,13 例患者初始接受放射治疗,另外 12 名患者尽管之前接受了手术切除或放射治疗但仍然复发。中位随访 8.8 年(从 8 个月至 34 年)后,放射治疗作为初始治疗或者手术的辅助治疗有助于局部控制。然而在先前接受过放射治疗的患者中,没有发现再放射治疗有效。Malone 等人[55]回顾性分析了 21 例接受初始放射治疗或复发后放射治疗的巨细胞瘤患者,平均随访 15.4 年(2~35 年),肿瘤控制率为 100%。Kim 等人[56]使用立体定向放射外科(右侧 15.0 Gy,左侧 2 次 8.0 Gy)有效地治疗了 1 例双侧岩骨骨巨细胞瘤患者,该患者之前手术和常规放射治疗后治疗失败。经过 28 个月的随访,作者发现肿瘤体积持续缩小。

骨样骨瘤与骨母细胞瘤

骨样骨瘤和骨母细胞瘤是在相对年轻的男性中发现的罕见成骨肿瘤，占不到骨肿瘤的 1%[57,58]。20% 的骨样骨瘤和 40% 的骨母细胞瘤见于脊柱，通常位于后部结构[59,60]。骨母细胞瘤较大（大于 2 cm），具有侵袭性，并且可能恶变；骨样骨瘤较小，并且通常是良性的。手术是骨样骨瘤和骨母细胞瘤的初始治疗手段，完全切除通常可以治愈肿瘤[21]。Berberoglu 等人[61]采用常规放射治疗（50 Gy）和化疗（顺铂和阿霉素）联合治疗 1 例手术后的复发骨母细胞瘤的儿童患者。作者在随访 6 年后观察到局部控制和肿瘤缩小。Singer 和 Deatch[62]也使用常规放射治疗（50 Gy，25 次）治疗手术切除失败后患有骨母细胞瘤的儿童患者。经过 10 年的随访，患者无复发且无症状。但报道的病例极少使放射治疗局限在不能完全切除的患者中。

血管瘤

血管瘤是良性血管增生。尸检偶然发现脊椎椎体血管瘤的发生率约为 11%，常无症状。症状性和侵袭性血管瘤，特别是引起脊髓压迫的那些血管瘤需要干预，通常的初始治疗为放射治疗、手术减压辅助或不辅助放射治疗。有效的替代方案包括经动脉栓塞、注射乙醇和经皮椎体成形术[63]。Faria 等人[64]使用常规放射治疗（30~40 Gy，每次 2 Gy）作为初始治疗方案治疗 9 例有症状的血管瘤患者，中位随访 28 个月（6~62 个月）后，9 例患者中有 7 例症状消失。Yang 等人[65]使用常规放射治疗（20~43 Gy，每次 1.2~2.5 Gy）作为初始治疗和手术减压后辅助治疗 23 例有症状的血管瘤患者，几乎所有患者在随访 5~20 年后都有症状缓解。立体定向放射外科在少数情况下已被用于治疗血管瘤。Gerszten 等人[66]回顾性研究了 15 例良性脊柱肿瘤患者，立体定向放射治疗作为初始治疗（平均剂量为 16 Gy），平均随访 12 个月；1 例患者为脊髓血管瘤，肿瘤明显缩小。目前支持立体定向放射外科治疗脊柱血管瘤的证据有限，其作用可能较小，尤其是现有治疗的选择应用有限。

结论

原发性骨性脊柱肿瘤根据疾病的病理和病变程度采取不同的治疗方式。脊柱立体定向放射外科正在成为治疗各种脊柱病变安全有效的选择，可以作为初始和辅助治疗的一种选择。

参考文献

1. Leksell L. Stereotactic radiosurgery. *J Neurol Neurosurg Psychiatr*. 1983;46(9):797–803.

2. Lutz W, Winston KR, Maleki N. A system for stereotactic radiosurgery with a linear accelerator. *Int J Radiat Oncol Biol Phys*. 1988;14(2):373–381.

3. Adler JR Jr, Chang SD, Murphy MJ, Doty J, Geis P, Hancock SL. The CyberKnife: a frameless robotic system for radiosurgery. *Stereotact Funct Neurosurg*. 1997;69(1–4 Pt 2):124–128.

4. Cosgrove VP, Jahn U, Pfaender M, Bauer S, Budach V, Wurm RE. Commissioning of a micro multi-leaf collimator and planning system for stereotactic radiosurgery. *Radiother Oncol*. 1999;50(3):325–336.

5. Gwak HS, Yoo HJ, Youn SM, et al. Hypofractionated stereotactic radiation therapy for skull base and upper cervical chordoma and chondrosarcoma: preliminary results. *Stereotact Funct Neurosurg*. 2005;83(5–6):233–243.

6. Benzil DL, Saboori M, Mogilner AY, Rocchio R, Moorthy CR. Safety and efficacy of stereotactic radiosurgery for tumors of the spine. *J Neurosurg*. 2004;101(suppl 3):413–418.

7. Peter G. Radiosurgery for benign spine tumors and vascular malformations. Winn HR, ed. *Youman's Neurological Surgery*. Vol. 3. Philadelphia: Saunders and Elsevier; 2011.

8. Healey JH, Lane JM. Chordoma: a critical review of diagnosis and treatment. *Orthop Clin North Am*. 1989;20(3):417–426.

9. Boriani S, Chevalley F, Weinstein JN, et al. Chordoma of the spine above the sacrum. Treatment and outcome in 21 cases. *Spine*. 1996;21(13):1569–1577.

10. Chugh R, Tawbi H, Lucas DR, Biermann JS, Schuetze SM, Baker LH. Chordoma: the nonsarcoma primary bone tumor. *Oncologist*. 2007;12(11):1344–1350.

11. Kano H, Iqbal FO, Sheehan J, et al. Stereotactic radiosurgery for chordoma: a report from the North American Gamma Knife Consortium. *Neurosurgery*. 2011;68(2):379–389.

12. al-Mefty O, Borba LA. Skull base chordomas: a management challenge. *J Neurosurg*. 1997;86(2):182–189.

13. Ammirati M, Bernardo A. Management of skull base chordoma. *Crit Rev Neurosurg*. 1999;9(2):63–69.

14. Levin WP, Kooy H, Loeffler JS, DeLaney TF. Proton beam therapy. *Br J Cancer*. 2005;93(8):849–854.

15. Boriani S, Bandiera S, Biagini R, et al. Chordoma of the mobile spine: fifty years of experience. *Spine*. 2006;31(4):493–503.

16. Baratti D, Gronchi A, Pennacchioli E, et al. Chordoma: natural history and results in 28 patients treated at a single institution. *Ann Surgical Oncology*. 2005;10(3):291–296.

17. Eid AS, Chang UK, Lee SY, Jeon DG. The treatment outcome depending on the extent of resection in skull base and spinal chordomas. *Acta Neurochir (Wien)*. 2011;153(3):509–516.

18. Pedroso AG, De Salles AAF, Frighetto L, et al. Preliminary Novalis experience in the treatment of skull base chordomas with stereotactic radiosurgery and stereotactic radiotherapy. Kondziolka D, ed. *Radiosurgery*. Vol. 5. Karger, 2004.

19. De Salles AA, Gorgulho AA, Selch M, De Marco J, Agazaryan N. Radiosurgery from the brain to the spine: 20 years experience. *Acta Neurochir Suppl*. 2008;101:163–168.

20. McLoughlin GS, Sciubba DM, Wolinsky JP. Chondroma/Chondrosarcoma of the spine. *Neurosurg Clin N Am*. 2008;19(1):57–63.

21. Hsu W, Kosztowski TA, Zaidi HA, Dorsi M, Gokaslan ZL, Wolinsky JP. Multidisciplinary management of primary tumors of the vertebral column. *Curr Treat Options Oncol.* 2009;10(1–2):107–125.

22. Palaoglu S, Akkas O, Sav A. Chondroma of the cervical spine. *Clin Neurol Neurosurg.* 1988;90(3):253–255.

23. Morard M, De Tribolet N, Janzer RC. Chondromas of the spine: report of two cases and review of the literature. *Br J Neurosurg.* 1993;7(5):551–556.

24. Nojima T, Unni KK, McLeod RA, Pritchard DJ. Periosteal chondroma and periosteal chondrosarcoma. *Am J Surg Pathol.* 1985;9(9):666–677.

25. Chow WA. Update on chondrosarcomas. *Curr Opin Oncol.* 2007;19(4):371–376.

26. Katonis P, Alpantaki K, Michail K, et al. Spinal chondrosarcoma: a review. *Sarcoma.* 2011;2011:378957.

27. Boriani S, De Iure F, Bandiera S, et al. Chondrosarcoma of the mobile spine: report on 22 cases. *Spine.* 2000;25(7):804–812.

28. Suit HD, Goitein M, Munzenrider J, et al. Definitive radiation therapy for chordoma and chondrosarcoma of base of skull and cervical spine. *J Neurosurg.* 1982;56(3):377–385.

29. Hug EB, Fitzek MM, Liebsch NJ, Munzenrider JE. Locally challenging osteo- and chondrogenic tumors of the axial skeleton: results of combined proton and photon radiation therapy using three-dimensional treatment planning. *Int J Radiat Oncol Biol Phys.* 1995;31(3):467–476.

30. Bielack SS, Kempf-Bielack B, Delling G, et al. Prognostic factors in high-grade osteosarcoma of the extremities or trunk: analysis of 1,702 patients treated on neoadjuvant Cooperative Osteosarcoma Study Group protocols. *J Clinical Oncology.* 2002;20(3):776–790.

31. Schoenfeld AJ, Hornicek FJ, Pedlow FX, et al. Osteosarcoma of the spine: experience in 26 patients treated at the Massachusetts General Hospital. *Spine J.* 2010;10(8):708–714.

32. Ozaki T, Flege S, Liljenqvist U, et al. Osteosarcoma of the spine: experience of the Cooperative Osteosarcoma Study Group. *Cancer.* 2002;94(4):1069–1077.

33. Rao G, Suki D, Chakrabarti I, et al. Surgical management of primary and metastatic sarcoma of the mobile spine. *J Neurosurg Spine.* 2008;9(2):120–128.

34. Hsu W, Nguyen T, Kleinberg L, et al. Stereotactic radiosurgery for spine tumors: review of current literature. *Stereotact Funct Neurosurg.* 2010;88(5):315–321.

35. Ozaki T, Flege S, Liljenqvist U, et al. Osteosarcoma of the spine: experience of the Cooperative Osteosarcoma Study Group. *Cancer.* 2002;94(4):1069–1077.

36. Pisters PW, Harrison LB, Leung DH, Woodruff JM, Casper ES, Brennan MF. Long-term results of a prospective randomized trial of adjuvant brachytherapy in soft tissue sarcoma. *J Clin Oncol.* 1996;14(3):859–868.

37. Yang JC, Chang AE, Baker AR, et al. Randomized prospective study of the benefit of adjuvant radiation therapy in the treatment of soft tissue sarcomas of the extremity. *J Clin Oncol.* 1998;16(1):197–203.

38. Sundaresan N, Rosen G, Huvos AG, Krol G. Combined treatment of osteosarcoma of the spine. *Neurosurgery.* 1988;23(6):714–719.

39. Chang UK, Cho WI, Lee DH, et al. Stereotactic radiosurgery for primary and metastatic sarcomas involving the spine. *J Neurooncol.* 2012;107(3):551–557.

40. Grubb MR, Currier BL, Pritchard DJ, Ebersold MJ. Primary Ewing's sarcoma of the spine. *Spine.* 1994;19(3):309–313.

41. Schuck A, Ahrens S, von Schorlemer I, et al. Radiotherapy in Ewing tumors of the ver-

tebrae: treatment results and local relapse analysis of the CESS 81/86 and EICESS 92 trials. *Int J Radiat Oncol Biol Phys.* 2005;63(5):1562–1567.

42. Rock J, Kole M, Yin FF, Ryu S, Guttierez J, Rosenblum M. Radiosurgical treatment for Ewing's sarcoma of the lumbar spine: case report. *Spine.* 2002;27(21):E471–E475.

43. Barlogie B, Shaughnessy J, Tricot G, et al. Treatment of multiple myeloma. *Blood.* 2004;103(1):20–32.

44. Wallington M, Mendis S, Premawardhana U, Sanders P, Shahsavar-Haghighi K. Local control and survival in spinal cord compression from lymphoma and myeloma. *Radiother Oncol.* 1997;42(1):43–47.

45. Woo E, Yu YL, Ng M, Huang CY, Todd D. Spinal cord compression in multiple myeloma: who gets it? *Aust N Z J Med.* 1986;16(5):671–675.

46. Mill WB, Griffith R. The role of radiation therapy in the management of plasma cell tumors. *Cancer.* 1980;45(4):647–652.

47. Soutar R, Lucraft H, Jackson G, et al. Guidelines on the diagnosis and management of solitary plasmacytoma of bone and solitary extramedullary plasmacytoma. *Br J Haematol.* 2004;124(6):717–726.

48. Jin R, Rock J, Jin JY, et al. Single fraction spine radiosurgery for myeloma epidural spinal cord compression. *J Exp Ther Oncol.* 2009;8(1):35–41.

49. Boriani S, De Iure F, Campanacci L, et al. Aneurysmal bone cyst of the mobile spine: report on 41 cases. *Spine.* 2001;26(1):27–35.

50. Cottalorda J, Bourelle S. Modern concepts of primary aneurysmal bone cyst. *Arch Orthop Trauma Surg.* 2007;127(2):105–114.

51. Zenonos G, Jamil O, Governale LS, Jernigan S, Hedequist D, Proctor MR. Surgical treatment for primary spinal aneurysmal bone cysts: experience from Children's Hospital Boston. *J Neurosurg Pediatr.* 2012;9(3):305–315.

52. Feigenberg SJ, Marcus RB Jr, Zlotecki RA, Scarborough MT, Berrey BH, Enneking WF. Megavoltage radiotherapy for aneurysmal bone cysts. *Int J Radiat Oncol Biol Phys.* 2001;49(5):1243–1247.

53. Caudell JJ, Ballo MT, Zagars GK, et al. Radiotherapy in the management of giant cell tumor of bone. *Int J Radiat Oncol Biol Phys.* 2003;57(1):158–165.

54. Boriani S, Bandiera S, Casadei R, et al. Giant cell tumor of the mobile spine: a review of 49 cases. *Spine.* 2012;37(1):E37–E45.

55. Malone S, O'Sullivan B, Catton C, Bell R, Fornasier V, Davis A. Long-term follow-up of efficacy and safety of megavoltage radiotherapy in high-risk giant cell tumors of bone. *Int J Radiat Oncol Biol Phys.* 1995;33(3):689–694.

56. Kim IY, Jung S, Jung TY, et al. Gamma knife radiosurgery for giant cell tumor of the petrous bone. *Clin Neurol Neurosurg.* 2012;114(2):185–189.

57. Canale ST, Beaty JH: Osteoblastoma. In: Daugherty K, Jones L, eds. *Campbell's Operative Orthopaedics.* 11th ed. St Louis, MO: Mosby and Elsevier, 2007.

58. Canale ST, Beaty JH. Bone-forming tumors. In: Daugherty K, Jones L, eds. *Campbell's Operative Orthopaedics.* 11th ed. St Louis, MO: Mosby and Elsevier, 2007.

59. Fountain EM, Burge CH. Osteoid osteoma of the cervical spine. A review and case report. *J Neurosurg.* 1961;18:380–383.

60. Jackson RP, Reckling FW, Mants FA. Osteoid osteoma and osteoblastoma. Similar histologic lesions with different natural histories. *Clin Orthop Relat Res.* 1977;(128):303–313.

61. Berberoglu S, Oguz A, Aribal E, Ataoglu O. Osteoblastoma response to radiotherapy and chemotherapy. *Med Pediatr Oncol.* 1997;28(4):305–309.

62. Singer JM, Deutsch GP. The successful use of radiotherapy for osteoblastoma. *Clin Oncol (R Coll Radiol)*. 1993;5(2):124–125.

63. Acosta FL Jr, Dowd CF, Chin C, Tihan T, Ames CP, Weinstein PR. Current treatment strategies and outcomes in the management of symptomatic vertebral hemangiomas. *Neurosurgery*. 2006;58(2):287–95; discussion 287.

64. Faria SL, Schlupp WR, Chiminazzo H Jr. Radiotherapy in the treatment of vertebral hemangiomas. *Int J Radiat Oncol Biol Phys*. 1985;11(2):387–390.

65. Yang ZY, Zhang LJ, Chen ZX, Hu HY. Hemangioma of the vertebral column. A report on twenty-three patients with special reference to functional recovery after radiation therapy. *Acta Radiol Oncol*. 1985;24(2):129–132.

66. Gerszten PC, Ozhasoglu C, Burton SA, et al. CyberKnife frameless single-fraction stereotactic radiosurgery for benign tumors of the spine. *Neurosurgical Focus*. 2003;14(5):e16.

B. 转移性脊柱肿瘤的立体定向放射外科治疗

Wesley Hsu

转移性脊柱疾病的发病率很高，因为所有癌症患者中有 40%会发生脊柱转移[1]。目前,已明确立体定向放射外科(SRS)在颅内转移性疾病的治疗中发挥着重要作用[2,3]。使用 SRS 治疗颅内转移性疾病的经验正在转化至转移性脊柱肿瘤(图 12B.1)。目前有几个大型的中心的病例组研究证实 SRS 对脊柱转移性疾病有效[3-12](表 12B.1)。

当考虑脊柱肿瘤的放射治疗时,肿瘤学家、放射肿瘤学家和外科医生的多学科讨论对每位患者进行评估是非常重要的。肿瘤科医生可以帮助预测特定患者的预期寿命和侵入性手术过程的整体耐受性。擅长脊柱肿瘤学的神经外科医生或整形外科医生可以判断患者是否可能从手术中获益,其涉及缓解症状(即疼痛控制)及局部无复发生存。外科医生参与脊柱整体稳定性的评估决定患者是否需要行固定手术及是否行减瘤术(肿瘤切除术)。在许多情况下,手术联合放射治疗可能是特定患者的最佳治疗方案。团队协作治疗转移性脊柱疾病对于患者获得最佳预后至关重要。

立体定向放射治疗转移性脊柱疾病的有效性

越来越多的文献支持 SRS 在转移性脊柱疾病中的应用。Gerstzen 等人[13]报道了最

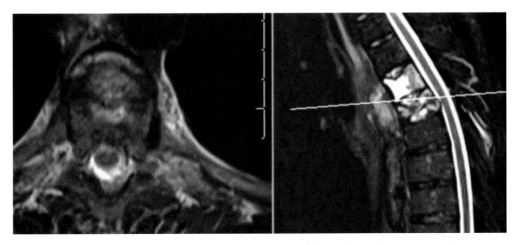

图 12B.1　57 岁男性,患有 4 期食管癌和 T5 及 T6 椎体转移,有明显的机械性背痛。轴位图像显示肿瘤紧邻脊髓,使得难以将适当的放射剂量给到硬膜外腔。

大一组用 SRS 治疗脊柱肿瘤的病例。393 例患者 500 个椎体病变,绝大多数是转移病灶。其中 336 例患者以疼痛作为 SRS 治疗的主要适应证,86%的患者在疼痛控制方面获得长期改善,最常见的原发肿瘤为乳腺癌、黑色素瘤、肾癌和肺癌。88%的患者具有局部控制的影像学证据。有趣的是, 没有患者在相邻的椎体水平上有肿瘤进展的证据。Nelson 等人[10]在他们的 32 例患者中也没有发现邻近椎体治疗失败。相反,Ryu 等人报道在他们的病例组中 4%的患者在相邻椎体水平发现了进展[14]。肿瘤复发更倾向于发生在脊髓附近。Chang 等人[15]发现复发最常见的部位是硬膜外腔(47%),其次是椎弓根和后块(18%)。这并不奇怪,因为这些区域最有可能接受较低剂量的照射,以防止辐射对邻近脊髓和神经根的损伤。这表明复发是沿着接受最小剂量的肿瘤部分发生的,或者可能是一个边缘的遗漏[15]。

总的来说,这些研究表明,SRS 治疗为转移性脊柱肿瘤提供了很好的局部控制。除一项研究外,所有研究报告的局部控制率均高于 80%。Desalles 等人[7]报道的局部控制率最低(56%)。然而在仔细研究他们的病例组发现,在他们的病例组中 93%的患者以前曾接受过放射治疗, 50%的病变以前曾接受手术干预。相反,诸如 Degen 等人的研究报告 100%局部控制的患者之前没有做过放射治疗[6]。另外,Amdur 等人[4]在 21 例转移性脊柱肿瘤患者的前瞻性研究中报道,SRS 治疗后局部控制 95%的病灶。该部分患者的生存时间短,在一定程度上解释了局部控制率高,其中位生存期仅为 8 个月。

就控制疼痛而言,SRS 治疗在改善因转移性疾病导致的疼痛方面具有极好的效果。SRS 治疗后 43%~97%的患者背部疼痛得到改善。这些数据与那些接受常规分割放射治疗脊柱转移瘤患者的报道相似[16]。

SRS 治疗可以改善神经功能

在单独或联合手术治疗导致神经功能障碍的转移性脊柱肿瘤上,SRS 治疗起到一定作用。已显示 SRS 治疗可改善继发于肿瘤诱导的神经根病的神经功能障碍。然而 SRS 治疗在扭转因脊髓压迫导致的神经功能减退中的作用尚不清楚。许多研究已经排除了导致脊髓压迫显著的转移性脊柱肿瘤患者。MilkerZabel 等人[8]报道,42%的患者在 SRS 治疗后神经症状改善。相反,Nelson 等人[10]报道,7 例行 SRS 治疗的患者因脊髓压迫导致的神经功能障碍均未见改善。然而目前尚不清楚这些患者的神经功能障碍是急性的还是慢性的。

SRS 治疗在引起神经功能急性下降的脊髓压迫中的作用尚不清楚。Patchell 等人 2005 年的重要研究[17]表明,对于长期临床结果,包括治疗后行走能力,导致硬膜外压

表 12B.1　立体定向放射外科治疗转移性脊柱疾病

作者和年份	患者/病灶数目	年龄(平均/中位)	硬膜内/硬膜外/转移灶	治疗方式	平均随访时间(月)	先前治疗 手术	先前治疗 放疗	(Gy)/等剂量线/分次	靶区剂量脊髓限量	LC	OS	PI	新发神经损伤	神经毒性改善	主要非神经毒性
Amdur et al. (2009)	21/25	>18	0/3/22	Elekta Synergy	2~27 (med 8)	0	57%	15/100% (95% to PTV)	先前未做过 RT: 0.1mL 12Gy 剂量; 先前做过 RT: 0.5mL 5Gy 剂量	95%	25%	43%	0	NR	0
Benzil et al. (2004)	31/35	40~82 (平均61)	4/5/2026	Novalis	NR	NR	NR	5~50.4/ 85%~90% /1~28	2.4~42.8 Gy 总剂量	NR	97%	94%	3%	NR	6%
Chang et al. (2007)	63/74	21~82 (med59)	0/0/74	EXaCT Varian	0.9~49.6 (med 21.3)	38%	55.6%	30 Gy/5 次 或 27 Gy/3 次	<10 Gy	84%	70% 在 1 年 内 *		NR	0%	5%
De Sallles et al. (2004)	14/22	48~82 (med 60.2)	3/0/19	Novalis	1~16 (med 6.1)	50%	93%	8~21/91%	NR	56%	71%	50%	NR	NR	0
Degen et al. (2005)	51/72	平均 53	0/14/58	Cy- berKnife	平均 12	0	53%	10~37.5/ 50%~ 100%/1~5	2.2~27.1 Gy	100%	59%	97%	21%	NR	0

(待续)

表 12B.1　（续）

作者和年份	患者/病灶数目	年龄（平均/中位）	硬膜内/硬膜外/转移灶	治疗方式	平均随访时间（月）	先前治疗 手术	先前治疗 放疗	(Gy)/等剂量线/分次	靶区剂量 脊髓限量	LC	OS	PI	新发神经损伤	神经毒性改善	主要非神经毒性
Gerszten et al. (2007)	393/500	18~85（平均56）	0/0/500	Cy-berKnife	3~53（med 21）	2%	69%	12.5~25/80%	平均0.6 cm <8 Gy	88%	NR	86%	0	NR	0
Jin et al. (2007)	196/270	NR	0/0/270	Novalis	NR	NR	NR	10~18/90%	10%体积<10 Gy	NR	NR	85%	NR	NR	0
Milker-Zabel et al. (2003)	18/19	16~76（med 55.2）	0/0/19	NR	3.5~33.1（med 12.3）	0	100%	24~45/90%	点剂量<20Gy	95%	1年内65%	81%	5.5%	42%	0
Nelson et al. 2009	32/33	45~82（med 60）	0/1/32	NR	3~21（med 7）	NR	69%	5.1~16/NR/1~4	多变	87%	1年内66%	97%	0	0	0
Ryu et al. (2007)	177/230	14~85（med 61）	0/0/230	Novalis	0.5~49（med 6.4）	0	0	8~18/90%	10%体积<10 Gy	NR	1年内49%	NR	1	NR	NR
Yamada et al. (2008)	93/103	38~91（med 62）	0/0/103	NR	2~45	0	0	18~24/100%	12~14 Gy	90%点剂量	36%	3年内NR	0	NR	1%

Intra, 硬膜内原发肿瘤；Extra, 硬膜外原发肿瘤；med, 中位数；NR, 未记录；PTV, 计划靶区；LC, 局部控制；OS, 总生存；PI, 疼痛改善；RT, 放疗。
* 麻醉药使用量在6个月内从60%降至36%。

迫的转移性肿瘤的手术减压明显优于分次放射治疗(30 Gy, 10 次)。本研究排除了对放射有敏感性的肿瘤患者(多发性骨髓瘤/浆细胞瘤、生殖细胞肿瘤),这些患者可能对标准放射治疗反应良好。然而目前还不清楚 SRS 治疗与该患者群中的标准分次放射治疗相比是否会改善结果。根据目前的证据,除非临床不能行安全手术干预,否则不建议单用 SRS 治疗此类患者。

SRS 治疗联合手术

椎体和脊髓之间的硬膜外腔是 SRS 治疗转移性脊柱肿瘤后最常见的治疗失败区域。如前文所述,这一观察结果很可能是由于担心引起放射性脊髓病而导致硬膜外腔剂量不足。在脊髓与包含转移瘤的椎体紧邻的情况下,一种合理的治疗方法是让肿瘤外科医生对邻近脊髓的椎体进行局部椎体切除术(图 12B.2)。该方法通常用于患者背部疼痛至少部分归因于脊柱不稳定的情况,且不能行椎体整体切除以防止局部复发。在这种情况下,手术的目的是使用内固定(椎弓根螺钉/杆)使脊柱稳定,并切除足够的椎体,以便对所有剩余的肿瘤进行足够剂量的照射。这种方法消除了切除整个椎体的潜在致残率,并允许对剩余的肿瘤负荷进行最佳剂量的照射。手术干预后防止放射治

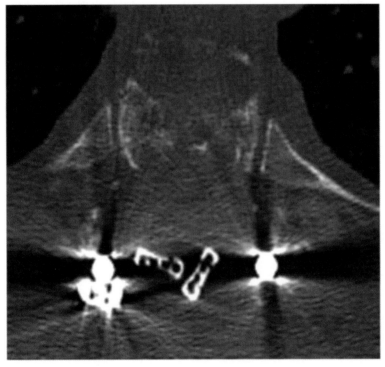

图 12B.2　患者接受 C6 椎体的部分切除术以移除邻近脊髓的椎体部分。患者还接受了脊柱稳定手术,术后机械性背痛也有明显改善。

疗引起伤口裂开的治疗时机尚不清楚,尽管通常的做法是在手术后等待 3~4 周。

副作用

直接归因于 SRS 治疗的总体致残率非常低。SRS 治疗后神经功能下降通常为肿瘤进展所致而不是放射性损伤。在 Benzil 等[5]对 31 例 SRS 治疗的患者的回顾中,2 例患者在 SRS 治疗后出现了神经根炎。这 2 例患者的生物有效剂量(BED)均大于 60 Gy。Ryu 等人[11,14]最近更新了他们中心 SRS 治疗治疗转移性脊柱肿瘤患者的数据。使用单次剂量 SRS(8~18 Gy)治疗了 177 名患者的 230 个病灶。在 1 年后存活的 86 名患者中,只有 1 名患者出现了放射治疗诱发的脊髓病。

椎体压缩性骨折是 SRS 治疗后发生的另一种现象[12,14,15]。虽然被认为继发于肿瘤进展,但在没有肿瘤进展迹象的患者中,已有 SRS 治疗后出现压缩性骨折的报道[12]。虽然有些人认为治疗后的椎体在结构上较弱,因此认为轴向应力阈值较低是导致压迫性骨折的因素,但骨折的机制尚未完全明确。在一些情况下,肿瘤本身对脊柱提供显著的结构稳定性,SRS 治疗使肿瘤迅速破坏却可能导致脊柱稳定性下降,并使患者易发生骨折。因此,如果患者的背部急剧疼痛和(或)出现神经功能缺损,医生应指导患者立即就医。此外,患者应密切随访 X 线片、CT 扫描,以监测脊柱出现不稳定的早期征兆。

结论

SRS 治疗对脊柱肿瘤的作用有待进一步优化。诸如恰当的治疗剂量、脊髓放射耐受剂量、单剂量与多剂量 SRS 等问题还有待探索。然而尽管我们的设备具有很好的准确性和精确性,但我们也必须承认出现的副作用可能是毁灭性的。硬件、软件和技术的进一步改进仍然是必需的。

目前的文献支持 SRS 作为没有脊髓压迫的转移性脊柱疾病的初始治疗方法。有证据表明,SRS 提供了很好的局部控制和缓解疼痛。对这些患者的持续随访将有助于阐明这些患者的长期预后。

参考文献

1. Klimo P Jr, Schmidt MH. Surgical management of spinal metastases. *Oncologist.* 2004;9(2):188–196.
2. Muacevic A, Wowra B, Siefert A, Tonn JC, Steiger HJ, Kreth FW. Microsurgery plus whole brain irradiation versus Gamma Knife surgery alone for treatment of single metastases to the brain: a randomized controlled multicentre phase III trial. *J Neurooncol.* 2008;87(3):299–307.

3. Smith ML, Lee JY. Stereotactic radiosurgery in the management of brain metastasis. *Neurosurg Focus*. 2007;22(3):E5.

4. Amdur RJ, Bennett J, Olivier K, et al. A prospective, phase II study demonstrating the potential value and limitation of radiosurgery for spine metastases. *Am J Clin Oncol*. 2009;32(5):515–520.

5. Benzil DL, Saboori M, Mogilner AY, Rocchio R, Moorthy CR. Safety and efficacy of stereotactic radiosurgery for tumors of the spine. *J Neurosurg*. 2004;101(suppl 3):413–418.

6. Degen JW, Gagnon GJ, Voyadzis JM, et al. CyberKnife stereotactic radiosurgical treatment of spinal tumors for pain control and quality of life. *J Neurosurg Spine*. 2005;2(5):540–549.

7. De Salles AA, Pedroso AG, Medin P, et al. Spinal lesions treated with Novalis shaped beam intensity-modulated radiosurgery and stereotactic radiotherapy. *J Neurosurg*. 2004;101(suppl 3):435–440.

8. Milker-Zabel S, Zabel A, Thilmann C, Schlegel W, Wannenmacher M, Debus J. Clinical results of retreatment of vertebral bone metastases by stereotactic conformal radiotherapy and intensity-modulated radiotherapy. *Int J Radiat Oncol Biol Phys*. 2003;55(1):162–167.

9. Jin JY, Chen Q, Jin R, et al. Technical and clinical experience with spine radiosurgery: a new technology for management of localized spine metastases. *Technol Cancer Res Treat*. 2007;6(2):127–133.

10. Nelson JW, Yoo DS, Sampson JH, et al. Stereotactic body radiotherapy for lesions of the spine and paraspinal regions. *Int J Radiat Oncol Biol Phys*. 2009;73(5):1369–1375.

11. Ryu S, Jin JY, Jin R, et al. Partial volume tolerance of the spinal cord and complications of single-dose radiosurgery. *Cancer*. 2007;109(3):628–636.

12. Yamada Y, Bilsky MH, Lovelock DM, et al. High-dose, single-fraction image-guided intensity-modulated radiotherapy for metastatic spinal lesions. *Int J Radiat Oncol Biol Phys*. 2008;71(2):484–490.

13. Gerszten PC, Burton SA, Ozhasoglu C, Welch WC. Radiosurgery for spinal metastases: clinical experience in 500 cases from a single institution. *Spine (Phila Pa 1976)*. 2007;32:193–199.

14. Ryu S, Rock J, Rosenblum M, Kim JH. Patterns of failure after single-dose radiosurgery for spinal metastasis. *J Neurosurg*. 2004;101(suppl 3):402–405.

15. Chang EL, Shiu AS, Mendel E, et al. Phase I/II study of stereotactic body radiotherapy for spinal metastasis and its pattern of failure. *J Neurosurg Spine*. 2007;7(2):151–160.

16. Rose CM, Kagan AR. The final report of the expert panel for the radiation oncology bone metastasis work group of the American College of Radiology. *Int J Radiat Oncol Biol Phys*. 1998;40(5):1117–1124.

17. Patchell RA, Tibbs PA, Regine WF, et al. Direct decompressive surgical resection in the treatment of spinal cord compression caused by metastatic cancer: a randomised trial. *Lancet*. 2005;366(9486):643–648.

第 13 章

脊髓髓内肿瘤的放射治疗与放射外科治疗

Mari Groves, George Jallo

目的

本章将回顾放射治疗作为手术的辅助手段治疗脊髓髓内肿瘤(IMSCT),将讨论依据组织学的各种治疗方法的差异以及立体定向放射外科(SRS)治疗。

介绍

原发脊髓肿瘤占所有中枢神经系统肿瘤的 2%~6%[1-3]。超过 90% 的 IMSCT 是原发性神经胶质瘤,其中包括星形细胞瘤和室管膜瘤。包括放射治疗在内的药物治疗通常不是首选治疗方法,因为一些肿瘤可以通过手术完全切除达到长期存活[3-7]。然而对于复发性和更具侵袭性的肿瘤以及行次全切除(STR)的患者,放射治疗可作为手术辅助或姑息性措施[8]。

原发性颅内肿瘤的治疗措施已经非常明确。然而最新文献显示,与颅内病变相比,脊柱病变的内在遗传差异和自然病史可能影响放射治疗和化疗反应[9,10]。由于辐射在快速分裂的细胞中具有最大效应,因此其对脊髓中缓慢生长的病变的影响可能有限。然而多个研究机构的多项研究表明,辅助放射治疗可改善生存和(或)局部控制[11,15]。

肿瘤病因学在部分切除后是否考虑放射治疗方面起重要作用。与良性肿瘤相比,恶性肿瘤通常进展更快,并且辐射可能提供更显著的前期效应[4,12,13,16]。放射性损伤也是一个考虑因素,特别是在年轻人群中,因为负面影响有时可能需要几十年才能显现[17]。一些临床医生可能会倾向于尽可能延缓放射治疗,直到局部复发且无法手术。髓内病变通常与正常脊髓邻接,因此,关注脊髓损伤和保护神经功能是最重要的[17]。

放射治疗星形细胞瘤

星形细胞瘤更具有侵袭性,边界不清,因此围术期放射治疗的争议较小[4,13,16]。术后放射治疗使 5 年生存率从 60% 升至 90%(表 13.1)。局部失败通常发生在 2~3 年内,在手术部分切除肿瘤 STR 低于 80% 的患者中更常见[4,6]。然而鉴于这些病变的潜伏自然史,即使没有放射治疗,他们是否会有相似的病程也不清楚。似乎没有剂量—反应相关性显示可提高局部控制或生存。

常规 MRI 图像显示,低级别病变进展的患者应再次尝试手术切除,切除后可以考虑放射治疗。在 4 500 cGy 的常规剂量下,可保留运动功能并改善生存。一项 136 例患者的回顾性研究显示,术后放疗可以提高世界卫生组织(WHO)2~4 级胶质瘤患者的生存率[18],不包括 WHO 1 级(毛细胞性)肿瘤,对于纤维性星形细胞瘤,只有有明确的临床或影像学进展时才考虑放射治疗。另一项对 52 例低级别星形细胞瘤患者的研究表明,术后放疗可改善无进展生存期,但总生存期没有改善[14]。

尽管有手术切除和改进的放射治疗技术,但高级别或恶性星形细胞瘤的预后还是极差。有因接受激进的剂量放射治疗的"放射性切除术"患者存活 4 年的病例报道[12,19]。然而尽管在原发部位做了放射治疗,但大多数病例进展为局部失败和脑脊液(CSF)播散。放射治疗是否有利于生存或影响神经功能减退尚不清楚。对于运动功能差的患者,积极放射治疗可能是一种治疗选择[4,12,13,16,19-21](表 13.2)。

表 13.1　低级别脊髓髓内星形细胞瘤的放射治疗

作者	照射患者人数(总数)	5 年 PFS(%)	10 年 PFS(%)
Schwade et al.(1978)[22]	7[34]	59	–
Kopelson and Linggood(1982)[13]	9[23]	89	89
Garcia et al.(1985)[23]	14[14]	60	50
Lindstadt et al.(1989)[20]	12[12]	91	91
Chun et al.(1990)[24]	15[16]	60	40
Whitaker et al.(1991)[25]	43[58]	50	–
Huddart et al.(1993)[26]	27[27]	59	–
Hulshof et al.(1993)[27]	12[13]	43	–
Shirato et al.(1995)[12]	6[7]	5	50(8 年)
Jyothirmayi et al.(1997)[28]	23[23]	55	–
McLaughlin et al.(1998)[19]	8[8]	86	57

（续表）

作者	照射患者人数（总数）	5 年 PFS（%）	10 年 PFS（%）
McLaughlin et al. (1998) [19]	8[8]	86	57
Abdel-Wahab (1999) [29]	24[24]	54	46
Rodrigues et al. (2000) [14]	37[37]	54	43
Nowak and Glinski (2002) [30]	13[13]	–	46
Quigley et al. (2007) [15]	10[26]	79	–
共计	260[335]	50~91	40~91

PFS，无进展生存期。

表 13.2　高级别脊髓髓内星形细胞瘤的放射治疗

作者	患者数量	5 年生存率
Kopelson and Linggood (1982) [13]	5	0（中位 ~ 2y）
Cooper and Epstein (1985) [4]	3	0（中位~ 2y）
Cohen et al. (1989) [16]	19	2 年内 0；21 例中位 6 个月
Lindstadt et al. (1989) [20]	3	0（中位 ~ 2y）
Ciapetta et al. (1991) [21]	4	平均 22.7 个月（2pt >24m）
Shirato et al. (1995) [12]	6	3 年内 4 例（2pt >24m）
McLauglin et al. (1998) [19]	4	0（中位~ 2y）
Rodrigues et al. (2000) [14]	15	5 年内 20% PFS
Tseng et al. (2010) [31]	1	0（33 个月死亡）

PFS，无进展生存；m，月；y，年。

放射治疗室管膜瘤

　　室管膜瘤起源于脑室和中央管的室管膜，并且包膜完整。它们是在 30~50 岁之间的成年人中最常见的病变。当成功全切除（GTR）时，室管膜瘤复发率较低[6,19,32-37]。然而这些患者在 5 年和 10 年的存活率仍然为 50%~100%，复发率为 5%~10%（表 13.3）。 STR患者的复发率很高。大多数研究受到患者人群少、随访时间短和控制不足的限制。治疗包括以 GTR 为目标的手术切除。如果有残留的组织或再生长，则需要进行第二次手术，以尝试切除任何易于切除的组织。残留的肿瘤可以用放射治疗。一般情况下，为了降低脊髓损伤的可能性，使用外照射的总剂量为 5 000 cGy，单次剂量为 180~200 cGy[11]。

表 13.3　脊髓髓内室管膜瘤的放射治疗

作者	照射患者人数（总数）	5 年 PFS（%）	10 年 PFS（%）	15 年（%）
Kopelson and Linggood（1982）[13]	8	100	72	
Garrett（1983）[38]	41	83		
Garcia（1985）[23]	8[8]	6	60	
Shaw（1986）[39]	22[22]	95	95	
Lindstadt（1989）[20]	18[18]	93	93	
Chun（1990）[24]	16[17]	87	67	
Whitaker（1991）[25]	43[58]	69	62	
Wen（1991）[34]	13	95	86	
Hulshof（1993）[27]	11[34]	91	91	
Clover（1993）[40]	8[11]	100	80	
Shirato（1995）[12]	8[22]	100	100	
McLauglin（1998）[19]	10[10]	100	100	
Schild（1998）[41]	35[35]	97	94	75
Abdel-Wahab（1999）[29]	25[25]	64.2	45.9	
Nowak and Glinski（2002）[30]	27[27]		84	
Wahab（2007）[42]	22[22]			80
共计	316[363]	60~100	46~100	78

PFS，无进展生存期。

儿童患者的放射治疗

儿童患者在放射治疗时可能会产生显著的不良反应，肿瘤学家试图避免或尽可能推迟放射治疗[43-46]。成年人对辐射的耐受性比儿童高，在儿童，照射剂量应减少10%[11]。儿童更可能患有可完全切除的低级别病变。他们的疾病进程缓慢，通常不需要放射治疗。

立体定向放射治疗（SRS）

SRS 正迅速成为颅内以及某些硬膜外脊髓病变可接受的治疗方法。这种照射形式将高度适形的高剂量辐射给予确定的区域，同时减少其他部分正常脊髓的照射。关于假定具有浸润性的髓内病变是否可以从这样一个局限的照射区域中受益的数据有限。传统的放射治疗方法与立体定向治疗之间没有直接的比较。

最近的一项研究回顾了 1998—2003 年 10 例患者，其中 7 例患者为血管网状细胞瘤，3 例为室管膜瘤[47]。这些患者在 1~3 个阶段中接受了 1 800~2 500 cGy（平均 2 100 cGy）的处方剂量。没有出现显著的并发症，但平均随访仅 1 年。随访影像显示 3 个病灶缩小,其余肿瘤稳定。

虽然 SRS 治疗改善了局部控制,但人们担心高度适形的治疗对 IMSCT 边缘治疗有限。肿瘤体积大和(或)过长的肿瘤也可能不适合 SRS 治疗。导致脊髓受压的髓外肿瘤也是对 SRS 治疗方案的挑战。

并发症

脊髓病变出现放射损伤的风险最大,相同区域的治疗模式相同。正常的脊髓和马尾神经要限制剂量。然而肿瘤更容易在这些地方复发[11]。周围神经和传出神经根也有出现晚期副作用的风险。椎管外的区域受肿瘤位置影响,包括喉气道、咽黏膜、大血管、肺、心脏、食道、肾脏、肝脏、肠道和生殖器官。长期并发症取决于每日照射剂量以及脊髓受照射的位置和长度[48]。

过去几十年来使用的多种放射治疗技术是确定脊髓耐受性的基础。常规的脊髓耐受剂量包括常规分次 180~200 cGy,总剂量为 4 500~5 000 cGy。尽管没有前瞻性研究阐明特定的剂量,但多项研究引用 5 年内有 5% 的损伤风险[11]。有几项研究在治疗其他病变时偶然照射脊髓,剂量为 4 500~5 000 cGy 时并没有出现明显的脊髓病变。越来越多的临床结果提示,治疗剂量高于 5 500 cGy 时发生脊髓炎的风险并没有显著增加。如果用 5 500 cGy 的剂量治疗,患者脊髓炎的发病率为 6%,其中许多患者超过 6 000 cGy[49,50]。

结论

新诊断的原发性 IMSCT 患者应首先行手术切除以达到 GTR。对于高级别病变或无法达到 GTR 的低级别病变应考虑放射治疗。一些低级别病变可以观察,当肿瘤进展时再放射治疗。SRS 治疗对 IMSCT 的作用,特别是浸润性病变,目前尚不清楚。

关键点

- IMSCT 的治疗首选手术切除。
- 如果 GTR 不可行或手术不可行,则应考虑放射治疗。
- 高级别病变尽管做了放射治疗,但预后往往较差。然而这些病变不适合手术切除,放射治疗可作为一线治疗。
- 对于小病灶应考虑 SRS 治疗,但研究显示效果有限。
- 儿童患者通常可以延缓放射治疗,直到肿瘤进展。

参考文献

1. Kane PJ, el-Mahdy W, Singh A, Powell MP, Crockard HA. Spinal intradural tumours: part II–intramedullary. *Br J Neurosurg*. 1999;13(6):558–563.

2. Hanbali F, Fourney DR, Marmor E, et al. Spinal cord ependymoma: radical surgical resection and outcome. *Neurosurgery*. 2002;51(5):1162–72; discussion 1172.

3. Constantini S, Miller DC, Allen JC, Rorke LB, Freed D, Epstein FJ. Radical excision of intramedullary spinal cord tumors: surgical morbidity and long-term follow-up evaluation in 164 children and young adults. *J Neurosurg*. 2000;93(2 suppl):183–193.

4. Cooper PR, Epstein F. Radical resection of intramedullary spinal cord tumors in adults. Recent experience in 29 patients. *J Neurosurg*. 1985;63(4):492–499.

5. Epstein F. Spinal cord astrocytomas of childhood. *Adv Tech Stand Neurosurg*. 1986;13:135–169.

6. Epstein FJ, Farmer JP, Freed D. Adult intramedullary spinal cord ependymomas: the result of surgery in 38 patients. *J Neurosurg*. 1993;79(2):204–209.

7. Jallo GI, Kothbauer KF, Epstein FJ. Intrinsic spinal cord tumor resection. *Neurosurgery*. 2001;49(5):1124–1128.

8. Sgouros S, Malluci CL, Jackowski A. Spinal ependymomas—the value of postoperative radiotherapy for residual disease control. *Br J Neurosurg*. 1996;10(6):559–566.

9. Parsa AT, Fiore AJ, McCormick PC, Bruce JN. Genetic basis of intramedullary spinal cord tumors and therapeutic implications. *J Neurooncol*. 2000;47(3):239–251.

10. Johnson R, Wright KD, Gilbertson RJ. Molecular profiling of pediatric brain tumors: insight into biology and treatment. *Curr Oncol Rep*. 2009;11(1):68–72.

11. Isaacson SR. Radiation therapy and the management of intramedullary spinal cord tumors. *J Neurooncol*. 2000;47(3):231–238.

12. Shirato H, Kamada T, Hida K, et al. The role of radiotherapy in the management of spinal cord glioma. *Int J Radiat Oncol Biol Phys*. 1995;33(2):323–328.

13. Kopelson G, Linggood RM. Intramedullary spinal cord astrocytoma versus glioblastoma: the prognostic importance of histologic grade. *Cancer*. 1982;50(4):732–735.

14. Rodrigues GB, Waldron JN, Wong CS, Laperriere NJ. A retrospective analysis of 52 cases of spinal cord glioma managed with radiation therapy. *Int J Radiat Oncol Biol Phys*. 2000;48(3):837–842.

15. Gavin Quigley D, Farooqi N, Pigott TJ, et al. Outcome predictors in the management of spinal cord ependymoma. *Eur Spine J*. 2007;16(3):399–404.

16. Cohen AR, Wisoff JH, Allen JC, Epstein F. Malignant astrocytomas of the spinal cord. *J Neurosurg*. 1989;70(1):50–54.

17. Schultheiss TE, Kun LE, Ang KK, Stephens LC. Radiation response of the central nervous system. *Int J Radiat Oncol Biol Phys*. 1995;31(5):1093–1112.

18. Minehan KJ, Brown PD, Scheithauer BW, Krauss WE, Wright MP. Prognosis and treatment of spinal cord astrocytoma. *Int J Radiat Oncol Biol Phys*. 2009;73(3):727–733.

19. McLaughlin MP, Buatti JM, Marcus RB Jr, Maria BL, Mickle PJ, Kedar A. Outcome after radiotherapy of primary spinal cord glial tumors. *Radiat Oncol Investig*. 1998;6(6):276–280.

20. Linstadt DE, Wara WM, Leibel SA, Gutin PH, Wilson CB, Sheline GE. Postoperative radiotherapy of primary spinal cord tumors. *Int J Radiat Oncol Biol Phys*. 1989;16(6):1397–1403.

21. Ciappetta P, Salvati M, Capoccia G, Artico M, Raco A, Fortuna A. Spinal glioblastomas: report of seven cases and review of the literature. *Neurosurgery*. 1991;28(2):302–306.

22. Schwade JG, Wara WM, Sheline GE, Sorgen S, Wilson CB. Management of primary spinal cord tumors. *Int J Radiat Oncol Biol Phys.* 1978;4(5–6):389–393.

23. Garcia DM. Primary spinal cord tumors treated with surgery and postoperative irradiation. *Int J Radiat Oncol Biol Phys.* 1985;11(11):1933–1939.

24. Chun HC, Schmidt-Ullrich RK, Wolfson A, Tercilla OF, Sagerman RH, King GA. External beam radiotherapy for primary spinal cord tumors. *J Neurooncol.* 1990;9(3):211–217.

25. Whitaker SJ, Bessell EM, Ashley SE, Bloom HJ, Bell BA, Brada M. Postoperative radiotherapy in the management of spinal cord ependymoma. *J Neurosurg.* 1991;74(5):720–728.

26. Huddart R, Traish D, Ashley S, Moore A, Brada M. Management of spinal astrocytoma with conservative surgery and radiotherapy. *Br J Neurosurg.* 1993;7(5):473–481.

27. Hulshof MC, Menten J, Dito JJ, Dreissen JJ, van den Bergh R, González González D. Treatment results in primary intraspinal gliomas. *Radiother Oncol.* 1993;29(3):294–300.

28. Jyothirmayi R, Madhavan J, Nair MK, Rajan B. Conservative surgery and radiotherapy in the treatment of spinal cord astrocytoma. *J Neurooncol.* 1997;33(3):205–211.

29. Abdel-Wahab M, Corn B, Wolfson A, et al. Prognostic factors and survival in patients with spinal cord gliomas after radiation therapy. *Am J Clin Oncol.* 1999;22(4):344–351.

30. Nowak-Sadzikowska J, Gliński B. The value of postoperative radiotherapy of primary spinal cord glioma. *Rep Pract Oncol Radiother.* 2002; 7(4):139–147.

31. Tseng HM, Kuo LT, Lien HC, Liu KL, Liu MT, Huang CY. Prolonged survival of a patient with cervical intramedullary glioblastoma multiforme treated with total resection, radiation therapy, and temozolomide. *Anticancer Drugs.* 2010;21(10):963–967.

32. Rawlings CE 3rd, Giangaspero F, Burger PC, Bullard DE. Ependymomas: a clinicopathologic study. *Surg Neurol.* 1988;29(4):271–281.

33. Sonneland PR, Scheithauer BW, Onofrio BM. Myxopapillary ependymoma. A clinicopathologic and immunocytochemical study of 77 cases. *Cancer.* 1985;56(4):883–893.

34. Wen BC, Hussey DH, Hitchon PW, et al. The role of radiation therapy in the management of ependymomas of the spinal cord. *Int J Radiat Oncol Biol Phys.* 1991;20(4):781–786.

35. Taricco MA, Guirado VM, Fontes RB, Plese JP. Surgical treatment of primary intramedullary spinal cord tumors in adult patients. *Arq Neuropsiquiatr.* 2008;66(1):59–63.

36. Kucia EJ, Maughan PH, Kakarla UK, Bambakidis NC, Spetzler RF. Surgical technique and outcomes in the treatment of spinal cord ependymomas: part II: myxopapillary ependymoma. *Neurosurgery.* 2011;68(1 suppl Operative):90–4; discussion 94.

37. Chang UK, Choe WJ, Chung SK, Chung CK, Kim HJ. Surgical outcome and prognostic factors of spinal intramedullary ependymomas in adults. *J Neurooncol.* 2002;57(2):133–139.

38. Garrett PG, Simpson WJ. Ependymomas: results of radiation treatment. *Int J Radiat Oncol Biol Phys.* 1983;9(8):1121–1124.

39. Shaw EG, Evans RG, Scheithauer BW, Ilstrup DM, Earle JD. Radiotherapeutic management of adult intraspinal ependymomas. *Int J Radiat Oncol Biol Phys.* 1986;12(3):323–327.

40. Clover LL, Hazuka MB, Kinzie JJ. Spinal cord ependymomas treated with surgery and radiation therapy. A review of 11 cases. *Am J Clin Oncol.* 1993;16(4):350–353.

41. Schild SE, Nisi K, Scheithauer BW, et al. The results of radiotherapy for ependymomas: the Mayo Clinic experience. *Int J Radiat Oncol Biol Phys.* 1998;42(5):953–958.

42. Wahab SH, Simpson JR, Michalski JM, Mansur DB. Long term outcome with postoperative radiation therapy for spinal canal ependymoma. *J Neurooncol.* 2007;83(1):85–89.

43. Rousseau P, Habrand JL, Sarrazin D, et al. Treatment of intracranial ependymomas of children: review of a 15-year experience. *Int J Radiat Oncol Biol Phys.* 1994;28(2):381–386.

44. Perilongo G, Massimino M, Sotti G, et al. Analyses of prognostic factors in a retrospective review of 92 children with ependymoma: Italian Pediatric Neuro-oncology Group. *Med Pediatr Oncol.* 1997;29(2):79–85.

45. Grill J, Le Deley MC, Gambarelli D, et al.; French Society of Pediatric Oncology. Postoperative chemotherapy without irradiation for ependymoma in children under 5 years of age: a multicenter trial of the French Society of Pediatric Oncology. *J Clin Oncol.* 2001;19(5):1288–1296.

46. Valera ET, Serafini LN, Machado HR, Tone LG. Complete surgical resection in children with low-grade astrocytomas after neoadjuvant chemotherapy. *Childs Nerv Syst.* 2003;19(2):86–90.

47. Ryu SI, Kim DH, Chang SD. Stereotactic radiosurgery for hemangiomas and ependymomas of the spinal cord. *Neurosurg Focus.* 2003;15(5):E10.

48. Wara WM, Phillips TL, Sheline GE, Schwade JG. Radiation tolerance of the spinal cord. *Cancer.* 1975;35(6):1558–1562.

49. Marcus RB Jr, Million RR. The incidence of myelitis after irradiation of the cervical spinal cord. *Int J Radiat Oncol Biol Phys.* 1990;19(1):3–8.

50. van der Kogel AJ. Retreatment tolerance of the spinal cord. *Int J Radiat Oncol Biol Phys.* 1993;26(4):715–717.

第 14 章
骶骨肿瘤的放射治疗与放射外科治疗

Mari Groves, Patricia Zadnik, Daniel Sciubba

目的

本章回顾外照射放射治疗（EBRT）以及调强放射治疗（IMRT）、立体定向放射(SRS)治疗、质子束和碳离子放射治疗在治疗骶骨肿瘤时作为手术的辅助手段。描述转移瘤与原发恶性肿瘤及良性肿瘤在治疗方法上的差异。

介绍

骶骨肿瘤相对较少，但可导致显著的患者致残率和死亡率[1]。骶骨肿瘤的治疗取决于原发恶性骨病变、良性骨肿瘤和占主要部分的转移瘤的细胞起源。放射治疗可作为骶骨肿瘤的治愈手段、姑息性或辅助治疗，这已被证实可减轻转移瘤的骨痛[2-4]，并降低了脊索瘤次全切除术后的局部复发率[4-10]。

历史上，对骶骨的放射治疗一直受到治疗方案相对不准确的限制。在多次分割中使用相对低剂量的照射，通常远低于已知的治愈剂量。此外，无法将患者置于固定的立体定向装置中，担心周围组织受到高剂量照射限制了放射外科的使用。最新技术进展，如伽马刀、质子束治疗（PBRT）和调强放射治疗提供了更高的剂量和更陡的剂量梯度，使肿瘤损伤最大化并降低了患者的致残率。

放射治疗巨细胞肿瘤

良性巨细胞瘤是最常见的骶骨肿瘤，约占所有骶骨肿瘤的 70%[11]。虽然这些肿瘤是良性的，但会长得非常大并导致疼痛和神经损伤。巨细胞瘤的治疗包括切除、刮除和用苯酚局部化学消融。在手术切除之前也可以使用动脉栓塞来减少对这种富血管肿瘤的血供。在几个小病例组中报道了平均剂量为 34~56 Gy 的辅助放射治疗[12]（表 14.1）。

并发症

巨细胞瘤的放射治疗存在争议，因为据报道放射治疗后恶变的风险为 11%[12]。Ruggieri 等人[12]在一项回顾性研究中报道了通过病灶内切除和放射治疗的骶骨巨细胞瘤患者，虽然局部复发时间没有差异，但出现放射治疗并发症的风险显著增加。因此,有必要讨论放射治疗后骶骨巨细胞瘤的肉瘤转化的高风险。

表 14.1　巨细胞瘤的放射治疗

手术切除后辅助放疗

研究	年份	样本数量	结果评测	结果
Ruggieri	2010	21	生存到局部复发	60 和 120 个月时为 90%
Leggon	2004	10	生存到局部复发	36 个月时为 80%,仅手术无差异；肉瘤率为 11%
Turcotte	1993	26	生存到局部复发	84 个月时为 67%

本表为手术切除骶骨巨细胞瘤后选择辅助放疗的主要研究结果分析。

脊索瘤的放射治疗

脊索瘤是骶骨最常见的原发恶性肿瘤，由脊索残余的异常生长引起，通常来自 S4~S5 水平的中线位置[13]。典型的脊索瘤缓慢生长，并且在发现时大多数患者的肿瘤很大,且显著向外延伸到附近的骨盆结构中。患者通常表现出疼痛、肠和膀胱功能障碍以及性功能障碍。如果患者因硬膜外压迫出现神经损害,则有必要手术[14]。据报道,放射治疗作为辅助手段,包括 EBRT、SRS 治疗、PBRT 和碳离子放射治疗,取得了不同程度的效果。然而这些研究明显受到患者样本量小的限制(表 14.2)

通常建议在病灶内切除术后选择 EBRT 作为辅助治疗。然而新的研究证明扩大病灶切除术后辅助放射治疗会有持续的症状改善和总体生存率改善,局部复发率降低[8]。质子束放射治疗也被用于治疗脊索瘤患者,相对于复发性肿瘤在原发性肿瘤中获益最大[7]。在这些研究中,40~60 Gy 或 70 CGE 的剂量能有效减少复发[1,3,5–10,15–19](表14.2)。

据报道,尽管骶骨脊索瘤患者的数量很少(n=3),SRS 治疗依然是手术后的辅助治疗手段[20]。作者报道了放射外科治疗后患者疼痛评分的改善且无新发的神经功能障碍。已开展单独使用碳离子放射治疗治疗骶骨脊索瘤,与手术相比,单独使用碳离子放射治

表 14.2　骶骨脊索瘤放射治疗

研究	年	样本数量	剂量	测量数据	结果
放射治疗作为辅助治疗					
Sundaresan	1979	36	60~70 Gy(治疗) 40~50 Gy(姑息)	10 年 OS%	40%
Amendola	1986	3	50~60 Gy	症状控制	持续症状改善 1 至 6 年
Samson	1993	53	NA	10 年 OS%	NA
Catton	1996	23	40~50 Gy	症状 OS	61%症状改善,OS 平均 62 个月
Cheng	1999	23	54 Gy	10 年 OS%	49%
York	1999	13	42 Gy	无病间期(DFI)	2.12 年与 DFI8 个月
Fuchs	2005	52		10 年 OS%	52%
Moojen	2011	15	>50 Gy	10 年 OS%	42%
立体定向放射外科					
Henderson	2009	3	40 Gy	局部控制率,OS	骶骨患者样本量过小
质子束放射治疗					
Park	2006	27	71 CGE(1 次) 77 CGE(复发)	原发性与复发性肿瘤的局部控制	86% 例原发性 14.3% 例复发性肿瘤的局部控制
Rutz	2007	26	72 CGE	3 年 PFS, OS	PFS 77%, OS 84%
碳离子放射治疗					
SchultzErt-ner	2004	8	50.4 Gy 光子与 18CGE	局部复发	骶骨脊索瘤 3 年局部控制 88%
Imai	2004	30	70.4 CGE	5 年局部控制率	5 年局部控制 96%
Nishida	2011	7	70.4 CGE	局部控制率	NSS 降低局部控制率

本表描述了在手术切除后辅助放疗、立体定向放射外科治疗、碳离子放射外科治疗和质子束放射治疗的主要研究结果。OS,总生存率;PFS,无进展生存率;CGE,钴灰色当量;NSS,无统计学意义。

疗患者的接受度高,尿—肛门直肠功能情况好,局部复发率低[21]。

并发症

许多在手术后接受放射治疗的患者都有持续的功能障碍,肿瘤易复发。骶骨手术很复杂,通常会导致患者的显著致残率,包括肠道和膀胱括约功能受损或缺失、性功能受损、肛周疼痛和骨盆不稳定。当给予高剂量时,辅助放疗与腰骶丛病相关[22]。此外,必须通过尽可能减少治疗区域内的马尾和脊髓的体积来避免对肠道和脊髓的损伤。

骶骨转移瘤的放射治疗

脊柱转移性病变的放射治疗在该患者群体的姑息治疗中起重要作用,其预后通常较差。放射治疗减轻 50%~80% 的患者的疼痛[23]。当原发肿瘤对放射敏感,可给予放疗,剂量报道为 18~24 Gy(表 14.2 和 14.3),SRS 治疗可考虑用于放射抵抗性病变。对于孤立性或寡转移病变、脊髓和病灶间距为 5mm、可接受的 Karnofsky 一般状况、无脊髓压迫和至少 6 个月预期寿命的患者推荐放射外科治疗[24]。在选择 EBRT 与 SRS 治疗时,先前对脊髓的照射是另一个考虑因素,因为脊髓放射敏感性限制了累积剂量。

文献回顾显示,SRS 治疗是治疗脊柱转移瘤、阻止肿瘤影像学进展和改善疼痛控制的安全有效的方法 [3,9,25,26](表 14.4)。一项针对 500 例脊柱转移瘤患者的大型研究中,其中 103 例位于骶骨,结果表明,使用颅内放射外科治疗原则上可以安全地进行脊柱放射外科治疗 [3]。在这组病例中, 受到大于 8 Gy 照射的椎管内体积小于 0.6 cm^3。Gerszten 及其同事进一步报道,在平均剂量为 20 Gy(范围为 15~25 Gy)治疗后,没有临床或影像学上的脊髓损伤。Sahgal 等人[26]进一步证明,当用于先前接受过放射治疗的患者时,放射外科治疗提高了无进展概率(PFP)。在该项研究中,作者没有报道任何放射治疗诱发脊髓损伤的新病例。

并发症

发生在 T10 与骶骨之间的转移性病变行 IMRT 后骨折的可能性高出 4.6~6.8 倍[25]。如果同时计划行外科手术,对内固定区域的放射治疗可能导致融合失败。此外,对于预期寿命十分有限的患者,每日放射治疗可能负担很重,并且患者的选择应该被纳入治疗方案中。

表 14.3　转移性肿瘤放射敏感性

放射敏感	淋巴瘤,骨髓瘤
中度放射敏感	乳腺癌、前列腺癌
放射抵抗	肾细胞癌、NSCLC、黑色素瘤

本表描述了每种肿瘤类型对辐射的敏感程度。NSCLC,非小细胞肺癌。

表 14.4 骶骨转移瘤的放疗

研究	年	样本数量	剂量	测量数据	结果
立体定向放射外科					
Gibbs	2003	3	18 Gy	SRS 相关的副作用	无
Gerszten	2007	103	19 Gy	改善长期疼痛,影像学控制	86%的疼痛改善,88%的影像学控制
Saghal	2009	25	24 Gy(3 次)	PFP	放射外科手术 96%PFP 与 85%
IMRT					
Rose	2009	18	18~24 Gy	椎体骨折	腰骶部脊柱转移瘤是 IMRT 骨折的可能性的 4.6~6.8 倍

该表回顾了几项关于骶骨转移瘤患者的 SRS 治疗和 IMRT 的研究。

结论

有关各种肿瘤类型的治疗推荐的综述,见表 14.5。

表 14.5 治疗推荐摘要

肿瘤类型	考虑因素	照射剂量(Gy)
转移瘤	原发癌的放射敏感性,患者的预期寿命和生活质量	18~24
良性肿瘤(例如骨样骨瘤、成骨细胞瘤、动脉瘤样骨囊肿、巨细胞瘤)	辐射诱发恶性肿瘤的风险	30~50
原发性恶性肿瘤(例如脊索瘤)	可能的根治性切除手术,保护现有的肠/膀胱功能和神经系统状态	40~60

关键点

- 放射治疗应根据患者需求和肿瘤类型实施。
- 先前存在的神经损伤和局部复发是影响患者预后的重要因素。
- 转移性病变的放射治疗取决于病变的放射敏感性和患者预后。
- 有证据表明,全切和次全切除后立即行辅助放射治疗会降低骶骨脊索瘤的局部复发率。
- 良性骶骨肿瘤的放射治疗因恶性转化的风险而复杂化。

参考文献

1. Catton C, O'Sullivan B, Bell R, et al. Chordoma: long-term follow-up after radical photon irradiation. *Radiother Oncol.* 1996;41(1):67–72.

2. Chawla S, Abu-Aita R, Philip A, Lundquist T, Okunieff P, Milano MT. Stereotactic radiosurgery for spinal metastases: case report and review of treatment options. *Bone.* 2009;45(4):817–821.

3. Gerszten PC, Burton SA, Ozhasoglu C, Welch WC. Radiosurgery for spinal metastases: clinical experience in 500 cases from a single institution. *Spine.* 2007;32(2):193–199.

4. Sciubba DM, Chi JH, Rhines LD, Gokaslan ZL. Chordoma of the spinal column. *Neurosurg Clin N Am.* 2008;19(1):5–15.

5. York JE, Kaczaraj A, Abi-Said D, et al. Sacral chordoma: 40-year experience at a major cancer center. *Neurosurgery.* 1999;44(1):74–9; discussion 79.

6. Samson IR, Springfield DS, Suit HD, Mankin HJ. Operative treatment of sacrococcygeal chordoma. A review of twenty-one cases. *J Bone Joint Surg Am.* 1993;75(10):1476–1484.

7. Park L, Delaney TF, Liebsch NJ, et al. Sacral chordomas: impact of high-dose proton/photon-beam radiation therapy combined with or without surgery for primary versus recurrent tumor. *Int J Radiat Oncol Biol Phys.* 2006;65(5):1514–1521.

8. Moojen WA, Vleggeert-Lankamp CL, Krol AD, Dijkstra SP. Long-term results: adjuvant radiotherapy in en bloc resection of sacrococcygeal chordoma is advisable. *Spine.* 2011;36(10):E656–E661.

9. Gibbs IC, Chang SD. Radiosurgery and radiotherapy for sacral tumors. *Neurosurg Focus.* 2003;15(2):E8.

10. Amendola BE, Amendola MA, Oliver E, McClatchey KD. Chordoma: role of radiation therapy. *Radiology.* 1986;158(3):839–843.

11. Kollender Y, Meller I, Bickels J, et al. Role of adjuvant cryosurgery in intralesional treatment of sacral tumors. *Cancer.* 2003;97(11):2830–2838.

12. Leggon RE, Zlotecki R, Reith J, Scarborough MT. Giant cell tumor of the pelvis and sacrum: 17 cases and analysis of the literature. *Clin Orthop Relat Res.* 2004;(423):196–207.

13. Muro K, Das S, Raizer JJ. Chordomas of the craniospinal axis: multimodality surgical, radiation and medical management strategies. *Expert Rev Neurother.* 2007;7(10):1295–1312.

14. Fourney DR, Gokaslan ZL. Current management of sacral chordoma. *Neurosurg Focus.* 2003;15(2):E9.

15. Sundaresan N, Galicich JH, Chu FC, Huvos AG. Spinal chordomas. *J Neurosurg.* 1979;50(3):312–319.

16. Rutz HP, Weber DC, Sugahara S, et al. Extracranial chordoma: Outcome in patients treated with function-preserving surgery followed by spot-scanning proton beam irradiation. *Int J Radiat Oncol Biol Phys.* 2007;67(2):512–520.

17. Schulz-Ertner D, Nikoghosyan A, Thilmann C, et al. Results of carbon ion radiotherapy in 152 patients. *Int J Radiat Oncol Biol Phys.* 2004;58(2):631–640.

18. Fuchs B, Dickey ID, Yaszemski MJ, Inwards CY, Sim FH. Operative management of sacral chordoma. *J Bone Joint Surg Am.* 2005;87(10):2211–2216.

19. Imai R, Kamada T, Tsuji H, et al.; Working Group for Bone, Soft Tissue Sarcomas. Carbon ion radiotherapy for unresectable sacral chordomas. *Clin Cancer Res.*

2004;10(17):5741–5746.

20. Henderson FC, McCool K, Seigle J, Jean W, Harter W, Gagnon GJ. Treatment of chordomas with CyberKnife: Georgetown university experience and treatment recommendations. *Neurosurgery*. 2009;64(2 suppl):A44–A53.

21. Nishida Y, Kamada T, Imai R, et al. Clinical outcome of sacral chordoma with carbon ion radiotherapy compared with surgery. *Int J Radiat Oncol Biol Phys*. 2011;79(1):110–116.

22. Ashenhurst EM, Quartey GR, Starreveld A. Lumbo-sacral radiculopathy induced by radiation. *Can J Neurol Sci*. 1977;4(4):259–263.

23. Helissey C, Levy A, Jacob J, et al. External beam radiotherapy in the management of spinal metastases: review of current strategies and perspectives for highly conformal irradiation modalities. *Discov Med*. 2011;11(61):505–511.

24. Swift PS. Radiation for spinal metastatic tumors. *Orthop Clin North Am*. 2009;40(1): 133–44, vii.

25. Rose PS, Laufer I, Boland PJ, et al. Risk of fracture after single fraction image-guided intensity-modulated radiation therapy to spinal metastases. *J Clin Oncol*. 2009;27(30):5075–5079.

26. Sahgal A, Ames C, Chou D, et al. Stereotactic body radiotherapy is effective salvage therapy for patients with prior radiation of spinal metastases. *Int J Radiat Oncol Biol Phys*. 2009;74(3):723–731.

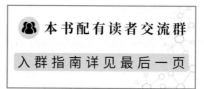

本书配有读者交流群

入群指南详见最后一页

第 **15** 章
血管病变的放射外科治疗

Chun Po Yen, David Schlesinger, Jason Sheehan

脊髓动静脉畸形

脊髓血管畸形是罕见且研究不充分的病理实体的代表,其特征在于变化繁多。对这种疾病的不充分研究与其诊断和治疗的罕见性和复杂性有关。

临床表现

脊髓动静脉畸形(AVM)很少见,约占 4%的原发性脊髓占位病变。根据血管异常关联的位置将脊髓 AVM 分为 4 个病理组。Ⅰ型是硬脊膜动静脉瘘,Ⅳ型是髓周动静脉瘘。Ⅰ型是成年人中最常见的类型。这些类型可以通过血管内和(或)显微外科手术切除治疗。Ⅱ型和Ⅲ型 AVM 位于脊髓实质内。Ⅱ型有时被称为血管球病变。它由紧密的髓内畸形团组成。Ⅲ型或幼稚型 AVM 的特征在于大的弥漫性髓内畸形团。常伴有显著的髓外、有时是髓周病灶。

脊髓 AVM 在数月至数年内会引起进行性神经功能障碍。常见症状包括背痛、短暂性神经功能障碍、进行性感觉丧失和下肢无力。脊髓病的突然发作可继发于髓内或蛛网膜下隙出血和静脉充血,很少因为盗血引起。

评估

对于准确识别 AVM 畸形团,各种影像检查彼此互补。

(1)选择性脊髓血管造影很困难,并且具有较高的并发症发生率。三维旋转脊髓血管造影[1]可以与标准的薄层 CT 扫描融合。

(2)CT:薄层扫描(层厚 1.25~2.5 mm)对比增强轴位和矢状位 CT 扫描可用于对脊柱的相关区域进行成像。

(3)MRI 检测病变十分安全,且灵敏度高。

（4）脊髓造影可以显示匍匐行硬膜下充盈缺损。需要俯卧和仰卧，以避免漏掉背侧的 AVM。

治疗

（1）显微外科手术切除术。

（2）血管内治疗技术（例如栓塞）。

（3）放射外科治疗。

由于其位置原因，髓内 AVM 是高风险病变。如果可行，可以使用血管内栓塞和（或）显微外科切除术。然而许多 II 型和 III 型脊髓的 AVM 不适合手术切除。由于侧支循环血液供应较少，胸椎水平病变治疗风险可能会更高。

放射外科治疗可以对脊柱病变进行准确和高度适形性照射，这与颅内病变的放射外科治疗的经验一致。放射外科治疗针对脊髓 AVM 的经验十分有限。建议借鉴和应用脑 AVM 的放射外科治疗经验。AVM 畸形团应通过血管造影显示，结合或不结合其他诊断检查的融合图像。准确的靶区定义以及相邻部位脊髓结构的勾画是很重要的。

目前，脊髓 AVM 尚未确定最佳放射外科靶区的体积和剂量。考虑到脊髓对这种高剂量照射的耐受性，在可行的情况下基于脑 AVM 的治疗经验使用单次高照射剂量。斯坦福治疗组在使用 2~5 次分次或分期的放射外科治疗，平均边缘剂量为 20.5Gy[2]。结果是令人鼓舞的。在中位随访 27 个月后，MRI 扫描，7 名患者中有 6 名患者 AVM 的体积减小，其中 4 例患者术后血管造影显示残留的畸形团体积减小，1 名患者在放射外科治疗 26 个月后血管造影显示血管畸形完全闭塞。

根据需要提供支持治疗。地塞米松通常用于预防邻近脊髓水肿的恶化，初始剂量通常为每天给予 8~12 mg，然后缓慢递减。有时可以考虑使用止吐药，特别是在治疗上颈椎或髓内病变时，因为可能会照射到脊髓的后区。

海绵状血管瘤

脊髓海绵状血管瘤通常是一个局限的海绵状的、扩张的、有血液填充的多个空腔结构。这些腔由内皮衬里，不含平滑肌。脊髓海绵状血管瘤很少见，通常无症状，但在后期可能会出现症状。大多数脊髓海绵状血管瘤位于髓内。海绵状血管瘤也可累及椎体。

手术是首选治疗方式。除非患者有妨碍手术干预的显著并发症，否则通常不考虑放射外科治疗。髓内海绵状血管瘤的放射外科治疗经验有限，可以慎重借鉴放射外科治疗颅内病变的经验[3]。放射外科治疗可能是缓解神经症状或疼痛的良好治疗方法。胸段硬膜外海绵状血管瘤的放射外科治疗经验已有报道[4]。在 1 年和 3 年的 MRI 随访中发现，分次放射外科手术方案 32 Gy/4 次获得良好的症状控制和影像学上的病变减小。分次放射治疗的经验表明，30~42 Gy，单次 1.6~2.5 Gy 照射剂量可用于不同部位的病变，包括 3 例椎体血管瘤[5]。根据我们的经验，对椎体单次剂量 16 Gy 的照射耐受性良好，且能够控制症状。

参考文献

1. Prestigiacomo CJ, Niimi Y, Setton A, Berenstein A. Three-dimensional rotational spinal angiography in the evaluation and treatment of vascular malformations. *AJNR Am J Neuroradiol*. 2003;24(7):1429–1435.

2. Sinclair J, Chang SD, Gibbs IC, Adler JR Jr. Multisession CyberKnife radiosurgery for intramedullary spinal cord arteriovenous malformations. *Neurosurgery*. 2006;58(6):1081–1089; discussion 1081.

3. Monaco EA, Khan AA, Niranjan A, et al. Stereotactic radiosurgery for the treatment of symptomatic brainstem cavernous malformations. *Neurosurg Focus*. 2010;29(3):E11.

4. Sohn MJ, Lee DJ, Jeon SR, Khang SK. Spinal radiosurgical treatment for thoracic epidural cavernous hemangioma presenting as radiculomyelopathy: technical case report. *Neurosurgery*. 2009;64(6):E1202–E1203; discussion E1203.

5. Schild SE, Buskirk SJ, Frick LM, Cupps RE. Radiotherapy for large symptomatic hemangiomas. *Int J Radiat Oncol Biol Phys*. 1991;21(3):729–735.

6. Moulding HD, Elder JB, Lis E, et al. Local disease control after decompressive surgery and adjuvant high-dose single-fraction radiosurgery for spine metastases. *J Neurosurg Spine*. 2010;13(1):87–93.

7. Sheehan JP, Shaffrey CI, Schlesinger D, Williams BJ, Arlet V, Larner J. Radiosurgery in the treatment of spinal metastases: tumor control, survival, and quality of life after helical tomotherapy. *Neurosurgery*. 2009;65(6):1052–61; discussion 1061.

8. Cox BW, Jackson A, Hunt M, Bilsky M, Yamada Y. Esophageal toxicity from high-dose, single-fraction paraspinal stereotactic radiosurgery. *Int J Radiat Oncol Biol Phys*, 2012, Epub ahead of print.

9. Rose PS, Laufer I, Boland PJ, et al. Risk of fracture after single fraction image-guided intensity-modulated radiation therapy to spinal metastases. *J Clin Oncol*. 2009;27(30):5075–5079.

10. Damast S, Wright J, Bilsky M, et al. Impact of dose on local failure rates after image-guided reirradiation of recurrent paraspinal metastases. *Int J Radiat Oncol Biol Phys*. 2011;81(3):819–826.

11. Benzil DL, Saboori M, Mogilner AY, Rocchio R, Moorthy CR. Safety and efficacy of stereotactic radiosurgery for tumors of the spine. *J Neurosurg*. 2004;101 (suppl 3):413–418.

12. Ryu S and Gerszten PC. Treatment failure and complications. In: Gerszten PC, Ryu S, (eds. *Spine Radiosurgery*. New York: Thieme, 2009:104–111.

13. Sahgal A, Bilsky M, Chang EL, et al. Stereotactic body radiotherapy for spinal metastases: current status, with a focus on its application in the postoperative patient. *J Neurosurg Spine*. 2011;14(2):151–166.

14. Emami B, Lyman J, Brown A, et al. Tolerance of normal tissue to therapeutic irradiation. *Int J Radiat Oncol Biol Phys*. 1991;21(1):109–122.

15. Daly ME, Choi CY, Gibbs IC, et al. Tolerance of the spinal cord to stereotactic radiosurgery: insights from hemangioblastomas. *Int J Radiat Oncol Biol Phys*. 2011;80(1):213–220.

16. Gibbs IC, Patil C, Gerszten PC, Adler JR Jr, Burton SA. Delayed radiation-induced myelopathy after spinal radiosurgery. *Neurosurgery*. 2009;64(2 suppl):A67–A72.

17. Sahgal A, Ma L, Gibbs I, et al. Spinal cord tolerance for stereotactic body radiotherapy. *Int J Radiat Oncol Biol Phys*. 2010;77(2):548–553.

18. Sahgal A, Ma L, Weinberg V, et al. Reirradiation human spinal cord tolerance for stereotactic body radiotherapy. *Int J Radiat Oncol Biol Phys*. 2012;82(1):107–116.

19. Gerszten PC, Quader M, Novotny JJ, Flickinger JC. Prospective evaluation of spinal cord and cauda equina dose constraints using cone beam computed tomography (CBCT) image guidance for spine radiosurgery. *J Radiosurg SBRT*, 2011; 1,197–202.

20. Kirkpatrick JP, van der Kogel AJ, Schultheiss TE. Radiation dose-volume effects in the spinal cord. *Int J Radiat Oncol Biol Phys*. 2010;76(3 suppl):S42–S49.

21. Gerszten PC, Burton SA, Belani CP, et al. Radiosurgery for the treatment of spinal lung metastases. *Cancer*. 2006;107(11):2653–2661.

22. Garg AK, Wang XS, Shiu AS, et al. Prospective evaluation of spinal reirradiation by using stereotactic body radiation therapy: The University of Texas MD Anderson Cancer Center experience. *Cancer*. 2011;117(15):3509–3516.

23. Gerszten PC, Mendel E, Yamada Y. Radiotherapy and radiosurgery for metastatic spine disease: what are the options, indications, and outcomes? *Spine*. 2009;34(22 suppl):S78–S92.

24. Gerszten PC, Burton SA, Welch WC, et al. Single-fraction radiosurgery for the treatment of spinal breast metastases. *Cancer*. 2005;104(10):2244–2254.

25. Gerszten PC, Burton SA, Ozhasoglu C, et al. Stereotactic radiosurgery for spinal metastases from renal cell carcinoma. *J Neurosurg Spine*. 2005;3(4):288–295.

26. Ryu S, Fang Yin F, Rock J, et al. Image-guided and intensity-modulated radiosurgery for patients with spinal metastasis. *Cancer*. 2003;97(8):2013–2018.

27. Bilsky MH, Yamada Y, Yenice KM, et al. Intensity-modulated stereotactic radiotherapy of paraspinal tumors: a preliminary report. *Neurosurgery*. 2004;54(4):823–30; discussion 830.

28. Yamada Y, Lovelock DM, Yenice KM, et al. Multifractionated image-guided and stereotactic intensity-modulated radiotherapy of paraspinal tumors: a preliminary report. *Int J Radiat Oncol Biol Phys*. 2005;62(1):53–61.

29. Degen JW, Gagnon GJ, Voyadzis JM, et al. CyberKnife stereotactic radiosurgical treatment of spinal tumors for pain control and quality of life. *J Neurosurg Spine*. 2005;2(5):540–549.

30. Chang EL, Shiu AS, Lii MF, et al. Phase I clinical evaluation of near-simultaneous computed tomographic image-guided stereotactic body radiotherapy for spinal metastases. *Int J Radiat Oncol Biol Phys*. 2004;59(5):1288–1294.

31. Wang XS, Rhines LD, Shiu AS, Yang JN, Selek U, Gning I, Liu P, Allen PK, Azeem SS, Brown PD, Sharp HJ, Weksberg DC, Cleeland CS, Chang EL. Stereotactic body radiation therapy for management of spinal metastases in patients without spinal cord compression: a phase 1–2 trial. *Lancet Oncol*, 2012, Epub ahead of print.

32. Gerszten PC, Burton SA, Ozhasoglu C, McCue KJ, Quinn AE. Radiosurgery for benign intradural spinal tumors. *Neurosurgery*. 2008;62(4):887–95; discussion 895.

33. Gerszten PC, Quader M, Novotny J Jr, Flickinger JC. Radiosurgery for benign tumors of the spine: clinical experience and current trends. *Technol Cancer Res Treat.* 2012;11(2):133–139.

34. Dodd RL, Ryu MR, Kamnerdsupaphon P, Gibbs IC, Chang SD Jr, Adler JR Jr. CyberKnife radiosurgery for benign intradural extramedullary spinal tumors. *Neurosurgery.* 2006;58(4):674–85; discussion 674.

35. Sachdev S, Dodd RL, Chang SD, et al. Stereotactic radiosurgery yields long-term control for benign intradural, extramedullary spinal tumors. *Neurosurgery.* 2011;69(3):533–9; discussion 539.

36. Wu AJ, Bilsky MH, Edgar MA, Yamada Y. Near-complete pathological response of chordoma to high-dose single-fraction radiotherapy: case report. *Neurosurgery.* 2009;64(2):E389–90; discussion E390.

37. Henderson FC, McCool K, Seigle J, Jean W, Harter W, Gagnon GJ. Treatment of chordomas with CyberKnife: Georgetown University experience and treatment recommendations. *Neurosurgery.* 2009;64(2 suppl):A44–A53.

38. Levine AM, Coleman C, Horasek S. Stereotactic radiosurgery for the treatment of primary sarcomas and sarcoma metastases of the spine. *Neurosurgery.* 2009;64(2 suppl):A54–A59.

39. Sinclair J, Chang SD, Gibbs IC, Adler JR Jr. Multisession CyberKnife radiosurgery for intramedullary spinal cord arteriovenous malformations. *Neurosurgery.* 2006;58(6):1081–9;discussion 1081.

40. Chang SD, Hancock SL, Gibbs IC, Adler JRJ. Spinal cord arteriovenous malformation radiosurgery. In: Gerszten PC, Ryu S, eds. *Spine Radiosurgery.* New York: Thieme, 2009: 123–127.

41. Shin DA, Huh R, Chung SS, Rock J, Ryu S. Stereotactic spine radiosurgery for intradural and intramedullary metastasis. *Neurosurg Focus.* 2009;27(6):E10.

42. Moss JM, Choi CY, Adler JR Jr, Soltys SG, Gibbs IC, Chang SD. Stereotactic radiosurgical treatment of cranial and spinal hemangioblastomas. *Neurosurgery.* 2009;65(1):79–85; discussion 85.

本书配有读者交流群

入 群 指 南 详 见 最 后 一 页

第 16 章
脊柱病变放射外科治疗的并发症及剂量选择

Edward A. Monaco III, Peter C. Gerszten

脊柱病变的立体定向放射外科(SRS)治疗是由 Lars Leksell 首先设计成功的颅内放射外科治疗演变而来的[1]。其原理是相同的:向靶区施加快速跌落的适形高剂量照射,限制对邻近结构的毒性。基于直线加速器(LINAC)SRS 治疗脊柱病变的临床应用由 Hamilton 等人首次发表[2]。从那以后,人们对脊柱病变 SRS 治疗的关注日益增加。尽管脊柱病变 SRS 治疗具有优于常规放射治疗的若干优点[例如单次疗程(大分割法)、重复性、治疗失败后可以再次使用,可用于常规放射治疗失败后、对周围结构造成的有限毒性],但并非没有潜在的并发症。脊柱病变 SRS 治疗的并发症与剂量、适形度和组织放射的耐受性有关。由于传统放射治疗和 SRS 治疗存在根本差异,因此常规耐受剂量不适用于 SRS 治疗。必须在给予病变控制剂量和对邻近组织,特别是在脊髓和马尾的放射损伤之间取得平衡。在这里,我们讨论了目前对脊柱病变 SRS 治疗并发症的了解和治疗各种病变选择适当的剂量。

并发症

SRS 治疗计划

设计一个适形 SRS 治疗以达到控制肿瘤且限制放射损伤是治疗方案的前提。第一项任务是勾画放射外科治疗的靶区。勾画出肿瘤总体积(GTV)或基于影像所有可见的肿瘤体积的轮廓。对于恶性肿瘤,外扩 1~2 mm 为临床靶区体积(CTV),包括可能包含微观疾病的区域。计划靶区体积(PTV),或者给予剂量的体积,往往就是 CTV。对于良性肿瘤不需外扩,PTV 就是 GTV。在确认靶区之后,勾画正常结构。受放射损伤风险最大的结构是脊髓和马尾,脊髓和马尾的体积要勾画(为此要勾画整个椎管)。一些研究组对脊髓和马尾的体积定义为靶区上方和下方 6 mm 的脊髓[3]。根据靶区所处的脊柱水平,定义其他"有风险"的结构,包括咽、食道、肠、肾和肺。可以通过逆向运算最小化这些结构的剂量。

非神经毒性

非神经毒性可能累及任何临近器官。在颈胸段,少数情况下可以出现食管损伤,从急性短暂性食管炎到气管食管瘘。食管损伤率各不相同。在最大的回顾性脊柱病变 SRS 治疗病例组中,包括 285 例颈胸水平治疗,未报道食管毒性[4]。Yamada 等[5]报道了 93 例患者中有 2 例轻度食管炎和 1 例迟发的气管食管瘘。Moulding 等[6]报道在 19 例颈椎或胸椎术后接受 SRS 治疗的患者中,3 例出现轻度食管炎,1 例出现气管食管瘘。Sheehan 等[7]在 91 例颈椎和胸椎 SRS 治疗转移性肿瘤后未观察到食管毒性。只有 1 个报道特别调查了 SRS 治疗后脊髓的损伤。Cox 等[8]回顾性分析了 C5~T10 的 SRS 治疗后 182 例食管损伤患者。毒性的总体发生率为 27%,其中 75% 的毒性为低分级。高级别毒性发生率为 6.8%,包括食管炎、食道溃疡、狭窄和气管食管瘘。在此基础上 Cox 等建议单次照射的食道剂量限制在 2.5 cm³ 内 14 Gy 和点剂量小于 22 Gy。

很少发生皮肤毒性,通常发生在 SRS 治疗涉及脊柱后部结构。但通常是轻度的、自限性的。Mouleing 等[6]报道了 21 例患者的轻度皮肤反应,而 Yamada 等[5]注意到在 93 例患者中有 3 例。

一些作者注意到脊柱病变 SRS 治疗后存在与放射相关的骨折或进行性脊柱后凸畸形。在 1 组病例中,93 例患者中有 2 例出现椎体骨折而没有肿瘤进展的证据[5]。Rose 等[9]评估了 62 例单次 SRS 治疗转移性肿瘤的患者,近 40% 发生骨折。当肿瘤涉及大部分椎体,及发生在 T10 以下时,骨折在溶骨性疾病中更为常见。Damast 等[10]报道了 1 组接受常规放射治疗的患者,94 例患者中的 9 例出现椎体骨折(9.6%)[10]。最后,SRS 治疗脊柱转移的 1 年幸存者中有 73% 发生了进展性节段性脊柱后凸,这与症状改善减少有关[7]。

其他罕见并发症包括咽炎、喉炎、胃肠道溃疡和组织纤维化[11,12]。表 16.1 列出报道的非神经系统并发症。在非常短的临床随访和有限的预期寿命以及与化疗和手术等其他治疗相关的混杂毒性的情况下,可能会低估并发症。这些报告强调了在逆向剂量计划之前通过勾画轮廓来限制对邻近器官的照射剂量。尽管单次或大分割治疗方案的剂量限制尚不明确,但建议将胃肠道剂量限制在 8 Gy 或 10 Gy 以下以避免造成毒性[12]。肾毒性并不常见。但应特别注意限制患有肾功能不全、肾移植或单侧肾切除的患者的剂量。为了防止可能造成的损伤，Gerszten 等人将每个肾脏的剂量限制在 2 Gy 或更低。行脊柱病变 SRS 治疗的患者通常近期接受过开放式脊柱手术切除肿瘤和脊柱固定。尽管报道有限，但在脊柱病变 SRS 辅助治疗后，感染、伤口并发症或脑脊液漏的风险并未增加[6,13]。Sahgal 等[13]通常等到手术后 4 周才开始 SRS 治疗。

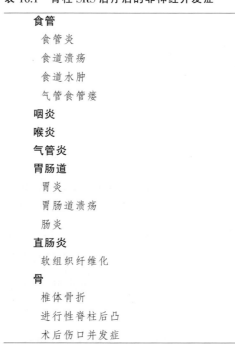

表 16.1　脊柱 SRS 治疗后的非神经并发症

食管
　食管炎
　食道溃疡
　食道水肿
　气管食管瘘
咽炎
喉炎
气管炎
胃肠道
　胃炎
　胃肠道溃疡
　肠炎
直肠炎
　软组织纤维化
骨
　椎体骨折
　进行性脊柱后凸
　术后伤口并发症

神经毒性

　　脊髓病变 SRS 治疗后最可怕的并发症之一是放射性脊髓炎，其发生较晚且不可逆，通常在治疗后 6 个月或更长的时间内发生。急性的毒性大多是可逆的并且糖皮质激素治疗有效。放射性脊髓损伤的症状包括进行性和永久性运动感觉障碍和伴有脊髓病及疼痛。磁共振图像显示，放射性脊髓炎在 T2 加权上表现为高信号的异常区域，伴有相应的对比增强（图 16.1）。确切的机制尚不清楚，但可能涉及血管损伤、炎症和脱髓鞘综合因素。脊髓对单次高剂量或大分割治疗的放射耐受性尚不清楚。对于传统的分次放射治疗，预测 5 cm 长的脊髓全层接受 50 Gy 或更小剂量可将 5 年的放射性脊髓炎风险限制在 5% 以下[14]。但这个预测不能用于 SRS 治疗。对于单次和大分割方法，脊髓可能存在局部耐受效应，如果仅应用于非常小的体积，则可以耐受更高的剂量[3,15]。早期脊柱病变 SRS 治疗实践参考颅内 SRS（小于 8~10Gy）治疗视路结构的辐射耐受

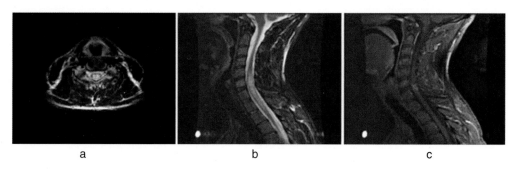

图 16.1　放射性脊髓炎患者的磁共振影像,呈现 Brown-Séquard 综合征和背痛。(**a,b**)轴位和矢状位 T2 加权图像显示脊髓内的高信号区域。(**c**)使用钆剂后的矢状位 T1 加权图像显示下颈髓中的对比增强区域。

性。在此基础上,对于脊髓耐受性的最佳信息来自临床实践。

　　Ryu 等人评估了 177 例先前未接受过放射治疗的转移性脊柱病变患者的 230 个病变进行单剂量放射外科治疗后脊髓的部分体积耐受性[3]。1 名患者出现放射性脊髓炎,Ryu 等人从剂量/体积直方图分析中得出结论,人体脊髓的局部体积耐受性至少为10 Gy,放射外科靶区上下 6 mm10%的体积。Gibbs 等回顾性分析了 1 075 例患有各种脊柱病变患者的 SRS 治疗状况, 以确定放射性脊髓炎的发生率的相关剂量学因素[16]。在先前未接受过放射治疗的患者中使用了大分割和单次治疗。1 075 例患者中有 6 例出现放射性脊髓炎(0.6%),症状发生在 SRS 治疗后约 6 个月。该组研究得出结论,当超过约 1cm³ 的脊髓受到 8Gy 或更高剂量照射时,应谨慎使用放射外科治疗。

　　Sahgal 等[17]比较了 5 例患有放射性脊髓炎的患者和 19 例未发生放射性脊髓炎的患者,之前均未接受过放射治疗。所有患者均采用大分割和单次剂量 SRS 治疗。由于有剂量差异,因此用生物有效剂量(BED)比较治疗方案。放射诱导的脊髓损伤与 10.6、13.1 和 14.8 Gy 的脊髓单次点剂量有关。2 次分割的最大点剂量 25.6 Gy、三次分割的最大点剂量 30.9 Gy 也会引起脊髓放射性损伤。因此,可以得出结论,SRS 治疗的点剂量应该限制为单剂量治疗的最大点剂量 10 Gy。对于分次治疗为 2 Gy 等效标准化 BED 为30~35 Gy 至硬膜囊可最大限度地降低脊髓损伤的风险。尽管已经假设由于分段血管供应,胸髓可能对辐射更敏感,但是似乎没有证据表明某段脊髓具有更高的风险。

　　许多行脊柱 SRS 治疗的患者以前都接受过常规放射治疗。Sahgal 等[18]寻求用最佳参数的 SRS 治疗再次照射以防止放射性脊髓炎。将 5 名放射性脊髓炎患者与 14 名无放射性脊髓炎的患者进行比较,所有患者均接受过常规分次放射治疗。用于常规放射治疗的 2 Gy 等效标准化 BED 在 30~50 Gy 之间。比较队列后,Sahgal 等得出结论,最大点标准 2 Gy 等效 BED 至硬膜囊不应超过 70Gy（常规放射治疗和 SRS 治疗的总和）。

对于后续 SRS 治疗,最大 2 Gy 等效标准化 BED 的点剂量不应超过 25 Gy。SRS 治疗与总剂量的 BED 比率不应超过 0.5。最后,当常规放射治疗和 SRS 治疗间隔 5 个月或更长时间时,没有发生放射性脊髓炎。因此,SRS 再照射的间隔应至少为 5 个月。表 16.2 总结了基于当前临床经验的剂量限值。

表 16.2　脊髓限制剂量推荐

	耐受剂量
Ryu 等[3]	10%脊髓 10 Gy,等效单次照射
Gibbs 等[16]	8 Gy(或等效剂量)1 cm³
Sahgal 等[17]	10 Gy 最大点剂量,单次照射
	30~35 Gy,2 Gy 标准化 BED,大分割照射
Sahgal 等[18]	70 Gy 最大点剂量,2 Gy 标准化 BED 总和
	25 Gy 最大点剂量,2 Gy 的标准化 BED(SRS)
Gerszten 等[19]	10 Gy
Kirkpatrick 等[20]	13 Gy 单次最大剂量,20 Gy 分 3 次照射

由于马尾神经和神经根被认为是周围神经系统的一部分,因此具有比脊髓更高的放射耐受性。没有明确的马尾神经剂量限值指南。在 Gerszten 等[21]的大样本中,对于单次治疗,马尾的最大剂量为 14 Gy(平均和中位剂量为 10 Gy)。没有放射毒性病例报道。在随后对脊髓和马尾神经剂量的前瞻性评估中,Gerszten 等[19]观察到没有发生神经毒性,并得出结论将马尾神经安全剂量限制在 11 Gy 是安全有效的。因此,限制马尾神经的剂量是明智的,对于单次治疗 14 Gy 是合理的。在 31 名患者中,Benzil 等[11]注意到 SRS 治疗后出现 2 例短暂性神经根炎。在 59 名 SRS 再次治疗的患者中,Garg 等人[22]观察到 2 例因放射性腰丛神经病变引起的三级神经毒性。这些患者有持续性神经病变和足下垂(症状)。

总而言之,在目前发表的经验中,神经损伤在使用已报道的剂量时十分罕见。然而许多因素,包括医学并发症和既往治疗,可能会导致观察到的脊髓耐受性的持续变化。重要的是要记住,已发表的研究中包含的许多患者的预期寿命有限,并且这些患者可能没有足够长的时间来经历可能需要数月才出现的副作用。用 SRS 治疗良性脊柱肿瘤需要进一步长期观察毒性作用。

剂量的选择

对脊柱病变进行 SRS 治疗,在选择剂量时必须考虑以下几个因素,包括:适应证、肿瘤/病变组织学、治疗体积、正常组织的耐受性以及患者此前接受其他治疗的情况。结合颅内放射外科治疗经验,确定了针对不同病变的单次照射剂量。已经发表的经验十分复杂多变,且总是基于学会共识。目前,脊柱转移瘤是最常用 SRS 治疗的病变,还有良性髓外肿瘤、原发性脊柱肿瘤、动静脉畸形和髓内肿瘤集合成相关的治疗经验[23]。

脊柱转移瘤

　　SRS 治疗应用于脊柱转移瘤的治疗目标是控制肿瘤生长和缓解疼痛。目前对于脊柱转移瘤的处方剂量尚未达成一致。匹兹堡大学的研究人员采用单次治疗是基于伽马刀的经验。当 SRS 治疗应用于肺癌转移时,平均单次治疗剂量为 20 Gy(15~25 Gy),80%等剂量线,治疗了 77 名患者的 87 个肿瘤。随访 16 个月未观察到放射损伤。作为初始治疗,SRS 治疗获得了 100%的肿瘤控制率,同时 89%的患者疼痛症状有长期改善。对一组 50 名乳腺肿瘤脊柱转移的患者的 68 个病变使用了 19 Gy 的平均剂量(范围为 15~22 Gy),80%等剂量线[24]。随访 16 个月的肿瘤控制率为 100%,未发现放射损伤。在以疼痛为主要症状的患者中,报道该症状有 96%的患者有长期改善。类似的剂量还应用于对肾细胞癌脊柱转移的治疗(平均最大剂量为 20 Gy,17.5~25 Gy)[25]。也有报道,在常规放射治疗后,通过单次放射治疗的方法进行局部加量[26]。Ryu 等在治疗转移瘤时,在 10 次 25 Gy 的常规治疗后,给予 6~8 Gy 的单次放射治疗。

　　当使用分次放射治疗时,报道中剂量变化范围很大。在纪念斯隆-凯特琳癌症中心,使用最大剂量 20 Gy 并分 5 次治疗[27,28]。乔治城的研究小组报道使用平均 21 Gy 的剂量并采用 3 次分割治疗[29]。MD 安德森癌症中心团队则使用最大 27~30 Gy 的剂量进行 3~5 次的分割治疗[30,31]。无论是何种方案,分次放疗在控制肿瘤生长和缓解疼痛方面的作用已经被证实。Wang 等人[31]报道,使用 SRS 治疗脊柱转移瘤的患者中,无疼痛症状者所占比例增加了 2 倍(超过 6 个月的随访,从 26%升至 54%)。Bilsky 等人报道[27],在对接受 SRS 分次治疗多种病变的患者进行 12 个月的中位随访, 87%的患者得到肿瘤控制。综上所述,现有的大多数治疗方案在控制肿瘤和缓解疼痛方面均有显著效果。值得注意的是那些治疗失败的案例,其最大处方剂量往往低于总体报道的平均最大剂量(肾细胞癌患者:治疗失败最大剂量为 17.5 Gy,总体平均最大剂量为 20 Gy)[25]。表 16.3 是治疗脊柱转移疾病的处方剂量摘要。最后,许多接受放射外科治疗的患者此前已接受传统分割放射治疗。在一些组别中,根据治疗的间隔,还需要对剂量进行适度减少(例如间隔小于 6 个月时,剂量将减少 2 Gy)[3]。

良性脊髓髓外肿瘤

　　虽然外科手术仍然是良性髓外肿瘤的初始治疗方法,比如神经鞘瘤和脊膜瘤,但在一些报道中,SRS 治疗可以作为辅助治疗或初始治疗方法。剂量的选择同样是基于

表 16.3 转移性脊柱疾病的处方剂量选择

	组织学和剂量
Gerszten 等[21]	肺,15~25 Gy,单次照射
Gerszten 等[24]	乳腺,15~22 Gy,单次照射
Gerszten 等[25]	肾细胞,17.5~25 Gy,单次照射
Memorial Sloan-Kettering[5,27,28]	多种,18~24 Gy,单次照射
	多种,20 Gy 5 次照射
Georgetown[29]	多种,21 Gy 3 次照射
MD Anderson[30,31]	多种,27~30 Gy 3~5 次照射
Ryu 等[26]	多种,6~8 Gy,单次局部剂量

颅内放射外科治疗的经验。单次治疗和大分割治疗均有应用。Gerszten 等人[32]对 73 例分别患有神经鞘瘤、脊膜瘤和神经纤维瘤的患者进行了单次治疗。使用单次最大剂量在 15~25 Gy 之间(平均 21.6 Gy),疼痛缓解率达到 73%。随访中除 1 例患者由于持续恶化的症状而接受外科手术治疗,无 1 例患者出现影像学上肿瘤进展的迹象。在本组中的 3 例患者(占 4.2%)治疗后 5~13 个月出现了放射性脊髓炎,高于一般的脊髓转移癌患者发病率的几倍,原因尚不明确。在 Gerszte 的后续研究中[33],第二组 40 名患者的单次治疗平均处方剂量为 14 Gy(范围为 11~17 Gy)。对于肿瘤压迫扭曲脊髓的病例,使用分割 3 次 18~21 Gy 的剂量。随访发现,肿瘤控制率达到 100%,且未出现脊髓损伤。Dodd 等人[34]对 51 例良性髓外肿瘤的患者(包括 55 个病变)分 1~5 次使用 16~33 Gy,其中一半的患者在至少 2 年的随访中发现,仅有 1 例治疗失败,3 例后来接受了外科手术治疗。1 例患者(占 2%)在治疗结束 8 个月后出现了放射性脊髓炎。斯坦福报道 87 名患者 103 个良性髓外肿瘤接受了 5 次分割平均 19.4 Gy 剂量(范围为 14~30 Gy 的治疗),得到了相似的结果,仅有 1 例患者出现短暂的放射性脊髓炎。总体来说,根据有限的经验,SRS 治疗在良性髓外肿瘤的治疗中虽然存在发生率显著高的放射性损伤的风险,但仍然不失为一种有效的治疗方法。对于此类病变,要获得更加安全有效的剂量方案,尚需更多研究资料的支持。

脊髓原发肿瘤

对于脊髓原发肿瘤,我们很少将 SRS 治疗列为候选治疗方案,且鲜有关于特定治疗剂量的推荐。大多数这类肿瘤对放射治疗不敏感,理论上高剂量单次治疗(高于 15 Gy)更有效。在纪念斯隆凯-特琳癌症中心的个案报道中,1 名腰椎脊索瘤患者接受了 24 Gy 的单次治疗,肿瘤出现近乎完全的病理反应[36]。Henderson 等人[37]对 11 名脊索瘤患者给予了 5 次分割,中位剂量为 35Gy(范围在 24~40 Gy 之间)的 SRS 治疗后,5 年实际控制率为 59.1%。Levine 等人[38]对 14 名患有原发脊柱肉瘤的患者给予了 1~5 次分割剂量为 20~36 Gy(中位 30 Gy,70%~85%等剂量线)的 SRS 治疗。在这组病例中,10 名患者有完全或部分反应,且截至该结果发表时,10 名患者仍在世。总而言之,SRS 治疗对于原发脊髓肿瘤的治疗经验仍然有限。尽管如此,我们一致认为使用 SRS 治疗原发脊髓肿瘤需要更高的照射剂量才能获得足够的肿瘤控制。

脊髓动静脉畸形

使用 SRS 治疗脑动静脉畸形已经有超过 20 年的历史,SRS 治疗脊髓动静脉畸形是该技术的延伸。和原发脊髓肿瘤一样,SRS 治疗对脊髓动静脉畸形的治疗仍处于初级阶段,关于特定剂量的指南很少。治疗脊髓动静脉畸形具有挑战性是因为病变与正常组织解剖位置邻近或靶区位于脊髓内。最大的数据报道来自斯坦福团队[39,40]。Chang 等人仅推荐 Ⅱ 型、极少数的不适宜接受显微外科手术或栓塞治疗的 Ⅲ 型脊髓动静脉畸形患者使用 SRS 治疗。在他们报道的 23 名患者中,使用了 2~4 分次,平均 16~21 Gy 的边缘剂量。2 名圆锥区域血管畸形的患者采用单次治疗。接受 SRS 治疗后,没有患者发生后续出血,尽管接下来的影像学随访发现,所有脊髓动静脉畸形体积都有所减小,但只有 3 例完全闭塞,有 2 例患者出现放射性脊髓损伤。

脊髓髓内肿瘤

SRS 治疗用于髓内肿瘤治疗的经验尚为空白。在 Shin 等人的小组病例报道中[41],7 例髓内转移瘤的患者接受了 10~16 Gy 边缘剂量（中位剂量为 14 Gy）的单次治疗,90%等剂量线。6 例患者随访发现,除 1 例患者外,均有症状改善,且均未出现影像学进展。鉴于此种疾病患者平均生存时间仅为 8 个半月,没有发现放射毒性。在 1 组 16 例脊髓血管网状细胞瘤患者[42]给予 1~3 分次,中位剂量为 21 Gy(范围为 21–25 Gy)的治疗后,15 例患者病灶缩小或稳定,未见放射性脊髓炎。在已发表的文献中,尚未就治疗髓内肿瘤的剂量得出有意义的共识。

结论

SRS 治疗的应用已经由治疗颅内病变发展到成为多种脊柱病变的辅助或首选治疗方法。尽管这一治疗方法有着高适形性和剂量跌落快的优点,然而放射损伤的风险虽低却仍不容忽视。关于出现放射毒性风险、脊髓及周围组织适当的剂量限值或最佳剂量方案,尚无前瞻性随机数据。目前的数据都是经验性的,建议在脊柱应用

SRS 治疗时谨慎选择正常组织剂量限值是安全有效的。

参考文献

1. Leksell L. The stereotaxic method and radiosurgery of the brain. *Acta Chir Scand*. 1951;102(4):316–319.
2. Hamilton AJ, Lulu BA, Fosmire H, Stea B, Cassady JR. Preliminary clinical experience with linear accelerator-based spinal stereotactic radiosurgery. *Neurosurgery*. 1995;36(2):311–319.
3. Ryu S, Jin JY, Jin R, et al. Partial volume tolerance of the spinal cord and complications of single-dose radiosurgery. *Cancer*. 2007;109(3):628–636.
4. Gerszten PC, Burton SA, Ozhasoglu C, Welch WC. Radiosurgery for spinal metastases: clinical experience in 500 cases from a single institution. *Spine*. 2007;32(2):193–199.
5. Yamada Y, Bilsky MH, Lovelock DM, et al. High-dose, single-fraction image-guided intensity-modulated radiotherapy for metastatic spinal lesions. *Int J Radiat Oncol Biol Phys*. 2008;71(2):484–490.
6. Moulding HD, Elder JB, Lis E, et al. Local disease control after decompressive surgery and adjuvant high-dose single-fraction radiosurgery for spine metastases. *J Neurosurg Spine*. 2010;13(1):87–93.
7. Sheehan JP, Shaffrey CI, Schlesinger D, Williams BJ, Arlet V, Larner J. Radiosurgery in the treatment of spinal metastases: tumor control, survival, and quality of life after helical tomotherapy. *Neurosurgery*. 2009;65(6):1052–61; discussion 1061.
8. Cox BW, Jackson A, Hunt M, Bilsky M, Yamada Y. Esophageal toxicity from high-dose, single-fraction paraspinal stereotactic radiosurgery. *Int J Radiat Oncol Biol Phys*, 2012, Epub ahead of print.
9. Rose PS, Laufer I, Boland PJ, et al. Risk of fracture after single fraction image-guided intensity-modulated radiation therapy to spinal metastases. *J Clin Oncol*. 2009;27(30):5075–5079.
10. Damast S, Wright J, Bilsky M, et al. Impact of dose on local failure rates after image-guided reirradiation of recurrent paraspinal metastases. *Int J Radiat Oncol Biol Phys*. 2011;81(3):819–826.
11. Benzil DL, Saboori M, Mogilner AY, Rocchio R, Moorthy CR. Safety and efficacy of stereotactic radiosurgery for tumors of the spine. *J Neurosurg*. 2004;101 (suppl 3):413–418.
12. Ryu S and Gerszten PC. Treatment failure and complications. In: Gerszten PC, Ryu S, (eds. *Spine Radiosurgery*. New York: Thieme, 2009:104–111.
13. Sahgal A, Bilsky M, Chang EL, et al. Stereotactic body radiotherapy for spinal metastases: current status, with a focus on its application in the postoperative patient. *J Neurosurg Spine*. 2011;14(2):151–166.
14. Emami B, Lyman J, Brown A, et al. Tolerance of normal tissue to therapeutic irradiation. *Int J Radiat Oncol Biol Phys*. 1991;21(1):109–122.
15. Daly ME, Choi CY, Gibbs IC, et al. Tolerance of the spinal cord to stereotactic radiosurgery: insights from hemangioblastomas. *Int J Radiat Oncol Biol Phys*. 2011;80(1):213–220.
16. Gibbs IC, Patil C, Gerszten PC, Adler JR Jr, Burton SA. Delayed radiation-induced myelopathy after spinal radiosurgery. *Neurosurgery*. 2009;64(2 suppl):A67–A72.
17. Sahgal A, Ma L, Gibbs I, et al. Spinal cord tolerance for stereotactic body radiotherapy. *Int J Radiat Oncol Biol Phys*. 2010;77(2):548–553.

18. Sahgal A, Ma L, Weinberg V, et al. Reirradiation human spinal cord tolerance for stereotactic body radiotherapy. *Int J Radiat Oncol Biol Phys*. 2012;82(1):107–116.

19. Gerszten PC, Quader M, Novotny JJ, Flickinger JC. Prospective evaluation of spinal cord and cauda equina dose constraints using cone beam computed tomography (CBCT) image guidance for spine radiosurgery. *J Radiosurg SBRT*, 2011; 1,197–202.

20. Kirkpatrick JP, van der Kogel AJ, Schultheiss TE. Radiation dose-volume effects in the spinal cord. *Int J Radiat Oncol Biol Phys*. 2010;76(3 suppl):S42–S49.

21. Gerszten PC, Burton SA, Belani CP, et al. Radiosurgery for the treatment of spinal lung metastases. *Cancer*. 2006;107(11):2653–2661.

22. Garg AK, Wang XS, Shiu AS, et al. Prospective evaluation of spinal reirradiation by using stereotactic body radiation therapy: The University of Texas MD Anderson Cancer Center experience. *Cancer*. 2011;117(15):3509–3516.

23. Gerszten PC, Mendel E, Yamada Y. Radiotherapy and radiosurgery for metastatic spine disease: what are the options, indications, and outcomes? *Spine*. 2009;34(22 suppl):S78–S92.

24. Gerszten PC, Burton SA, Welch WC, et al. Single-fraction radiosurgery for the treatment of spinal breast metastases. *Cancer*. 2005;104(10):2244–2254.

25. Gerszten PC, Burton SA, Ozhasoglu C, et al. Stereotactic radiosurgery for spinal metastases from renal cell carcinoma. *J Neurosurg Spine*. 2005;3(4):288–295.

26. Ryu S, Fang Yin F, Rock J, et al. Image-guided and intensity-modulated radiosurgery for patients with spinal metastasis. *Cancer*. 2003;97(8):2013–2018.

27. Bilsky MH, Yamada Y, Yenice KM, et al. Intensity-modulated stereotactic radiotherapy of paraspinal tumors: a preliminary report. *Neurosurgery*. 2004;54(4):823–30; discussion 830.

28. Yamada Y, Lovelock DM, Yenice KM, et al. Multifractionated image-guided and stereotactic intensity-modulated radiotherapy of paraspinal tumors: a preliminary report. *Int J Radiat Oncol Biol Phys*. 2005;62(1):53–61.

29. Degen JW, Gagnon GJ, Voyadzis JM, et al. CyberKnife stereotactic radiosurgical treatment of spinal tumors for pain control and quality of life. *J Neurosurg Spine*. 2005;2(5):540–549.

30. Chang EL, Shiu AS, Lii MF, et al. Phase I clinical evaluation of near-simultaneous computed tomographic image-guided stereotactic body radiotherapy for spinal metastases. *Int J Radiat Oncol Biol Phys*. 2004;59(5):1288–1294.

31. Wang XS, Rhines LD, Shiu AS, Yang JN, Selek U, Gning I, Liu P, Allen PK, Azeem SS, Brown PD, Sharp HJ, Weksberg DC, Cleeland CS, Chang EL. Stereotactic body radiation therapy for management of spinal metastases in patients without spinal cord compression: a phase 1–2 trial. *Lancet Oncol*, 2012, Epub ahead of print.

32. Gerszten PC, Burton SA, Ozhasoglu C, McCue KJ, Quinn AE. Radiosurgery for benign intradural spinal tumors. *Neurosurgery*. 2008;62(4):887–95; discussion 895.

33. Gerszten PC, Quader M, Novotny J Jr, Flickinger JC. Radiosurgery for benign tumors of the spine: clinical experience and current trends. *Technol Cancer Res Treat*. 2012;11(2):133–139.

34. Dodd RL, Ryu MR, Kamnerdsupaphon P, Gibbs IC, Chang SD Jr, Adler JR Jr. CyberKnife radiosurgery for benign intradural extramedullary spinal tumors. *Neurosurgery*. 2006;58(4):674–85; discussion 674.

35. Sachdev S, Dodd RL, Chang SD, et al. Stereotactic radiosurgery yields long-term control for benign intradural, extramedullary spinal tumors. *Neurosurgery*. 2011;69(3):533–9;

discussion 539.

36. Wu AJ, Bilsky MH, Edgar MA, Yamada Y. Near-complete pathological response of chordoma to high-dose single-fraction radiotherapy: case report. *Neurosurgery.* 2009;64(2):E389–90; discussion E390.

37. Henderson FC, McCool K, Seigle J, Jean W, Harter W, Gagnon GJ. Treatment of chordomas with CyberKnife: Georgetown University experience and treatment recommendations. *Neurosurgery.* 2009;64(2 suppl):A44–A53.

38. Levine AM, Coleman C, Horasek S. Stereotactic radiosurgery for the treatment of primary sarcomas and sarcoma metastases of the spine. *Neurosurgery.* 2009;64(2 suppl):A54–A59.

39. Sinclair J, Chang SD, Gibbs IC, Adler JR Jr. Multisession CyberKnife radiosurgery for intramedullary spinal cord arteriovenous malformations. *Neurosurgery.* 2006;58(6):1081–9;discussion 1081.

40. Chang SD, Hancock SL, Gibbs IC, Adler JRJ. Spinal cord arteriovenous malformation radiosurgery. In: Gerszten PC, Ryu S, eds. *Spine Radiosurgery.* New York: Thieme, 2009: 123–127.

41. Shin DA, Huh R, Chung SS, Rock J, Ryu S. Stereotactic spine radiosurgery for intradural and intramedullary metastasis. *Neurosurg Focus.* 2009;27(6):E10.

42. Moss JM, Choi CY, Adler JR Jr, Soltys SG, Gibbs IC, Chang SD. Stereotactic radiosurgical treatment of cranial and spinal hemangioblastomas. *Neurosurgery.* 2009;65(1):79–85; discussion 85.

索　引

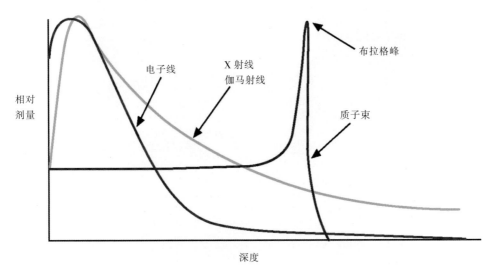

图 1.1

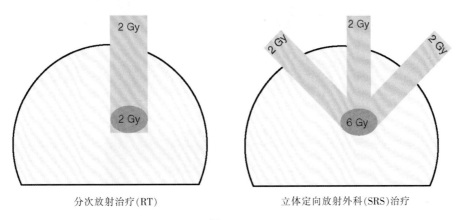

分次放射治疗(RT)　　　　　　　立体定向放射外科(SRS)治疗

图 2.1

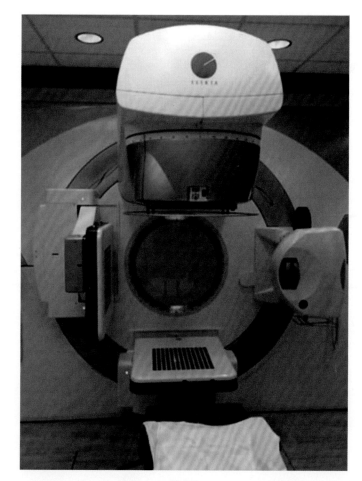

图 2.2

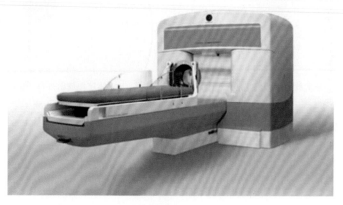

图 2.3

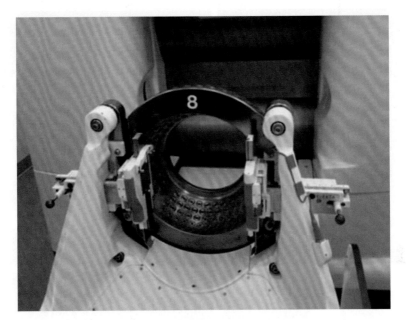

图 2.3 （续）

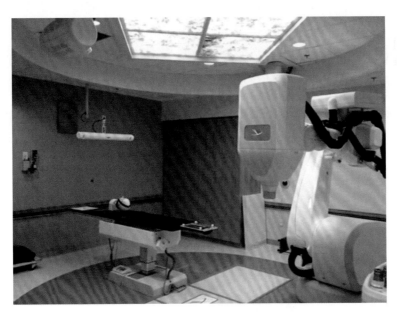

图 2.4

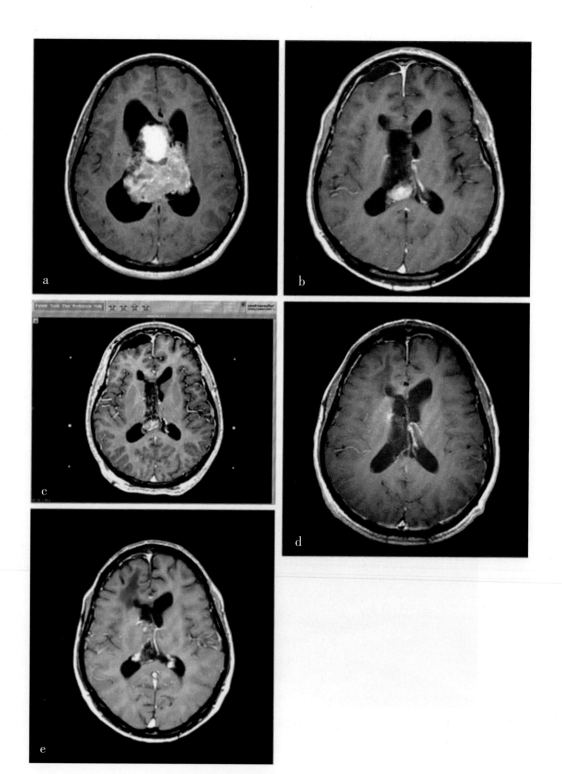

图 4A.1

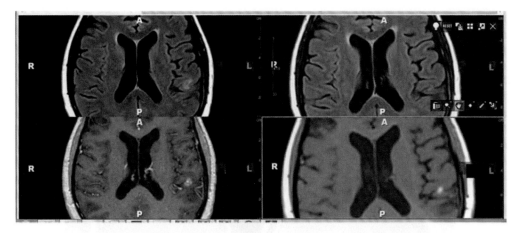

图 4B.1

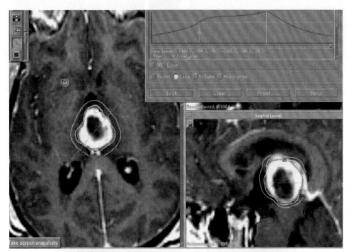

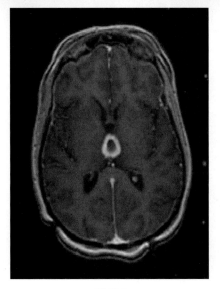

图 4B.2

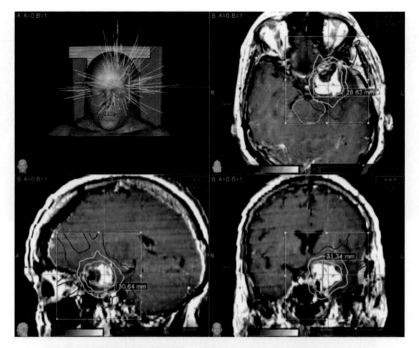

图 5A.1

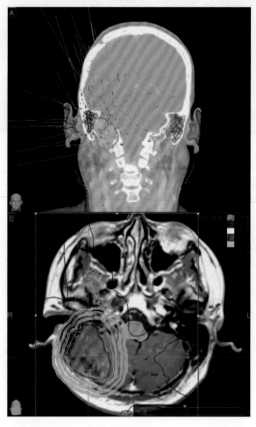

图 5B.1

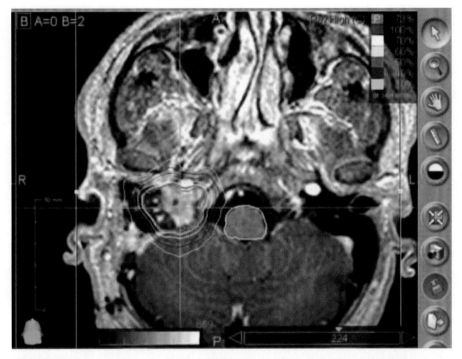

图 5C.2

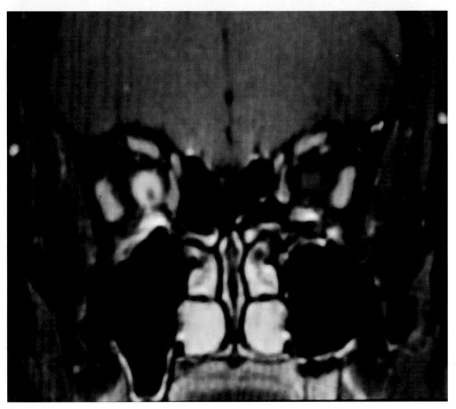

图 5E.4

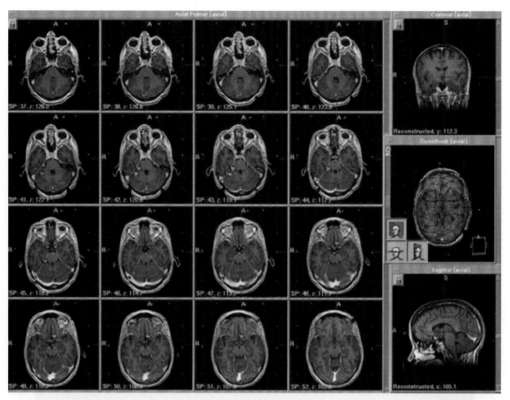

图 6.1

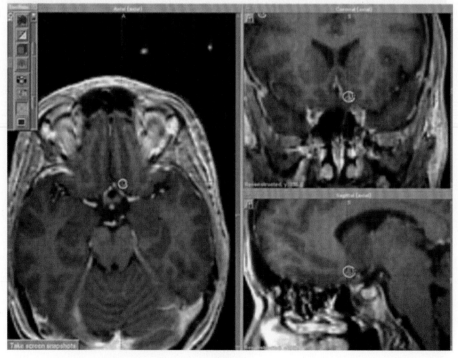

图 6.2

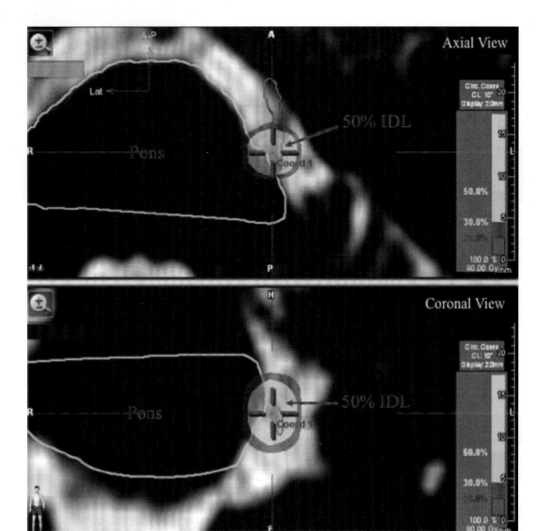

图 10.2

国内外少有的一本
全 面 介 绍
放射外科治疗中枢神经系统疾病的专业书籍

本书提供配有丰富读书活动和资源服务的读者互动交流群，您可以根据喜好选择社群，找到您关心的话题。

入群步骤

① 微信扫描本页二维码，进入群介绍页，选择您喜欢的交流群；

② 群内回复感兴趣的关键词领取阅读资源、参与阅读活动；

③ 您可就疑难病例在群内交流，也可以直接咨询作者。

社群分类及服务介绍

常见病例交流群
疑难病例交流群 ▶ 基于本书核心内容建立的读书活动群，通过不同的主题，您可以参与相应的活动，获取更多信息。

为帮您更好地阅读，各社群均配有相应的读者活动和读书资源，回复群内提示的关键词即可获取！

◄ 微信扫描二维码
加入读者交流群

学习专业医学知识 ｜ 交流前沿医学技术